圖解 十二經絡調筋術

陳飛松　于雅婷／主編

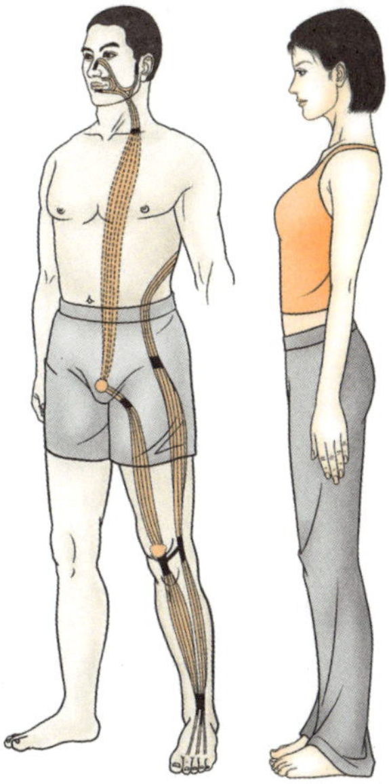

前言

調理經筋，遠離病痛

經筋是十二經脈的附屬部分，是十二經脈之氣「結、聚、散、絡」於筋肉、關節的體系。經筋具有聯絡四肢百骸、主司關節運動的作用。經筋系統內部是一個大循環，與臟腑、器官等結合人體構成一個彼此配合的整體系統，其功能運作良好，身體就能保持健康。

中醫學認為，人體的很多病症都是由於氣血運行不暢所造成。人體的四肢百骸和五臟六腑都受氣血滋養，一旦出現氣滯血瘀，人體的經絡就會受阻，進而導致相應部位瘀腫疼痛，這就是所謂的「不通則痛」。經筋療法就是在經筋理論的指導下，運用各種手法排除十二經筋通道上的障礙，以維持人體氣血正常運行。

首先，經筋療法是一種傳統的中醫療法，強調全身經筋的整體聯繫，強化對經筋的認識，並擴展了相關疾病的治療手段。現代醫學研究表明，經筋療法對很多疾病都有獨特的療效，它可以外用於肌肉、骨骼和關節的損傷，以及痺、痿、癱等病症；內可以調整臟腑氣血、平衡陰陽，諸如脘腹脹滿和便祕等常見的不適症狀，是中醫臨床上比較實用的治療療法。當人體遭遇外傷時，患部就會產生酸脹、疼痛、麻木等症狀。這時打通經筋就可以遠離病痛，經筋療法主要透過揉、按、推、拿等基本的手法來改善人體的血液循環，增進代謝物的排出和瘀腫的消散，使經筋得到氣血的滋養，具緩解病痛的效果。

其次，經筋療法對於由風、寒、溼邪入侵導致的組織充血、腫脹也有很好的緩解作用。它可以疏通經絡、散結止痛，使緊張的肌肉得到放鬆，緩解痙攣，消除炎症。

再者，對於經筋不同程度的錯位而引發的筋出槽、骨錯縫等，經筋療法可以透過理筋整復手法等及時對其進行糾正和整復，使筋脈復位，氣血暢通，促進受損組織的康復。

最後，當人處於久病體虛或者年老體衰的狀態時，人體的氣血運行就會出現遲滯、阻滯，進而導致筋脈得不到滋養、肌肉萎縮、困倦無力。對於這種情況，經筋療法可以疏通經絡，加速人體血液循環，增強人體的新陳代謝，使筋肉得到滋養，進而能夠維持人體的健康狀態。

經筋療法長期湮沒於民間，沒有得到重視。如今，隨著人們生活水準的日益提高，人們越來越重視自然的綠色療法。在這種趨勢下，經筋療法重獲新生，在現代科學技術的助力下變得更加完善和成熟。作為一種歷經數千年的中醫療法，經筋療法具有廣泛的發展前景，相信在越來越多專業人士的關注和參與下，經筋療法一定會煥發生機。

本書分為六章。前三章主要介紹了經筋療法的基礎知識，比如經筋的基本概念、經筋療法的治療手法、經筋養生保健等內容。第四章至第六章主要介紹了外科、內科、婦科和男科等各種類型疾病的經筋療法，每種病症都分為病症概述、致病原因、治療方法和預防措施等幾個部分。同時，我們還為讀者精選了傳統中醫的按摩醫術作為輔助療法進行配合治療，希望能對患者各種疾病的治療有所幫助。

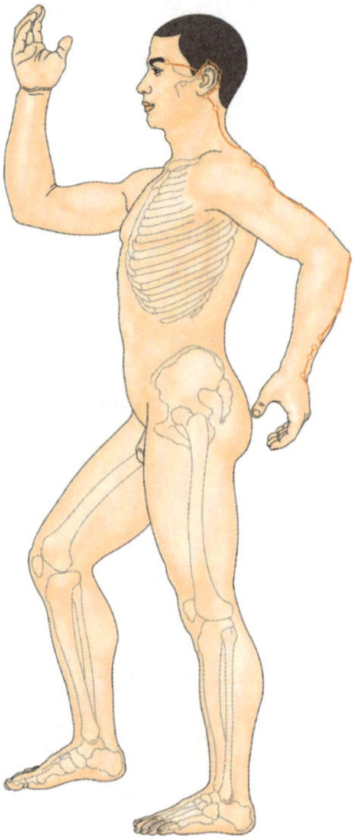

目錄

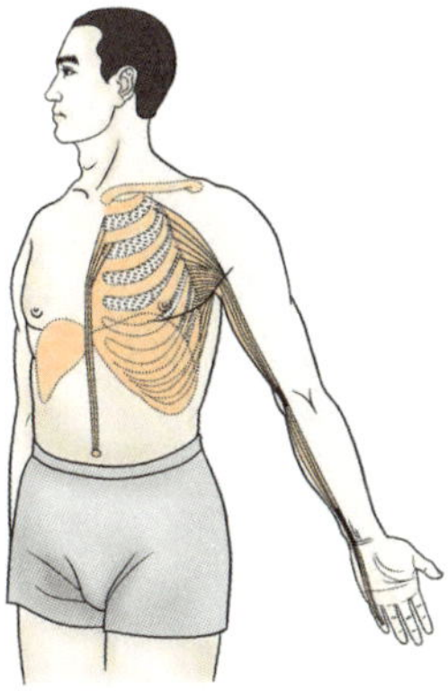

手少陰經筋

手少陰經筋始於小指，終於腰部。如果在其循行範圍內出現問題，人體就會出現胸痛、心悸、失眠及神志失常等症。

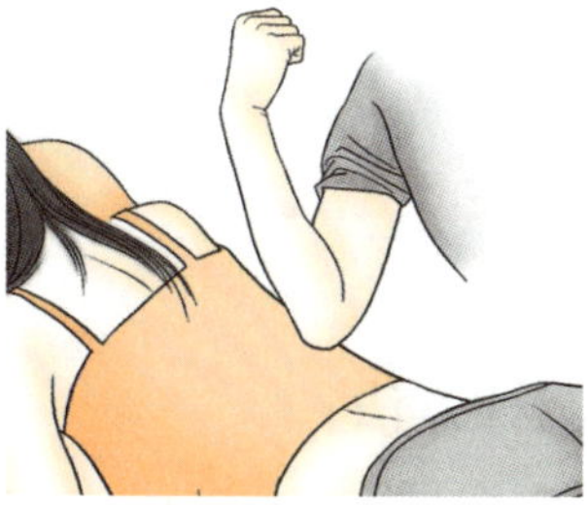

肘按法

此法是以屈肘的肘尖為作用點，來按壓相關經筋區域的手法。該按法的壓力較大，刺激性較強，適用於下肢、腰背部的按壓。

第一章　何為經筋

第二章　什麼是經筋療法

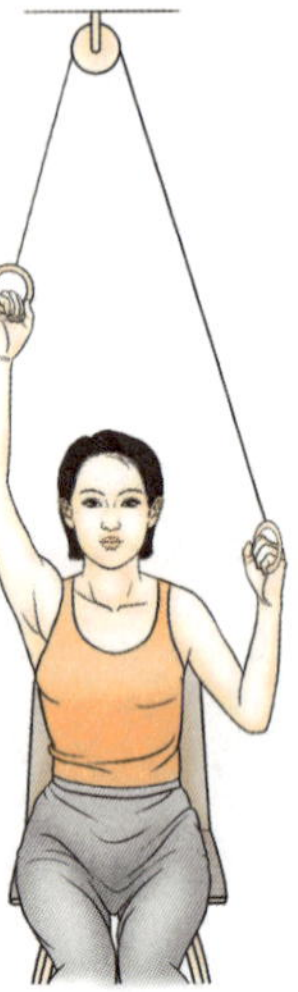

患肢滑輪牽拉

把定滑輪固定於頭部上方，將繩索穿入其中，雙手握住繩索兩端，然後用健肢牽拉患肢，使其盡可能上舉，加大肩關節活動幅度。

患肢：身體上生病或受傷的肢體。

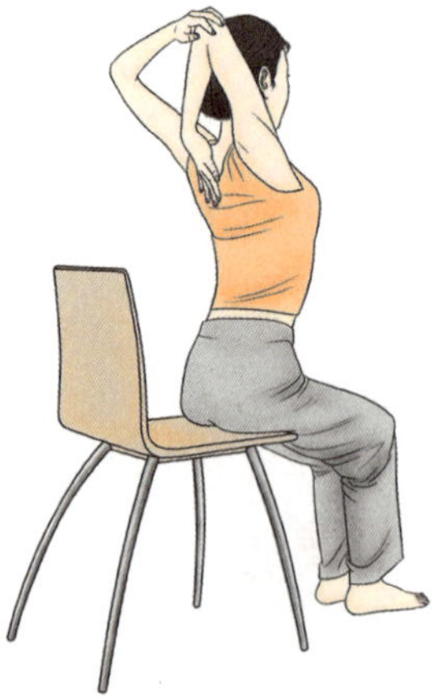

三頭肌頸後伸展

單手向後伸到背部的最高處，在另一手的輔助下，依次從上至下按摩背部。

第三章 十二經筋疏通療法

第四章 外科疾病經筋療法

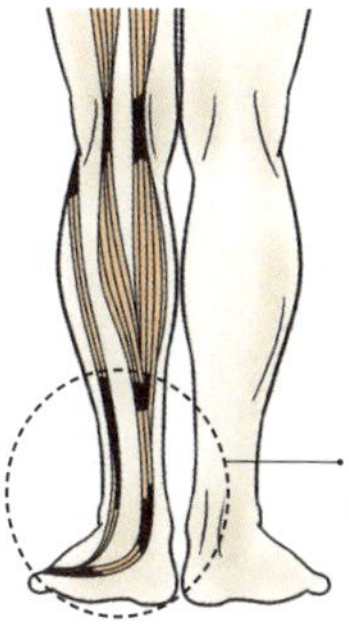

足太陽經筋在腳跟的分布區域是足跟痛的固定筋結點產生區域

足跟痛

足跟痛多與勞損和退化性病變有關，肥胖者和老年人好發此病。此外，過度負重或長時間行走者也易發此病。

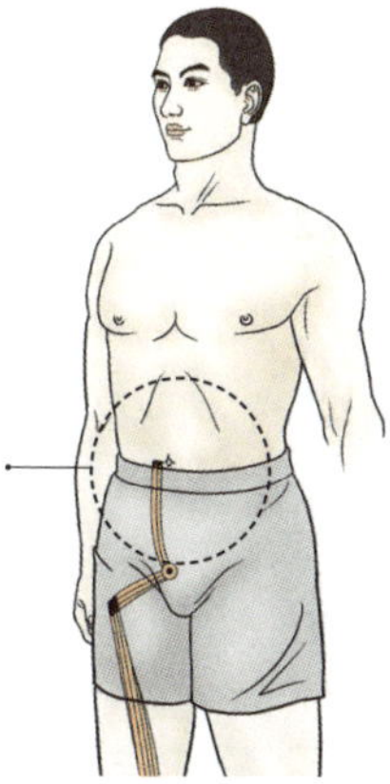

腹瀉的固定筋結常存在於足太陰經筋循行於腹部的區域

腹瀉

腹瀉是一種常見症狀，其症狀為排便次數增多，糞質稀薄、水分增加，糞便含未消化食物或膿血、黏液。此外，腹瀉還常伴有肛門重墜、脫垂等不適症狀。

第五章 內科疾病經筋療法

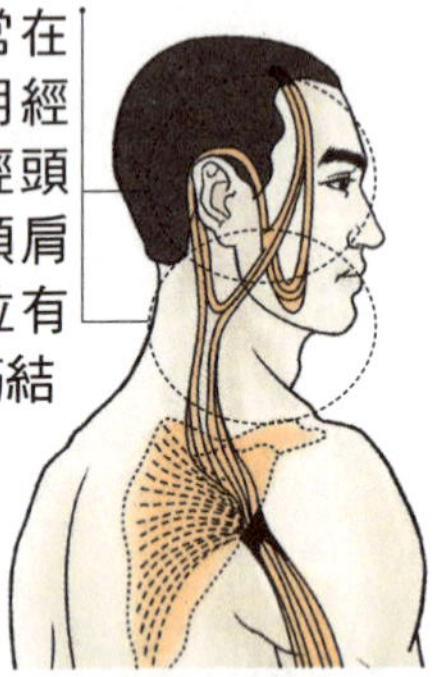

眩暈

眩暈是目眩和頭暈的總稱，以眼花、視物不清和昏暗發黑為眩；以視物旋轉、雙腿不能站立為暈，由於兩者常同時出現，故稱眩暈。

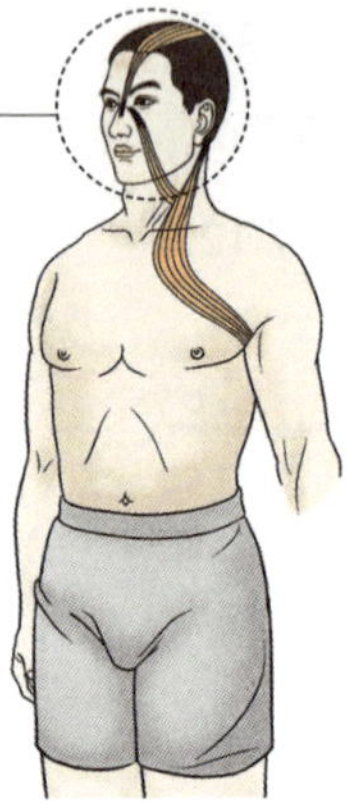

高血壓

高血壓是一種以動脈血壓升高為主要表現的疾病，並伴有眩暈、頭痛、頭脹、耳鳴、心慌、手指發麻、面紅等症狀。

第六章　婦科、男科疾病經筋療法

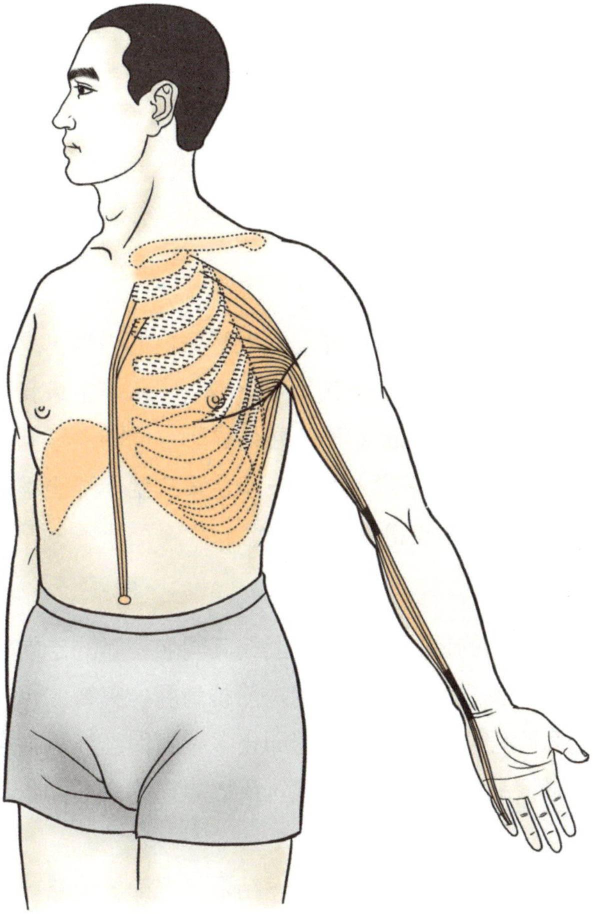

第一章

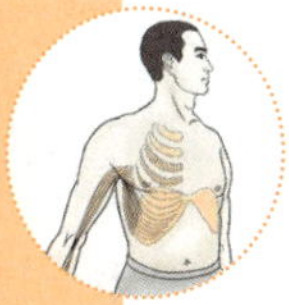

何為經筋

要掌握一定的經筋療法調養好自己的身體，首先需要搞清楚經筋是什麼。其實，經筋是中醫學領域的一個術語，是與十二經脈密切相關的系統，是十二經脈之氣「結、聚、散、絡」於筋肉、關節的體系。經筋是經脈的擴展和延伸，與經脈的運行通道大致吻合，和經脈有著非常緊密的關係。那麼，到底何為經筋？本章內容會給你答案。

001 經筋 人體建築中的鋼筋混凝土

經筋是人體經絡系統部分，其主要功能是穩定骨骼、連接四肢關節、維繫聯絡各組織器官。因此，它在人體各組織系統中具有非常重要的作用。

● 經筋的概念

人體的經絡系統可以分為經脈和絡脈兩大部分，經筋受經脈氣血的滋養，是經脈的外圍連屬部分。如中國古代醫學典籍《素問・痿論》中所說：「宗筋主束骨而利機關也。」意思是說，經筋能約束骨骼，有利於關節的屈伸運動。同時，經筋對全身各部分的臟腑組織有一定的保護作用。如果說人體像一座建築的話，那麼經筋系統就好比這座建築中的鋼筋混凝土，連接和支撐著人的形體。

● 經筋的特點

1. 伴隨同名經脈分布，但不入臟腑：經筋的循行路線基本上與其同名經脈的走向相合，有部分經筋還循行至同名經脈未及之處，如手陽明經筋繞肩胛、夾脊。還有個別經筋的分布短於經脈，如足厥陰經筋僅循行至陰器即止。經脈與經筋名稱相同，但因為經筋不直接與內臟相通，只隸屬於某些內臟，所以經筋的命名通常都不會冠上臟腑的名稱。
2. 起於四肢，呈向心性循行：經筋分布均起始於四肢末端，結聚於關節、骨骼，走向軀幹、頭面，循行呈向心性。具體來說，手三陽經筋從手走頭，手三陰經筋從手走胸，足三陽經筋從足走面，足三陰經筋從足走腹。

因為經筋的循行方向具有向心性，所以經筋不可能有經脈那樣陰陽表裡兩經及同名經的交接規律。除了足少陰經筋和足太陽經筋，其餘的經筋之間沒有表裡相合的關係。

3. 有結聚之性：經筋在循行途中，如果遇到關節或者筋肉聚集的地方就會結合、聯結。如足太陽經筋聯結於踝、膝、膕、臀，手陽明經筋聯結於腕、肘、肩，手太陰經筋聯結於魚際等。經筋在人體特定部位結聚，在結構上相互聯繫，在功能上相互配合，協調人體的運動。此外，相鄰的經筋之間還可以透過循行途中的相交、相合產生聯繫。三陰三陽是從陰陽氣血的盛衰（多少）來分，陰氣最盛為太陰，其次為少陰，再者為厥陰；陽氣最盛為陽明，其次為太陽，再者為少陽。

002 經筋與經絡

中醫理論認為，人體內部存在著一個網狀的經絡系統，這個系統就像一個立體的「交通網」，連接和溝通著人體的四肢關節，而經筋就是人體經絡「交通網」的重要組成部分，與經脈、經別、皮部、絡脈等共同構成了人體的經絡系統。

人體經絡系統的構成

經絡系統整體上是由經脈和絡脈組成，其中又可以細分，具體如下表所示。

- 經絡系統
  - 經脈
    - 十二經脈
      - 手三陰經：手太陰肺經、手厥陰心包經、手少陰心經
      - 手三陽經：手陽明大腸經、手少陽三焦經、手太陽小腸經
      - 足三陽經：足陽明胃經、足少陽膽經、足太陽膀胱經
      - 足三陰經：足太陰脾經、足厥陰肝經、足少陰腎經
    - 奇經八脈
      - 督脈、任脈、衝脈、帶脈、陰維脈、陽維脈、陰蹻脈、陽蹻脈
    - 十二經別
    - 十二經筋
    - 十二皮部
  - 絡脈
    - 十五絡脈
    - 孫絡
    - 浮絡

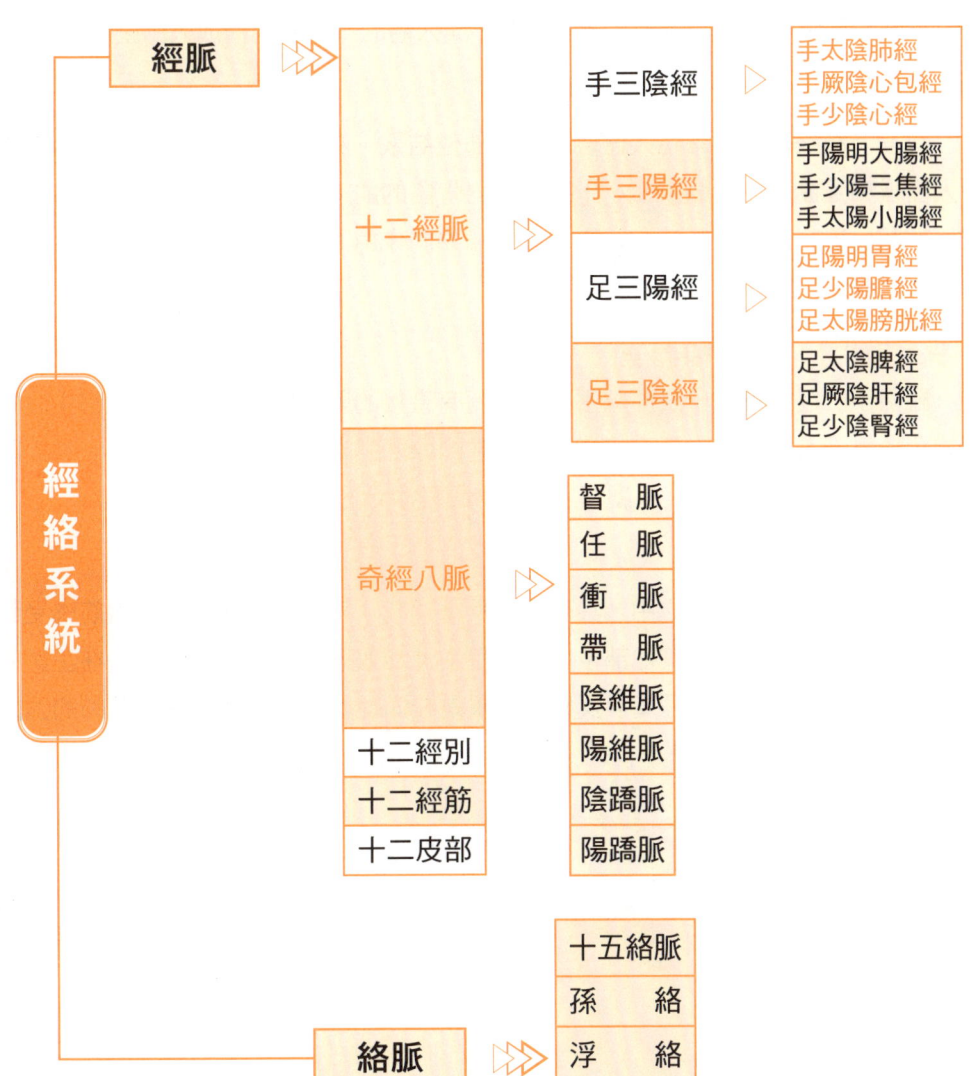

003 十二經筋的四種作用

在人體的經絡系統中，經筋的作用主要是穩定骨骼，利於關節屈伸活動，以保持人體正常的運動功能。同時，人體的筋肉組織也是一道剛強柔韌的防護牆，保護著隱藏於其下的臟腑和經絡，經筋主要有以下作用。

構成和維持人的身體

十二經筋縱橫交錯，連綴四肢百骸，結聚散絡，分布於四肢、頭面和軀幹等全身各個部分，構成人體的身形支架，把人體結成固定的形體。經筋在經脈的氣血滋養下維繫和聯絡著人體的各個組織和器官，與人體的骨幹共同構成人的整體。

圍絡全身，主司運動

經筋有結聚之性，常在人體各個關節部位結聚，利於全身百骸相互連接，以支撐人體或相互協調以活動關節。十二經筋對骨骼的約束和連綴使整個軀體保持一定的形態和位置。另外，經筋在經脈的滋養和共同作用下，主司人體的屈伸、旋轉、俯仰、內收、外展等各種運動。

保護臟腑、組織和器官

雖然十二經筋不像十二經脈那樣與臟腑有直接的屬絡關係，但經筋正常生理功能的發揮離不開臟腑化生氣血的滋養。人體的經筋組織遍布於體表和四肢，是人體臟腑和各組織器官的屏障，保護著人體全身的表層，形成抗禦外邪的組織體系。

傳遞反射資訊

筋肉靈活存在於人體之中，具有牽涉反應功能。筋肉具有傳遞性，當筋肉受到刺激時，就會傳遞到身體其他部位，進而發生牽涉效應。如果這種牽涉是在正常的生理範圍之內，就屬於生理牽涉反應；如果是在病理狀態下，就會導致筋肉的強烈收縮，進而構成經筋病症。

004 各司其職的十二經筋

經筋是經脈的外圍連屬部分。因人體有十二條正經，所以經筋也有十二條。十二條經筋各有其分布的範圍，在其各自的分布範圍內，十二條經筋各司其職，維持著人體功能的正常運作。

十二經筋的內容

十二經筋隨十二經脈循行於體表，但不入臟腑。這十二條經筋分別是：足太陽經筋、足少陽經筋、足太陰經筋、足少陰經筋、足陽明經筋、足厥陰經筋、手太陽經筋、手陽明經筋、手少陽經筋、手太陰經筋、手厥陰經筋和手少陰經筋。

十二經筋的分類

十二經筋按性質可分為剛筋和柔筋。剛筋（也叫陽筋）分布於項背和四肢外側，以手足陽經經筋為主；柔筋（也叫陰筋）分布於胸腹和四肢內側，以手足陰經經筋為主。

十二經筋的分布

起止、走向：十二經筋均起始於四肢末端，與十二經脈在四肢的起點（或終點）基本一致。經筋的止點均位於頭面軀幹及胸腹腔，少數經筋止於一點，如手少陰經筋「下繫於臍」，足少陰經筋「結於枕骨」，足厥陰經筋「結於陰器」。

經筋的走向大多遵循「起於四肢末端，走向頭身」的原則。十二經脈的功能之一是「行血氣而營陰陽，濡筋骨，利關節」。這種滋養皮肉筋骨的作用，最後透過經筋的布散才得以體現。經筋止點的條、束、片狀，更體現出經氣的布散情況。

循行：經筋是十二經脈散布經氣於全身筋肉關節的系統。人體運動系統的複雜性，決定了經筋系統的複雜性。其循行雖以經脈為綱紀，但其分布較遠，不受經脈約束，且更為複雜。無論是體表的筋肉關節，還是胸腔、腹腔，凡有筋肉之處，必有經筋分布。

分布規律：十二經筋伴隨同名經筋分布，足三陽經筋起於足趾，循股外上行結於面部；足三陰經筋起於足趾，循股內上行結於陰器和腹部；手三陽經筋起於手指，循臑外上行結於頭部；手三陰經筋起於手指，循臑內上行結於胸部。

005足太陽經筋

足太陽經筋始於足小趾，如果其循行範圍內出現問題，人體通常會有頸項區域內酸楚、疼痛、麻木等不適感。

循行路線

《靈樞·經筋》原文：足太陽之筋，起於足小趾，上結於踝，邪上結於膝，其下循足外側，結於踵，上循跟，結於膕；其別者，結於外，上膕中內廉，與膕中並上結於臀，上挾脊上項；其支者，別入結於舌本；其直者，結於枕骨，上頭，下顏，結於鼻；其支者，為目上綱，下結於頄；其支者，從腋後外廉結於髃；其支者，入腋下，上出缺盆，上結於完骨；其支者，出缺盆，邪上出於頄。

現代醫學解讀：足太陽經筋起始於足小趾，上結於外踝，斜上結於膝關節；下方沿足外側結於足跟，向上沿跟腱結於膕部；其分支結於小腿肚，自小腿肚上膕內側，與膕部一支並行上結於臀部，向上夾脊旁，上後項；分支入結於舌根；直行者結於枕骨，上頭項，由頭的前方下行到顏面，結於鼻部；背部的分支從腋後外側結於肩髃部；一支進入腋下，向上出缺盆，上方結於完骨（耳後乳突）；再有分支從缺盆出來，斜上結於鼻旁。足太陽經筋區域內及其循行路線附近的主要穴位有睛明、攢竹、百會、風府、大杼、大椎、氣海等。

主司病症

《靈樞·經筋》原文：其病小趾支跟腫痛，膕攣，脊反折，項筋急，肩不舉，腋支，缺盆中紐痛，不可左右搖，名曰仲春痺也。

現代醫學解讀：在足太陽經筋的筋肉分布範圍內，常見的病症有足小趾僵滯不適和足跟掣引酸痛，膕窩、脊背、頸項區域內酸楚、疼痛、麻木，肩不能抬舉，腋部僵滯不適，缺盆中如扭掣樣疼痛，不能左右活動，這種病症被稱為「仲春痺」，是足太陽經筋病變的典型表現。另外，遺尿、小便不利、小腹脹痛、神態失常等病症也屬於足太陽經筋的主司病症。若出現上述症狀，是由於足太陽經筋異常所引起，可以採用經筋疏通法以疏通氣血，身體便能迅速恢復輕鬆、健康。

病變區域

小腿後側筋結區、膕窩筋結區、大腿後側筋結區、髀部筋結區、頸側筋結區、腋部後側筋結區、鼻旁及目上筋區的筋結點。

足太陽經筋循行路線

足太陽經筋從足小趾外側起，沿小腿、大腿後側，臀部、腰背直至頸部和頭部，是人體較長的經筋，此經筋發生異常時會影響全身。

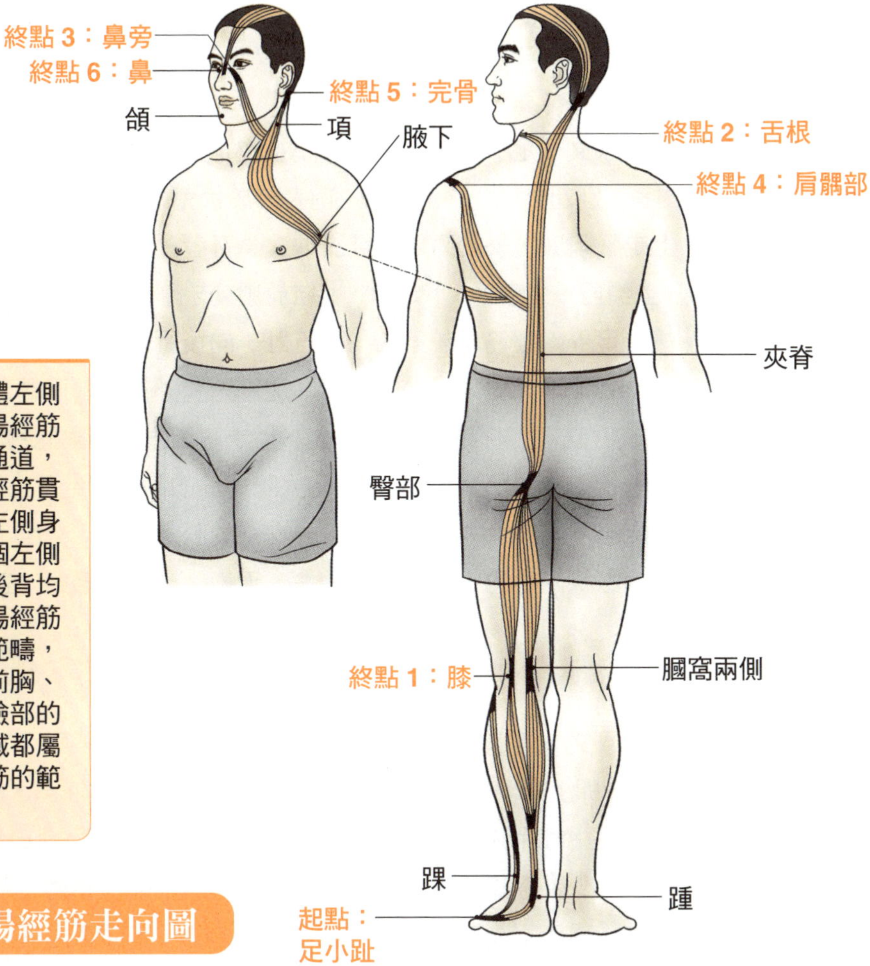

圖中身體左側是足太陽經筋的循行通道，足太陽經筋貫穿整個左側身軀，整個左側身軀的後背均屬足太陽經筋的管轄範疇，且腋、前胸、頸部和臉部的筋結區域都屬於此經筋的範疇。

足太陽經筋走向圖

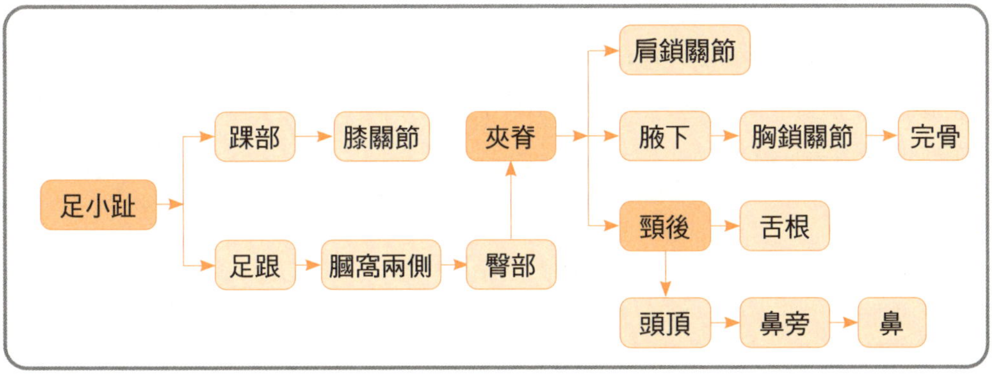

006足少陽經筋

足少陽經筋起於第四、第五趾，如果其循行範圍內出現障礙，有可能導致偏頭痛、目疾、耳鳴等病症。

循行路線

《靈樞．經筋》原文：足少陽之筋，起於小指次指，上結外踝，上循脛外廉，結於膝外廉；其支者，別起外輔骨，上走髀；前者結於伏兔之上，後者結於尻；其直者，上乘季脅，上走腋前廉，繫於膺乳，結於缺盆；直者，上出腋，貫缺盆，出太陽之前，循耳後，上額角，交巔上，下走頷，上結於頄；支者，結於目外眥，為外維。

現代醫學解讀：足少陽經筋起於第四、第五趾，向後行於足背，結於外踝，向上沿脛外側結於膝外側；其分支另起於腓骨部，上走大腿外側，前面結於伏兔（股四頭肌部），後面結於骶部；直行的經側腹季脅，上走腋前方，聯繫於胸側和乳部，結於缺盆；直行的上出腋部，通過缺盆，走向足太陽經筋的前方，沿耳後繞到額角，交會於頭頂，向下走向下頷，上方結於鼻旁，分支結於眼角形成「外維」。足少陽經筋區域內及其循行路線附近的主要穴位有聽會、天衝、光明、懸鐘、丘墟、足竅陰等。

主司病症

《靈樞．經筋》原文：其病小趾次趾支轉筋，引膝外轉筋，膝不可屈伸，膕筋急，前引髀，後引尻，即上乘䏚季，脅痛，上引缺盆、膺乳、頸維筋急。從左之右，右目不開，上過右角，並蹻脈而行，左絡於右，故傷左角，右足不用，命曰維筋相交。

現代醫學解讀：足少陽經筋的主司病症，可見足第四趾強滯不適，掣引轉筋，並牽連膝外側轉筋，膝關節不能隨意屈伸，膕部經筋拘急，前面牽連髀部，後面牽引尻部，向上牽及脅下空軟處及脅部作痛，向上牽引缺盆、胸側，頸部所維繫的筋發生拘急進而引發偏頭痛、目疾、耳鳴、耳聾等病症。足少陽經筋發生異常時，會對足厥陰經筋產生不良影響，故身體出現上述症狀時，應及早採用經筋疏通法進行疏通，以便改善症狀。

病變區域

頭部側面筋結區、目及鼻旁筋區的筋結點、腋下及脅肋筋結區、臀部及骶骨筋結區、大腿外側筋結區、膝關節外側筋結區、腓外側筋結區、踝骨和腳掌外側筋結區。

足少陽經筋循環路線

足少陽經筋是從腳尖繞往身體側面，最終到達頭部一條較長的經筋。

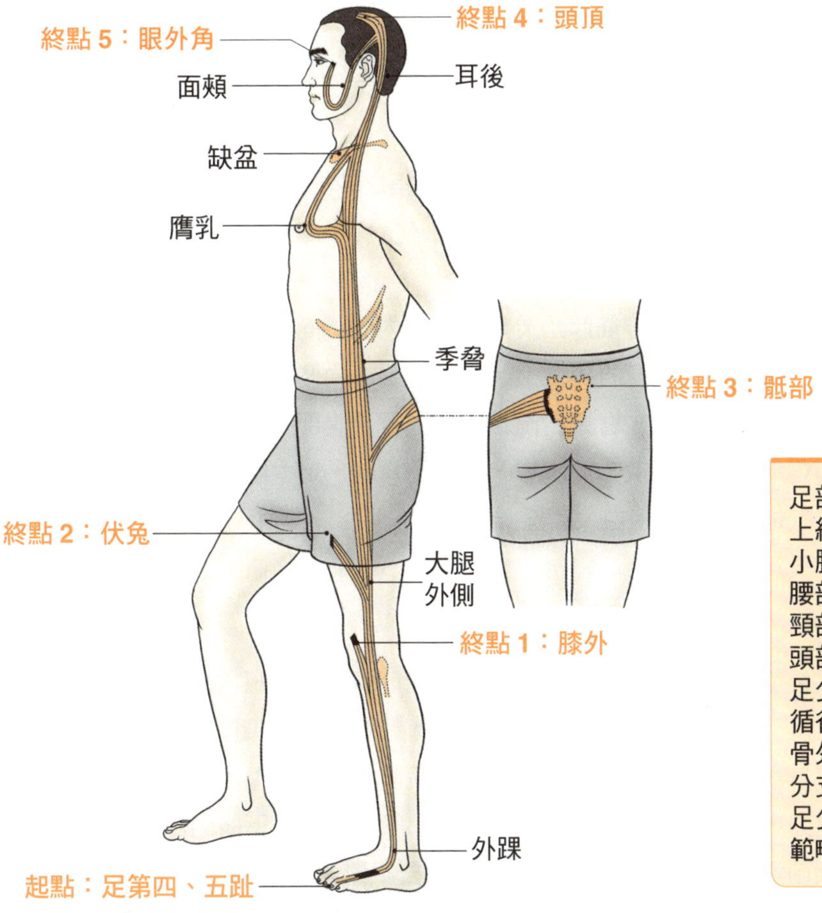

足部第四趾向上經過外踝、小腿和大腿、腰部、胸部、頸部外側直至頭部外側都是足少陽經筋的循行範圍。骨外側的經筋分支部也屬於足少陽經筋的範疇。

足少陽經筋走向圖

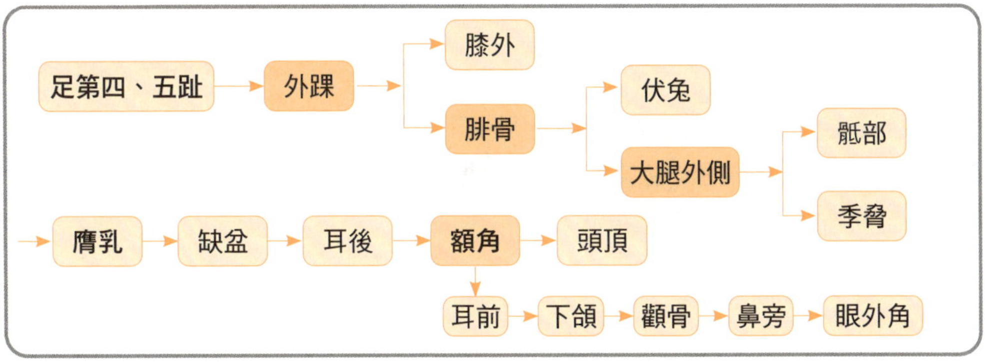

007 足太陰經筋

足太陰經筋始於足中拇趾，如果其循行範圍內出現問題，人體通常會有脘腹脹滿、腹瀉等病症。

● 循行路線

《靈樞·經筋》原文：足太陰之筋，起於大指之端內側，上結於內踝；其直者，絡於膝內輔骨，上循陰股，結於髀，聚於陰器，上腹，結於臍，循腹裡，結於肋，散於胸中；其內者，著於脊。

現代醫學解讀：足太陰經筋起始於足大趾端內側，向後走向足背內側，結於踝關節內側。在內踝沿小腿內側直行向上，結於膝關節內側輔骨（脛骨內踝部），向上沿著大腿內側，結於股前，會聚於陰部。向上行至腹部，結於臍部。從臍上行腹內，再沿著腹內結於肋骨，散布於胸中，附著於脊柱。足太陰經筋區域及其循行路線附近的主要穴位有隱白、太白、商丘、三陰交、漏谷、血海、箕門、府舍、大橫、腹哀、食竇、天溪等。

● 主司病症

《靈樞·經筋》原文：其病足大趾支內踝痛，轉筋痛，膝內輔骨痛，陰股引髀而痛，陰器紐痛，上引臍兩脅痛，引膺中脊內痛，命曰孟秋痺也。

現代醫學解讀：足太陰經筋的主司病症為脘腹脹滿、腹瀉、食慾減退、黃疸、水腫、身重乏力，女性可能出現月經不調、崩漏等症狀。在下肢的經筋區域還可能出現下肢內側前沿酸楚、麻木、疼痛，足大趾強滯不適，內踝部疼痛、轉筋，膝內側骨痛，陰部扭轉疼痛，並上引臍及兩脅作痛，牽引胸中和脊內疼痛，這種病症被稱為「孟秋痺」是足太陰經筋病變的典型表現。出現上述症狀時，可採用經筋疏通法以疏通氣血，能迅速改善不適症狀。

● 病變區域

腰側筋結區、上胸及脅部筋結區、肚臍下部筋結區、陰器周圍筋結區、髀內側筋結區、大腿內側筋結區、膝關節內側筋結區、小腿內側筋結區、踝骨內側筋結區、蹠骨前沿筋結區、拇趾外側筋結區。

足太陰經筋循行路線

足太陰經筋是分布於下肢內側的一條經筋，從足大趾沿下肢內側經髀骨、陰器至肚臍，從肚臍散入胸腔內部。

胸腔中的肋間肌屬於足太陰經筋管轄，大趾內側沿內踝向上，經小腿、大腿內側到臍部也屬於足太陰經筋。

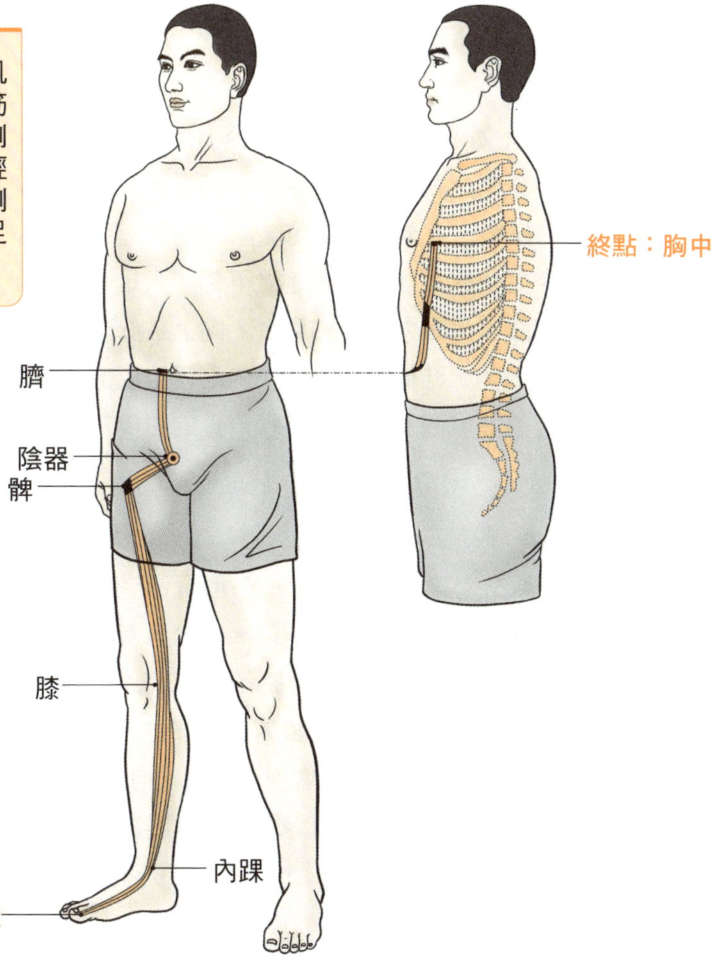

足太陰經筋走向圖

足大趾 → 內踝 → 小腿內側 → 膝關節內側 → 大腿內側 → 髀部 → 陰器 → 臍 → 腹內 → 胸中

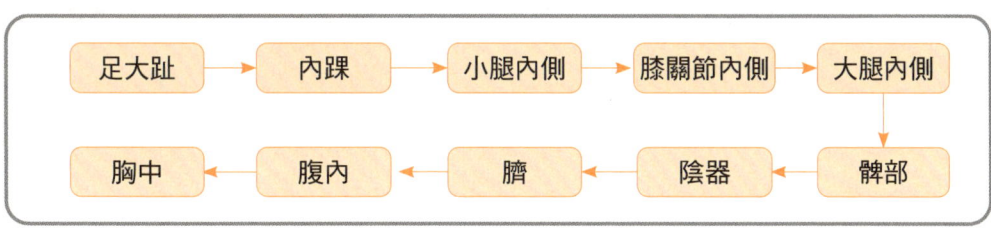

008 足少陰經筋

足少陰經筋起於小趾下，斜行向上，經足底，最終止於枕骨。如果在此經筋範圍內出現障礙，那麼有可能導致遺尿、陽痿、月經不調等病症。

循行路線

《靈樞·經筋》原文：足少陰之筋，起於小趾之下，並足太陰之筋，邪走內踝之下，結於踵，與足太陽之筋合，而上結於內輔之下，並太陰之筋而上，循陰股，結於陰器，循脊內，挾脊，上至項，結於枕骨，與足太陽之筋合。

現代醫學解讀：足少陰經筋起於足小趾下部，入足心，與足太陰經筋並行，斜走內踝下方，結於足跟，與足太陽經筋會合，向上結於內輔骨下，再與足太陰經筋一起向上行，沿大腿內側，結於陰部，沿脊內上行至項部，結於枕骨，再與足太陽經筋會合。足少陰經筋區域內及其循行路線附近的主要穴位有湧泉、照海、商曲、幽門、俞府等。

主司病症

《靈樞·經筋》原文：其病足下轉筋，及所過而結者，皆痛及轉筋。病在此者，主癇瘈及痙，在外者不能俯，在內者不能仰。故陽病者腰反折不能俯，陰病者不能仰。在內者熨引飲藥，此筋折扭，扭發數甚者，死不治，名曰仲秋痺也。

現代醫學解讀：在足少陰經筋經過和結聚的部位，常有疼痛和轉筋的症狀。當足少陰經筋範圍內的筋肉產生病變，就會引發癲癇、拘攣、抽搐和項背反張等症狀。同時也會出現遺尿、小便不利、遺精、陽痿、月經不調、不孕不育、咯血、失眠多夢、足心熱、咽乾喉燥等病症。若出現上述症狀，要及時採用經筋疏通法進行疏通，以緩解病症。

病變區域

枕骨筋結區、腰椎旁筋結區、陰部筋結區、大腿內側肌筋結區、膝關節內側筋結區、小腿內側筋結區、足踝後部及足跟筋結區、足踝前內側筋結區、足底中部掌心筋結區。

足少陰經筋循環路線

足少陰經筋是一條由腳掌上行至頸部後側枕骨的經筋，與足少陰腎經聯繫密切。

頸橫突的前部和脊椎都屬於足少陰經筋，足部小趾經湧泉穴、過內踝後、上小腿和大腿內側到骶骨內部，也屬於足太陰經筋的分布範圍。

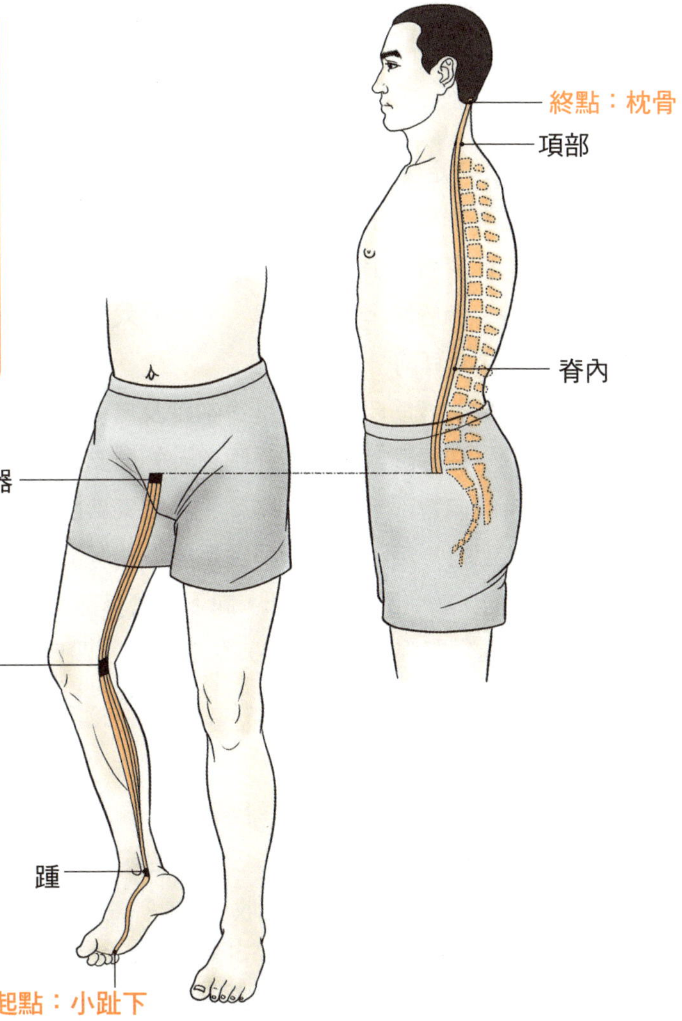

足少陰經筋走向圖

小趾下 → 足心 → 內踝後側 → 脛骨內側 → 內輔下 → 大腿內側 → 陰器 → 脊內 → 項部 → 枕骨

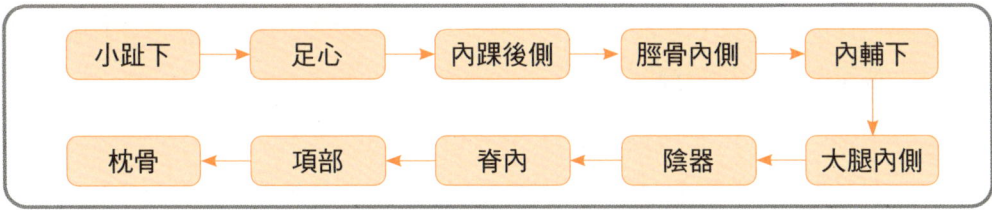

009 足陽明經筋

足陽明經筋始於足部的第二、三、四趾之端。如果其循行範圍內出現問題，人體通常會有胃脘脹痛、嘔吐、腹痛等病症。

循行路線

《靈樞·經筋》原文：足陽明之筋，起於中三趾，結於跗上，邪外上加於輔骨，上結於膝外廉，直上結於髀樞，上循脅屬脊；其直者，上循骭，結於膝；其支者，結於外輔骨，合少陽；其直者，上循伏兔，上結於髀，聚於陰器，上腹而布，至缺盆而結，上頸，上挾口，合於頄，下結於鼻，上合於太陽。太陽為目上綱，陽明為目下綱。其支者，從頰結於耳前。

現代醫學解讀：足陽明經筋起於足次趾、中趾及無名趾，結於腳背，從腳背斜向上行，結於踝關節處。在踝關節分為內外兩支，外側支向上在膝外側聚結，後經髀樞部上行至脅肋部再轉向背部，聯繫於胸椎；內側支自踝關節起，上沿腓骨，結於膝關節前，再沿伏兔上行，結於大腿部而匯聚於陰器。上行腹部而分開，至缺盆結集。上向頸部，夾口旁，會合於鼻旁顴部，向下結於鼻部，上方合於足太陽經筋。足陽明經筋區域內及其循行路線附近的主要穴位有承泣、四白、承滿、伏兔、梁丘、足三里、厲兑等。

主司病症

《靈樞·經筋》原文：其病足中趾支，脛轉筋，腳跳堅，伏兔轉筋，髀前腫，㿉疝，腹筋急，引缺盆及頰，卒口僻。急者，目不合，熱則筋縱，目不開，頰筋有寒，則急引頰移口。有熱則筋弛縱，緩不勝收，故僻。名曰季春痺也。

現代醫學解讀：在足陽明經筋區域內，可能出現足中趾掣強，脛部筋肉痙攣，下肢外側前緣沿經筋區域出現酸楚、麻木、疼痛，下肢酸軟無力、活動受限、肌肉萎縮、癱瘓等症狀。腹部也會出現筋肉拘緊，向上會牽制缺盆和頰部，以致引發口角歪斜、眼瞼不能正常睜開和閉合等症狀。如果此經筋區域內的筋肉出現病變，也會引起胃脘脹痛、嘔吐、腹痛、便祕、痢疾等病症。這時，可以採用經筋疏通法進行疏通，便可以迅速緩解症狀。

病變區域

耳、鼻、口、目筋區的筋結點，腰側筋結區、髀部筋結區、大腿前側及外側筋結區、小腿脛腓骨筋結區、足背筋結區。

足陽明經筋循行路線

足陽明經筋是一條從腳趾蜿蜒至頭頂的經筋，是人體較長的經筋。

腹股溝韌帶及腹直肌向上，經腰、胸、頸部外側，直至頭面部的口、鼻都是足陽明經筋的分布範圍。腳的第二、三、四趾背部，沿小腿、大腿前側和外側都屬於足陽明經筋的範疇。

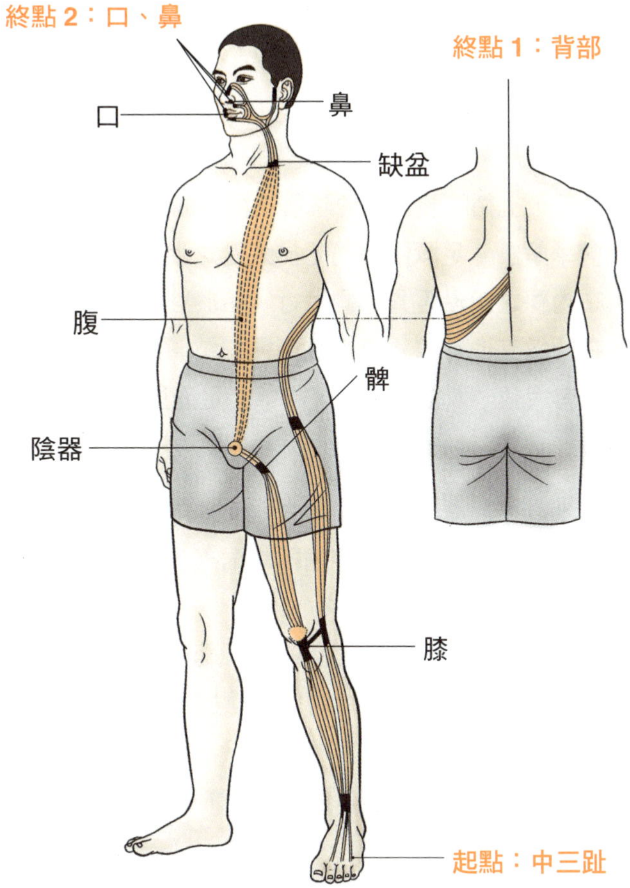

足陽明經筋走向圖

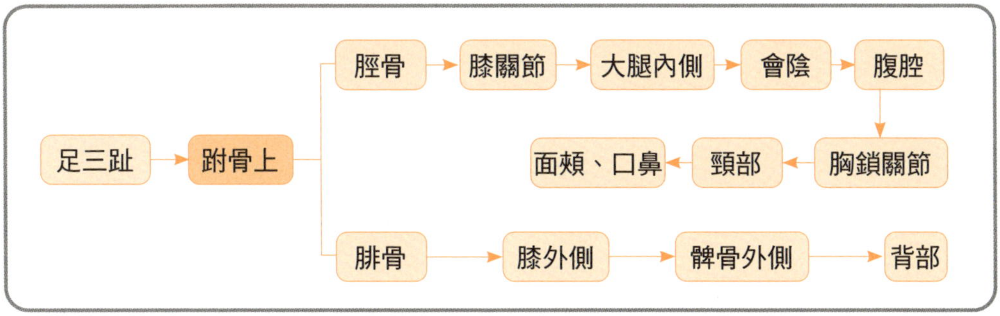

010 足厥陰經筋

足厥陰經筋起於足大趾之上，沿足背上行，終於會陰部恥骨。如果其循行範圍內出現問題，會導致食慾不振、心煩易怒、目赤腫痛等症狀。

循行路線

《靈樞．經筋》原文：足厥陰之筋，起於大趾之上，上結於內踝之前，上循脛，上結內輔之下，上循陰股，結於陰器，絡諸筋。

現代醫學解讀：足厥陰經筋起於大趾之上，沿第一蹠骨循行於足背，結聚於內踝之前。在內踝之前沿脛骨內側上行，結於脛骨內踝之下。再向上沿大腿內側，結於陰器，在此與其他各條經筋相互溝通聯結。足厥陰經筋區域內及其循行路線附近的主要穴位有大敦、太衝、中封、中都、足五里、陰廉、急脈、章門、期門等。

主司病症

《靈樞．經筋》原文：其病足大趾支，內踝之前痛，內輔痛，陰股痛，轉筋，陰器不用。傷於內則不起，傷於寒則陰縮入，傷於熱則縱挺不收。其病轉筋者，命曰季秋痺也。

現代醫學解讀：在足厥陰經筋的循行範圍內，常見足大趾強滯不適，內踝前部痛，膝內側部痛，大腿內側痛、轉筋，陰器不能運用等病症。若房勞過度，則會耗傷陰精而導致陽痿不舉。若傷於寒邪則陰器縮入，若傷於熱邪則陰器挺長鬆弛。此外，脅肋脹痛、食慾不振、心煩易怒、夜盲、目赤腫痛等也屬於足厥陰經筋的病症。

病變區域

大趾內上側筋結區、腳掌內上側筋結區、踝骨內側筋結區、小腿內上側筋結區、脛內踝筋結區、大腿內下側筋結區、陰部筋結區。

足厥陰經筋循行路線

足厥陰經筋分布於下肢內側，從足大趾上，經內踝至陰器。足厥陰經筋與足厥陰肝經關係密切。

足大趾為起點，經內踝前，過小腿和大腿內側到腹股溝恥骨這一段的筋肉組織都屬於足厥陰經筋管轄。

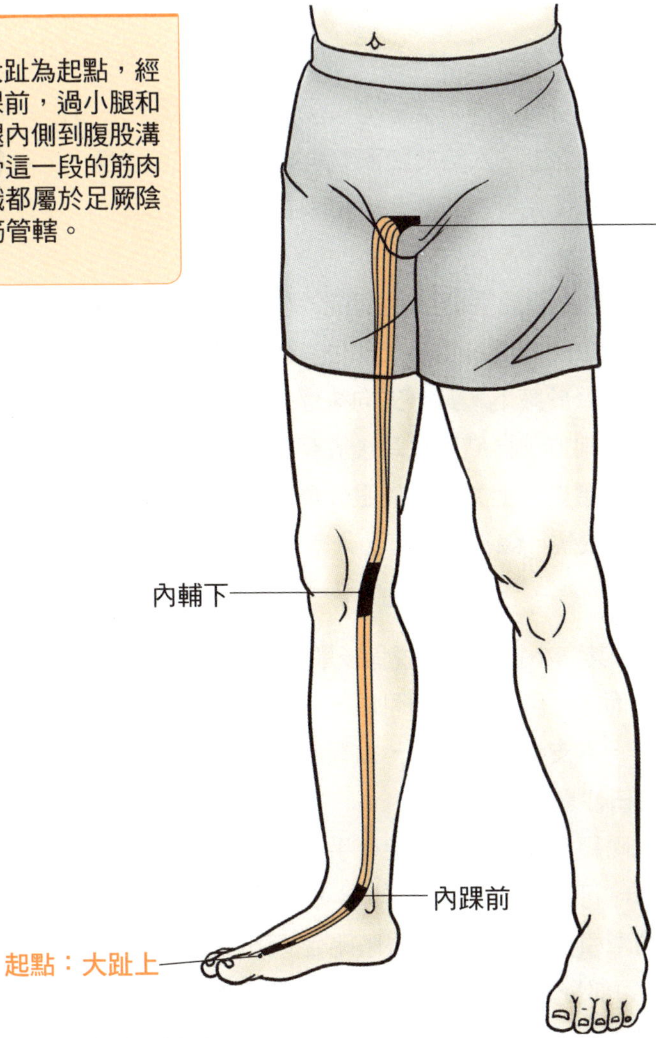

足厥陰經筋走向圖

足大趾上 → 內踝前 → 脛骨內側 → 內輔下 → 大腿內側 → 陰器

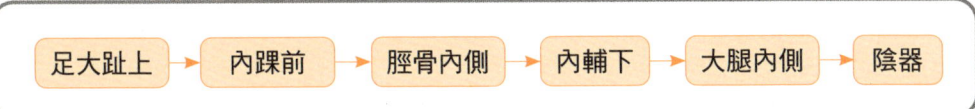

011 手太陽經筋

手太陽經筋始於小指上，中分三支：一支止於腋下；一支止於眼外角；一支止於耳中。如其循行範圍內出現問題，人體通常會有筋瘘、頸腫等病症。

循行路線

《靈樞・經筋》原文：手太陽之筋，起於小指之上，結於腕，上循臂內廉，結於肘內銳骨之後，彈之應小指之上，入結於腋下；其支者，後走腋後廉，上繞肩胛，循頸出走太陽之筋前，結於耳後完骨；其支者，入耳中；直者，出耳上，下結於頷，上屬目外眥。

現代醫學解讀：手太陽經筋起於手小指上，結於手腕背部，沿著前臂內緣向上，結於肘內銳骨（肱骨內上髁）的後面，擠壓此部位有酸麻感，且可傳導至手小指之上。沿肘內向上，進入並結聚於腋下。其分支向後經過腋後側緣，向上繞肩胛部，沿頸側循行於足太陽經筋的前方，再結聚於耳後乳突部分。分支進入耳中；直行部分出耳朵上側，向下結於下頷處，上方連接於眼外角。手太陽經筋區域及其循行路線附近的主要穴位有少澤、後溪、陽谷、肩貞、天宗、聽宮等。

主司病症

《靈樞・經筋》原文：其病小指支肘內銳骨後廉痛，循臂陰，入腋下，腋下痛，腋後廉痛，繞肩胛，引頸而痛，應耳中鳴痛引頷，目瞑，良久乃得視。頸筋急，則為筋瘘頸腫，寒熱在頸者。本支者，上曲牙，循耳前，屬目外眥，上頷，結於角，其痛當所過者支轉筋，名曰仲夏痺也。

現代醫學解讀：手太陽經筋區域內的病症有手小指僵滯不適，肘內銳骨後緣疼痛；沿手臂內側上至腋下，可出現腋下後側作痛；繞肩胛牽引頸部作痛，有時可感覺到耳中鳴響，以至病痛牽引頷部，痛時需眼睛閉合一下才能看清物景。若頸筋拘急，可引發筋瘻、頸腫、頸部發寒、發熱等頸部病症。若手太陽經筋有異常情況時，可以按揉後背腰部的小腸俞穴，會感覺到似乎有硬塊。若真的發現此處有硬塊時，可以採用經筋疏通法來疏通氣血，減輕不適症狀。

病變區域

手太陽經筋範圍內，常見的病變區域有：小手指和手腕外側筋結區、肘部後側筋結區、肩胛內上角區、岡上和岡下筋結區、後頸外側筋區、額頭和眼外角、耳部周圍筋區等。

手太陽經筋循行路線

手太陽經筋分布於手臂後側，蜿蜒至頭面部，是連接手臂、肩胛部和頭面部的一條經筋。

右側臉部的眼、耳歸右手的手太陽經筋管轄。右手的小指向上，前臂、上臂、肩胛部外側也都屬於手太陽經筋的範圍。

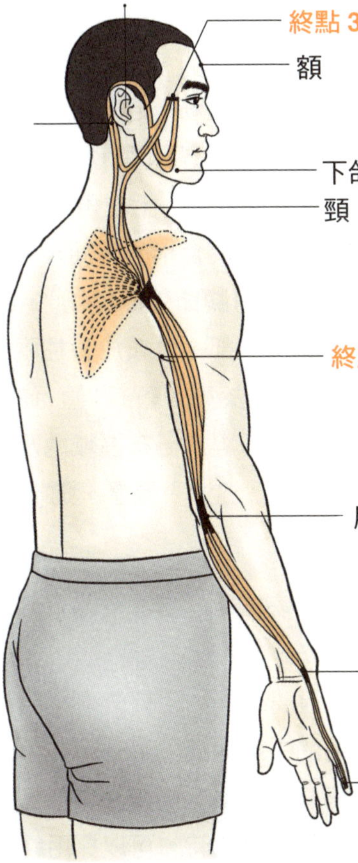

手太陽經筋走向圖

小指外側 → 手掌小魚際 → 手腕 → 前臂內側 → **肘內銳骨** → 腋下

肘內銳骨 → 肩胛部 → 頸部後側 → **耳後完骨** → 耳中

耳後完骨 → **下頜** → 眼外角

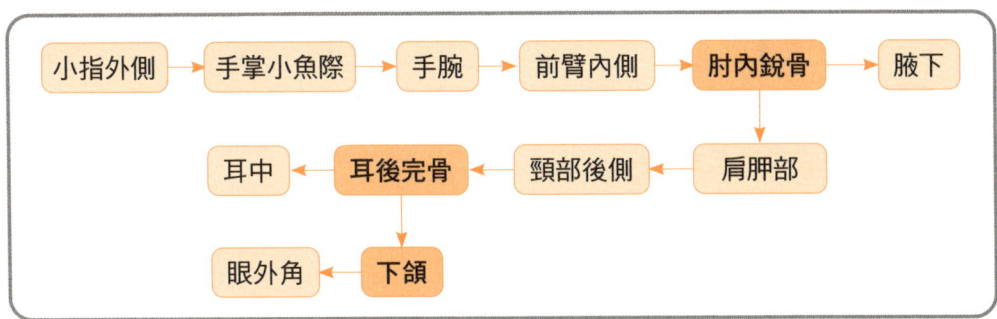

012 手陽明經筋

手陽明經筋始於食指，中間分成三支，分別止於鼻旁、額角和背後脊柱。如果循行範圍內出現問題，人體經常會出現肩部腫脹、面癱、流涕、便祕等病症。

循行路線

《靈樞·經筋》原文：手陽明之筋，起於大指次指之端，結於腕，上循臂，上結於肘外，上臑，結於肩髃；其支者，繞肩胛，挾脊；其直者，從肩髃上頸；其支者，上頰，結於頄；直者，上出手太陽之前，上左角，絡頭，下右頷。

現代醫學解讀：手陽明經筋起於食指的背面尺側，沿手背上行結於手腕背部。從腕關節向上沿前臂上行，結於肘關節外面橈側[①]。再從肘關節向上經上臂外側，結於肩鎖關節。分支在此繞過肩胛部，分布於脊柱兩旁。主幹從肩鎖關節上行經過頸部走至下頷。分支走至面部，結於鼻旁顴部；直行的沿手太陽經筋前方上至額角，散絡頭部，下向對側頷部。手陽明經筋分布區域內及其循行路線附近的主要穴位有迎香、扶突、天鼎、肩髃、下廉、溫溜、偏歷、陽谷等。

主司病症

《靈樞·經筋》原文：其病當所過者，支痛及轉筋，肩不舉，頸不可左右視，名曰孟夏痺也。

現代醫學解讀：食指、橈骨外側、上臂外側、頸側、面頰等部位的肌肉痙攣、疼痛等病症都是手陽明經筋的主治病症。另外，在手陽明經筋循行範圍之內，也經常出現肩部腫脹、麻木、疼痛、面癱、面痛、鼻塞、流涕、痔瘡、便祕、腹痛、腹瀉等病症。當身體出現以上所述症狀時，可以採用經筋疏通法以疏通氣血，便可減輕症狀。

病變區域

手陽明經筋範圍內，常見的病變區域有：腕內側筋區、前臂外側筋區、肘部外側筋區、上臂前側筋區、肩前筋區、面頰部筋區、顳頷部筋區和前額筋區。

① **橈側**：醫學上是指靠近大拇指的那一側。

手陽明經筋循行路線

手陽明經筋分布於手臂外側，連接頭面部和手臂，與手陽明大腸經聯繫密切。

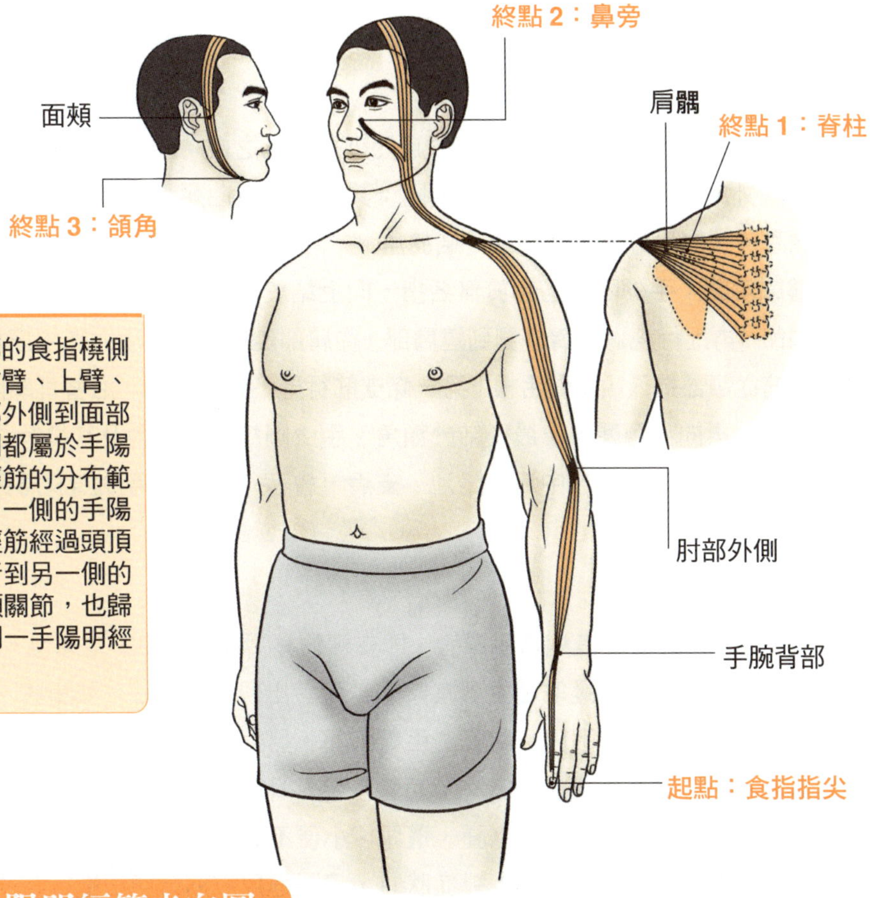

手部的食指橈側經前臂、上臂、頸部外側到面部一側都屬於手陽明經筋的分布範圍；一側的手陽明經筋經過頭頂循行到另一側的下頷關節，也歸屬同一手陽明經筋。

手陽明經筋走向圖

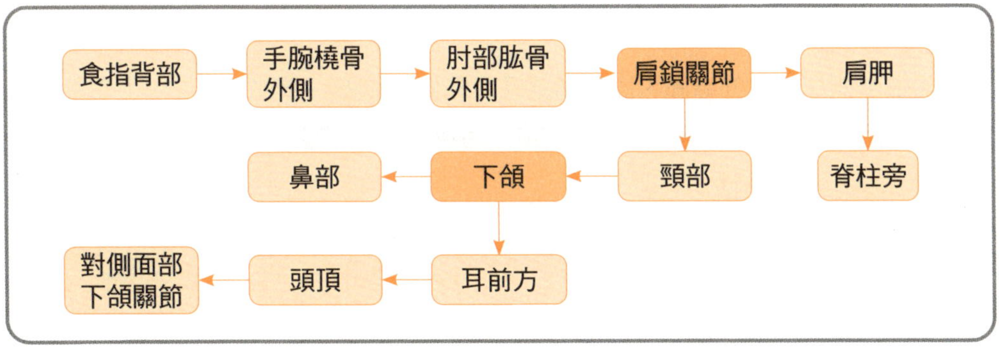

013 手少陽經筋

手少陽經筋始於小指，中分兩支：一支止於舌根；一支止於額角。如果其循行範圍內出現問題，人體通常會出現耳鳴、耳聾、偏頭痛等病症。

循行路線

《靈樞．經筋》原文：手少陽之筋，起於小指次指之端。結於腕，上循臂，結於肘，上繞臑外廉，上肩，頭頸，合手太陽；其支者，當曲頰入繫舌本；其支者，上曲牙，循耳前，屬目外眥，上乘頷，結於角。

現代醫學解讀：手少陽經筋起於無名指，向上結於腕關節背部，沿前臂外側上行結於肘關節，再上行繞過上臂外側到達肩部，從肩部走向頸部與手太陽經筋相交。其中一條支筋從頜部進入，聯繫舌根；另一條支筋行至下頜關節處，沿著耳廓前面，連接著眼外角，再向上至顳部，最後結於額角。手少陽經筋區域內及其循行路線附近的主要穴位有關衝、液門、中渚、陽池、支溝、會宗、天井、清冷淵、角孫、絲竹空等。

主司病症

《靈樞．經筋》原文：其病當所過者，即支轉筋，舌卷，名曰季夏痺也。

現代醫學解讀：手少陽經筋發生異常時，身體會出現各種症狀，如重聽、眼角痛、喉嚨或臉頰痛；脖子、下巴、肩膀、手臂疼痛。另外，心窩至肚臍的肌肉變得僵硬是生殖系統和泌尿系統疾病的徵兆，而肩、頸、耳後等部位的疼痛，如耳鳴、耳聾、偏頭痛、咽喉疼痛、腹脹、水腫、遺尿、小便不利等病症也都屬於手少陽經筋區域內的好發病症。當身體出現上述症狀時，只要運用經筋疏通法進行疏通，就能緩解病痛，維持身體機能的正常運轉。

病變區域

額部外側和外眥筋結區、面頰筋結區、頸側筋結區、肩部筋結區、上臂外側筋結區、肘部外側筋結區、前臂外側筋結區、手腕背部正中筋結區。

手少陽經筋循行路線

手少陽經筋是分布於手臂外側正中的一條經筋，連接手臂、肘部、肩部和頭面部外側。

右側舌根、眼外角、額角部位的經筋結聚點都屬於右側手少陽經筋管轄範圍。手臂第四指指側，經前臂、上臂外側的筋肉組織也屬於手少陽經筋的範疇。

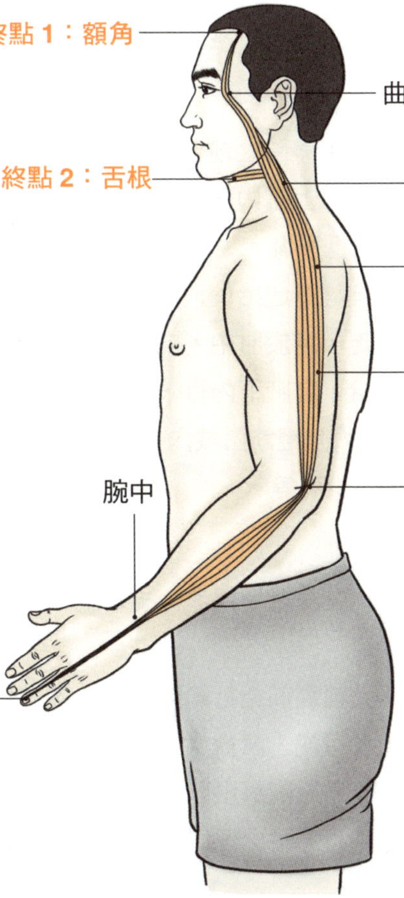

手少陽經筋走向圖

無名指指端 → 手背 → 手腕背部 → 肘尖 → 臑外 → 肩部 → 頸部

頸部 → 舌根

頸部 → 下頷 → 眼外角 → 額角

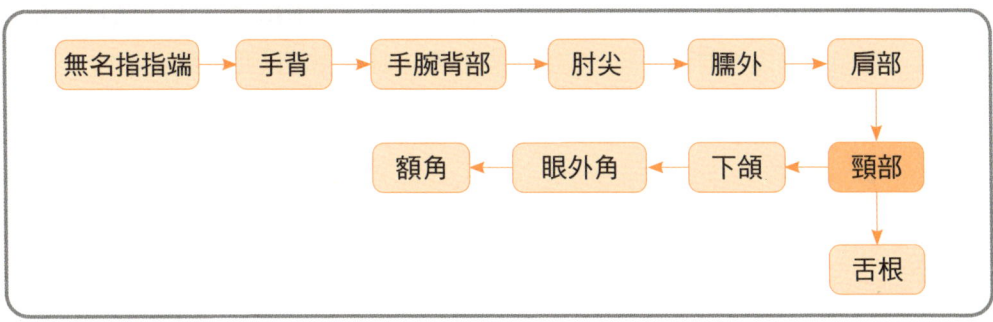

014 手太陰經筋

手太陰經筋始於大拇指上，終結於季脅部。如果在其循行範圍內出現問題，人體經常會出現肌肉疼痛、咳嗽、氣短等病症。

循行路線

《靈樞．經筋》原文：手太陰之筋，起於大指之上，循指上行，結於魚後，行寸口外側，上循臂，結肘中，上臑內廉，入腋下，出缺盆，結肩前髃，上結缺盆，下結胸裡，散貫賁，合賁下抵季脅。

現代醫學解讀：手太陰經筋起始於大拇指上，沿指上行結於魚際之後，經寸口動脈外側，向上沿前臂行走，結於肘中，向上經上臂內側進入腋下，出缺盆部，結於肩髃前，其上方結於缺盆，自腋下內行，結於胸裡，散布貫穿胃的上賁門部，再會合下行，到達季脅部。手太陰經筋區域內，及其循行路線附近的主要穴位有中府、雲門、俠白、尺澤、列缺、少商等。

主司病症

《靈樞．經筋》原文：其病當所過者，支轉筋，痛甚成息賁，脅急吐血，名曰仲冬痺也。

現代醫學解讀：在手太陰經筋循行範圍之內，經常出現關節屈伸障礙、肌肉疼痛、拘攣掣痛等病症，重者可成「息賁病」，脅肋拘急，上逆吐血。此外，手太陰經筋還主治咳嗽、氣短、喘息、胸部脹悶、鼻塞、咽痛、惡寒發熱、小便頻繁及上肢酸楚疼痛、麻木等病症。當身體出現以上症狀時，可以採用經筋疏通法以疏通氣血，身體便能迅速恢復健康。

常見病變區域

手太陰經筋範圍內，常見的病變區域有：季脅筋區、胸前外側區、鎖骨筋區、肩前及上臂內側筋區、肘部筋區、前臂上側筋區、腕橈側筋區和魚際筋區。

手太陰經筋的循行路線

手太陰經筋以胸部為中心，連接手臂、手掌和大拇指。

從大拇指指尖、經大魚際後、前臂到鎖骨，以至胸腔表裡都屬於手太陰經筋的分布範圍。

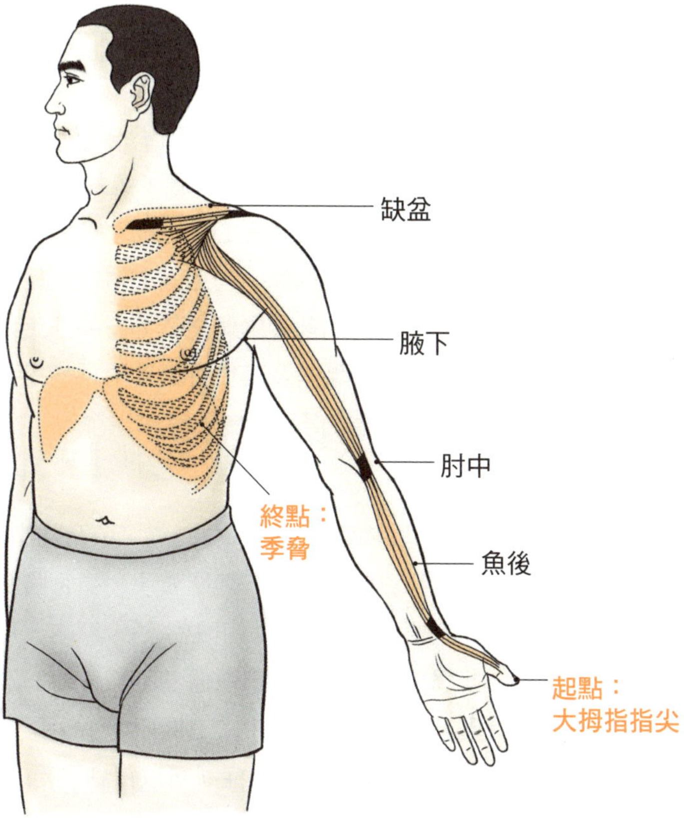

手太陰經筋走向

大拇指指尖 → 手腕外側 → 前臂外側 → 肘窩外側 → 上臂內側腋前外方 → 鎖骨下方 → 肩鎖關節

鎖骨下方 → 前胸肋間肌與肋間下肌 → 胸鎖關節

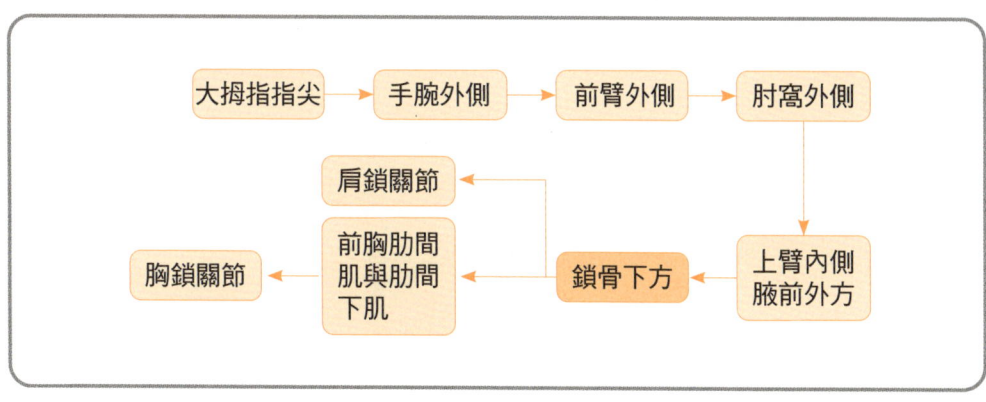

015 手厥陰經筋

手厥陰經筋始於中指，止於膈下。如果其循行範圍內出現問題，人體經常會出現麻木、疼痛、轉筋等病症。

循行路線

《靈樞．經筋》原文：手心主之筋，起於中指，與太陰之筋並行，結於肘內廉，上臂陰，結腋下，下散前後挾脅。其支者，入腋，散胸中，結於賁。

現代醫學解讀：手厥陰經筋又名「手心主之筋」。手厥陰經筋起於手中指，與手太陰經筋相並而行，結於肘關節內側。向上沿上臂內側結於腋窩下部，向下分散成兩片筋區，分散分布於胸脅部的前後兩側；其分支經筋走入腋窩後，散布於胸壁之中，結於膈部。手厥陰經筋區域內及其循行路線附近的主要穴位有天池、天泉、曲澤、郄門、間使、內關、大陵、勞宮、中衝等。

主司病症

《靈樞．經筋》原文：其病當所過者，支轉筋，前及胸痛息賁，名曰孟冬痺也。

現代醫學解讀：由於手厥陰經筋分布範圍較小，循行路線簡單，其主治病症相對來說也較少。其病症主要是沿上肢內側正中酸楚、麻木、疼痛。此外，在手厥陰經筋循行範圍內的某些局部部位也常常出現僵滯不適、轉筋及胸部肌肉緊張作痛或絞痛。手厥陰經筋有異常時，胸部的膻中穴有痛感，背上第四胸椎旁的厥陰俞穴有硬塊。此時，採用經筋疏通法進行疏通，症狀可以得到改善。

病變區域

前胸筋結區、脅下筋結區、腋下筋結區、上臂內側筋結區、肘關節前側筋結區、前臂和腕部前側正中筋結區、掌中筋結區、中指各節筋結區。

手厥陰經筋的循行路線

手厥陰經筋是分布於手掌和手臂內側正中的一條經筋，經過腋下散布於前後胸肋部分，與手厥陰心包經聯繫密切。

圖中右手的肱二頭肌中間部分，胸腔正前方與腋下的連接部分都歸屬於手厥陰經筋。右手的第三指的指尖，經前臂、上臂至右側腋窩以及肋骨表層，也都屬於右手手厥陰經筋。

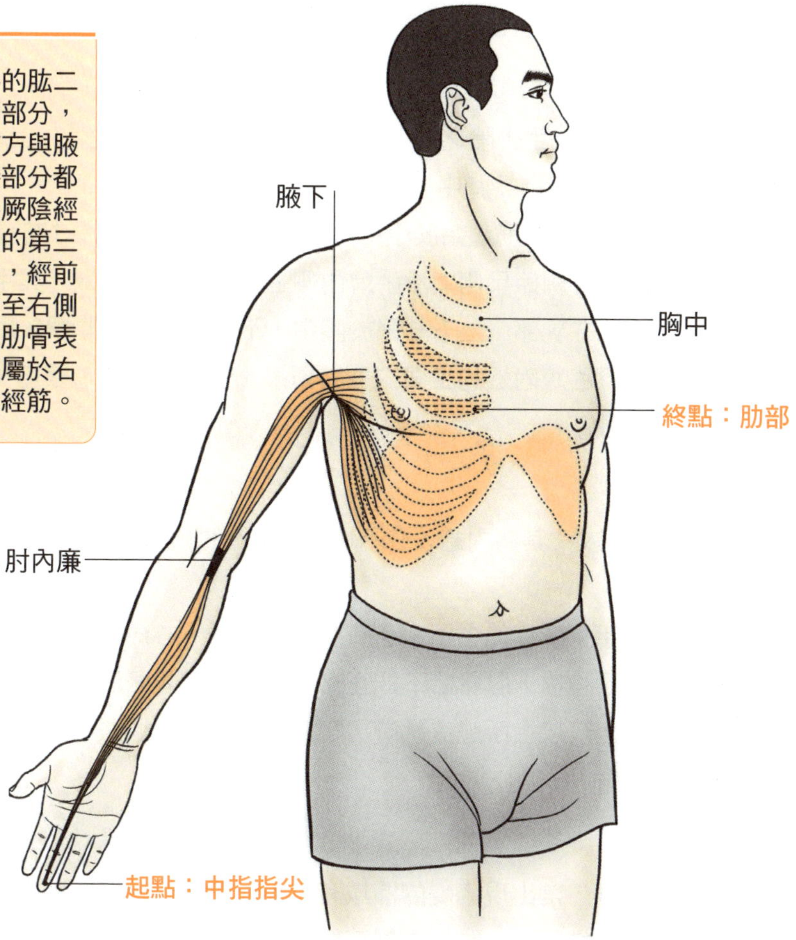

手厥陰經筋走向圖

中指指尖 → 掌心 → 手腕中部 → 前臂中部 → 肘部中間 → 腋下 → 胸中 → 肋部

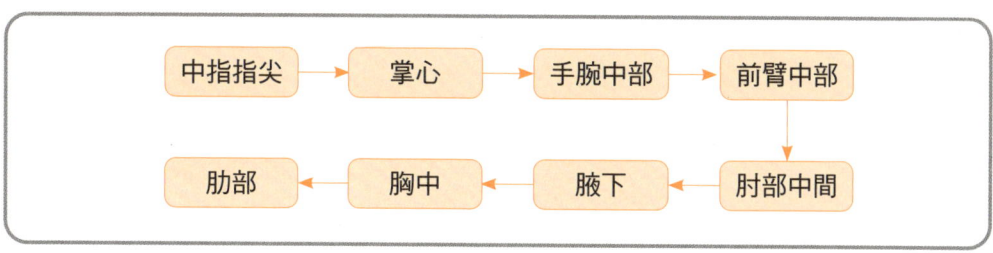

016 手少陰經筋

手少陰經筋始於小指內側，結於臍部。如果其循行範圍內出現問題，人體經常會出現胸痛、心悸、失眠及神志失常等症。

循行路線

《靈樞·經筋》原文：手少陰之筋，起於小指之內側，結於銳骨，上結肘內廉，上入腋，交太陰，伏乳裡，結於胸中，循賁下繫於臍。

現代醫學解讀：手少陰經筋起始於小指內側掌面，沿小指上行，結於腕後豆骨。上行沿尺骨內側，結於肘關節尺側。沿手臂內側上行，至腋下結聚，與手太陰經筋相交，由腋部入胸分布在乳部，上下結聚於胸中，下行經過膈部聯繫於臍部。手少陰經筋區域內及其循行路線附近的主要穴位有極泉、青靈、少海、靈道、通里、陰郄、神門、少府、少衝等。

主司病症

《靈樞·經筋》原文：其病內急，心承伏梁，下為肘網，其病當所過者支轉筋，筋痛。

現代醫學解讀：手少陰經筋主司病症有胸痛、心悸、心痛、心煩、失眠、神志失常，心下積塊如有壓迫感，肘關節不能正常屈伸，上肢內側酸楚、疼痛、麻木及手心熱痛等。當身體出現以上所述症狀時，可以採用經筋疏通法以疏通氣血，使氣血流通順暢，消除病痛。

病變區域

手少陰經筋範圍內，常出現病變的區域有：小指指節筋結區、手掌內側區域、腕部內側及前臂內側筋結區域、肘部內側筋結區域、腋下筋結區域、前胸下部筋結區域和肚臍周圍筋結區域。

手少陰經筋的循行路線

手少陰經筋分布於手臂內側，附著於胸椎的第五肋附近，並從腋下分散進入胸腔內部，與手少陰心經聯繫密切。

起於小指指尖上，經小魚際肌、銳骨、前臂、肘後廉、腋下至胸腔內部都屬於手少陰經筋的範疇。

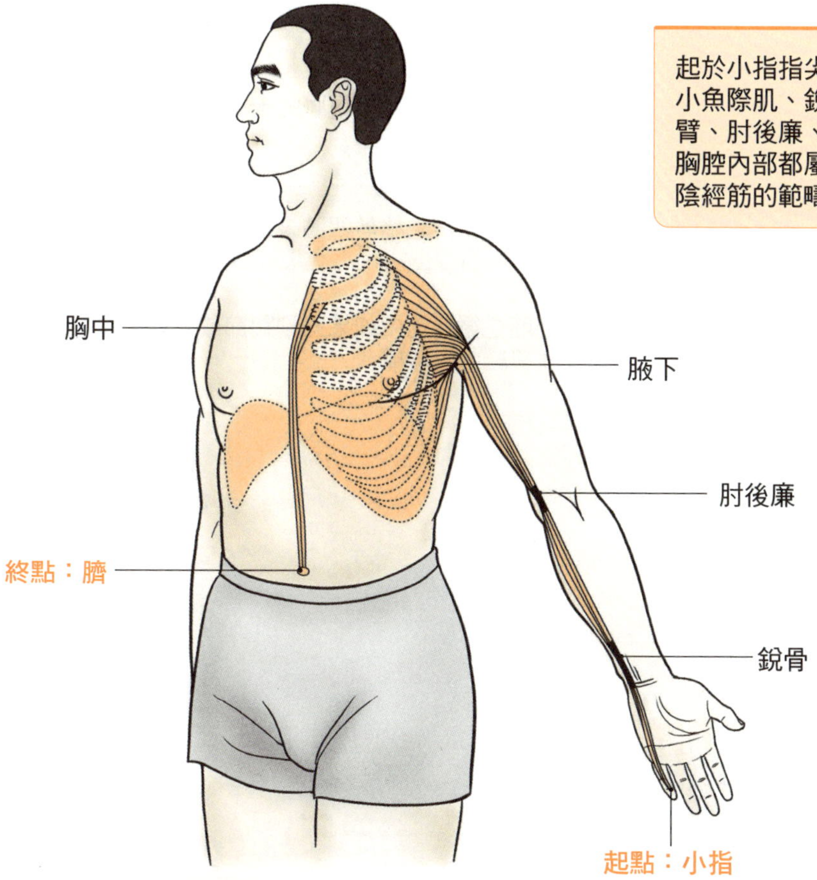

手少陰經筋走向圖

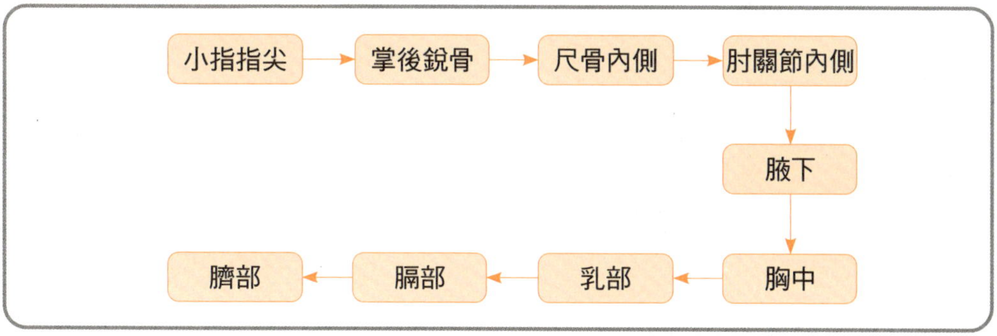

經筋特點示例圖

經筋具有約束骨骼、連接四肢百骸、維繫聯絡各組織器官的作用。如果說人體像一座建築的話，那麼經筋系統就好比這座建築中的鋼筋混凝土，連接和支撐著人的形體。下面以人體右臂的手少陽經筋和手少陽三焦經為例，說明經筋的特點。

經筋的特點

- 經筋的走向大致與經脈的走向相合，但略有不同。
- 經筋分布均起始於四肢末端，向軀幹頭面循行。
- 經筋在循行途中如果遇到關節或者筋肉聚集的地方就會結合、聯結。

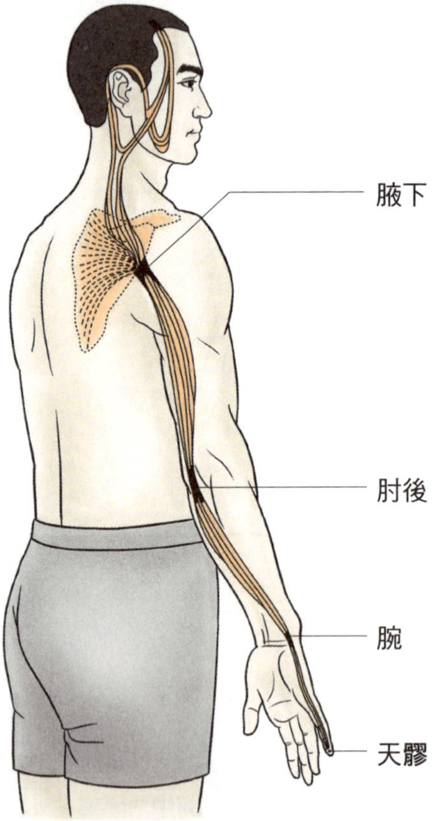

右臂手少陽經筋

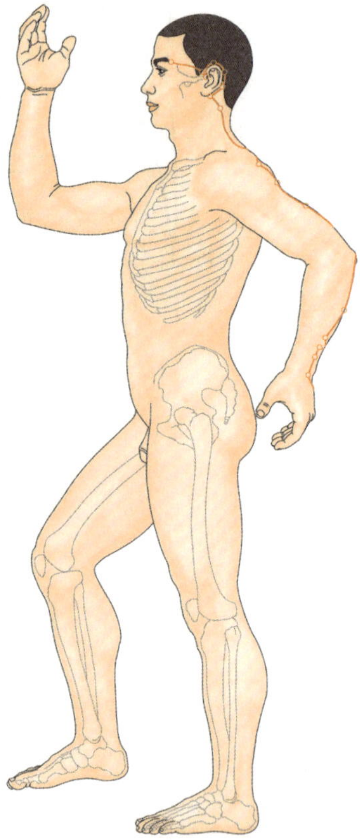

手少陽三焦經

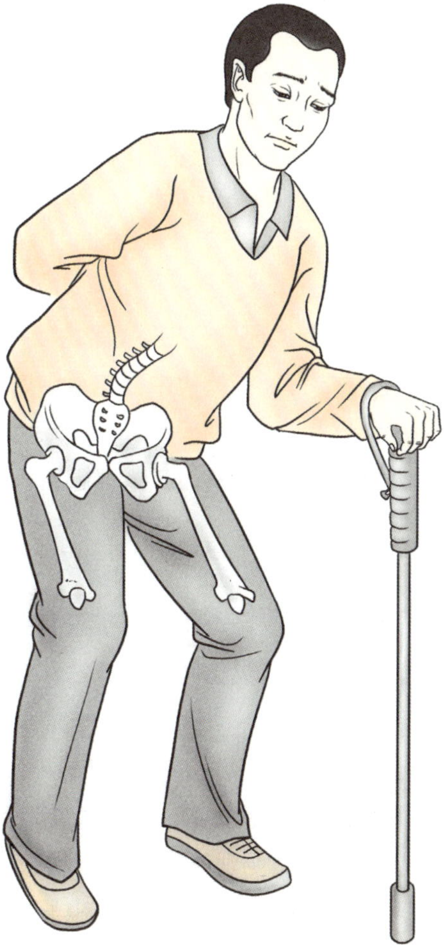

第二章

什麼是經筋療法

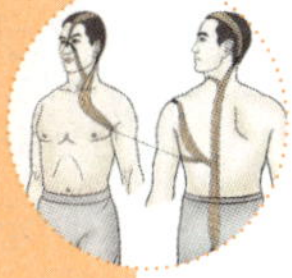

經筋療法，是發掘中醫經筋學，結合「經筋醫術」而成的一種新型非藥物療法。中醫認為「經筋」是經絡的連屬成分，即經絡的內涵之一。經筋療法是透過手法在確定病位病性的基礎上，調整人體，使其達到平衡狀態，透過舒理經筋而達到治療目的。本章主要介紹了經筋療法的發展簡史，經筋疾病的致病原因、臨床表現、治療原則和治療手法等內容。

017 經筋療法簡史

經筋療法是一種傳統的中醫治療筋傷的方法，古人在生活中，難免會遇到跌打損傷之類的病痛，而在與各種經筋疾病鬥爭的過程中，總結出了一套治療筋傷、緩解病痛的有效方法，這就是經筋療法。

經筋療法起源於春秋戰國時期，距今已有兩千多年的歷史。在《黃帝內經》《備急千金要方》《金匱要略》《醫宗金鑑．正骨心法要旨》等歷代中醫典籍中均有關於經筋療法的明確記載。

東漢醫聖張仲景在其《金匱要略》中論述：「轉筋之為病，其人臂腳直，脈上下行，微弦，轉筋入腹者，雞屎白散主之。」

西晉皇甫謐所編著的《針灸甲乙經》中，有關於經筋療法的全面論述。

隋朝巢元方所著的《諸病源候論》中有「傷絕經筋，榮衛不循行」等有關經筋的論述，並且在書中每卷之末均附有具體的經筋療法。可見當時經筋療法作為一種預防和治療筋傷的重要手段，是十分盛行的。

唐朝孫思邈所著的《千金要方》不僅記述了大量筋傷疾病，而且特別歸納出擦、捻、抱、推、振、打、頓、捺等治療手法，對經筋療法的發展做出了巨大貢獻。

經筋療法在宋元時期有了很大發展，此時期的《傷寒明理論》《永類鈐方》《世醫得效方》等醫學著作有不同程度論述了經筋和經筋療法，得出治療筋傷早期宜活血化瘀、中期宜養血舒筋、後期當培元固腎等原則。

元明清各代，中醫學的研究方法受中國古代哲學和倫理學的影響，經筋理論沒有引起足夠的重視和傳承，經筋療法也被視為愚笨粗俗的體力勞動而遭到鄙棄。到了近代和現代，經筋療法又得到了大力發展，形成了眾多的流派，可謂歷久彌新。經筋療法因其效果顯著、經濟方便、無毒副作用，在理論和實踐上，都得到了很大發展。

經筋療法發展歷史簡表

經筋療法有著非常悠久的歷史，關於經筋療法的記載，最早可以追溯到春秋戰國時期。經過兩千多年的發展，經筋療法已經發展成一種可以治癒眾多疾病的手段。

春秋戰國

1 《黃帝內經》中專立「經筋」篇，全面介紹了十二經筋的分布和經筋治療手法。

東漢

2 醫聖張仲景在《金匱要略》中詳細論述了經筋疾病的具體病症。

西晉

3 皇甫謐所編著的《針灸甲乙經》中有關於經筋療法的全面論述。

隋朝

4 巢元方所著的《諸病源候論》中曾有「傷絕經筋，榮衛不循行」等有關經筋的論述，並且在書中每卷卷末均附有具體的經筋療法。

唐朝

5 孫思邈所著的《千金要方》不僅記述了大量筋傷疾病，而且特別歸納出擦、捻、抱、推、振、打、頓、捺等治療手法，對經筋療法的發展做出了巨大貢獻。

宋元時期

6 宋代的《傷寒明理論》《永類鈐方》《世醫得效方》等醫學著作皆以不同程度論述經筋和經筋療法。得出治療筋傷早期宜活血化瘀、中期宜養血舒筋、後期當培元固腎等原則。

明清各代

7 中醫學的研究方法受中國古代哲學和倫理學的影響，經筋理論沒有引起足夠的重視和傳承，經筋療法也被視為愚笨粗俗的體力勞動而遭到鄙棄。

近代和現代

8 因經筋療法效果顯著、經濟方便、無毒副作用而重新獲得重視，在理論和實踐上都得到了很大發展。

018 經筋有問題，後果很嚴重

經筋是一道剛強柔韌的防護牆，保護著隱藏於其下的臟腑和經絡。人體的經筋一旦出現問題，必然會阻滯相關範圍內的經脈運行，進而引發經筋疾病。

局部症狀

經筋疾病會引發局部關節或筋肉的酸楚、疼痛、麻木、腫脹、肌肉痙攣及關節活動受限等症狀。疼痛或麻木是身體對經筋損傷產生的一種反應，不同程度、不同性質的疼痛和麻木，都能反映出不同類型的經筋疾病。如跌打損傷等急性外傷，常常產生劇烈的自發性刺痛；慢性勞損一般會產生隱隱酸痛，並且勞累後疼痛加劇。

急性外傷常常在局部有比較明顯的腫脹，有些損傷還會出現瘀斑；慢性勞損會引起發炎反應，有時也可能出現水腫。急性外傷導致的腫脹多為局部性，慢性勞損引起的腫脹多為擴散性。

一般症狀

經筋疾病的一般症狀為酸脹、麻木、困倦、疲乏、痺痛、重滯、乏力及不同程度的功能障礙。目前，臨床上常見的軟組織損傷、韌帶拉傷、關節扭挫傷等，都屬於經筋疾病的範疇。

特殊症狀

經筋受到外邪侵襲後會波及經脈及其所屬的臟腑，進而產生一些特殊的症狀。這些特殊症狀被古人稱為「息賁」「伏梁」「目不合」「維筋相交」等。其中，「息賁」「伏梁」與西醫中的肺氣腫、支氣管擴張、打嗝等症狀相似，「維筋相交」與西醫中的腦神經損傷後遺症極為相似。

除此之外，經筋疾病還會導致其他比較特殊的症狀。

1. 慢性疲勞症候群：由肌肉與筋膜長時間攣縮導致的全身性疲勞。有時還會伴隨眩暈、頭痛、神志異常、失眠及胸腹不適等症狀。
2. 筋性眩暈：頭面部的肌筋收縮失衡，會導致患者頭暈目眩，產生搖晃感。
3. 隱筋症：各種不易察覺的肌筋病變，會導致臨床上的診斷困難和誤診。
4. 筋凝症：是肌筋長期攣縮導致的病症，類似現代醫學中的肉硬凝塊症。
5. 冷症：局部經筋病變會導致肌筋周圍氣血循環不佳，使患者覺得局部冰冷。
6. 肌筋膜疼痛症候群：是指肌肉和筋膜過度使用或疲勞，導致肌肉不自主收縮的反應。

預防經筋疾病的實用方法

藥浴增強抵抗力

人體的皮膚、汗腺與皮脂腺等體表組織，是抵禦外邪侵襲的屏障。中藥藥浴療法可以透過皮膚吸收藥物，改善皮膚生態系統，增強人體抵禦外邪侵襲的能力，達到保健經筋的目的，是一種既經濟又實用的方法。

藥浴的步驟

1. 溶解：放一包市售藥包，加入約藥包重量 10 倍的熱開水，浸泡 5 ～ 10 分鐘使其溶解。
2. 調好水溫：水溫建議約 39 ～ 45°C，泡的過程中，可依個人情況調整水溫。
3. 把溶解的藥包和藥水同時倒入浴缸之後，用手揉捏藥包，把裡面的有效成分擠壓出來。
4. 在個人承受範圍之內，儘量多泡一下，最好達到 10 分鐘以上，直到感覺身體有變化再休息；若中途感到不適，也可以休息 2 ～ 3 次，每次休息 3 分鐘，只要累計泡浴時間達到 30 分鐘即可。

食療防治慢性勞損

慢性勞損導致的經筋疾病中，以中老年人居多。本病應以調養為主，除適當休息外，日常宜多吃具有補腎、健脾、養血的食物。對於慢性勞損，有以下食補配方可供使用。

枸杞羊腎粥	枸杞葉 250 克，羊腎去筋膜 1 個，粳米 60 克，蔥白 4 段，少許的生薑、花椒、鹽、醬油等。 先將枸杞葉入鍋加水 1000 毫升，煮開取汁 500 毫升。放入去筋膜的羊腎、粳米、蔥白、生薑、花椒，並依個人口味放入適量的調味料。文火煮開後，服羊腎，喝粥。本方補腎強腰、養護脾胃，適用於腎虛腰痛。
板栗仁	乾板栗仁 7 枚，每日吃 2 次，可搭配豬腎粥服用。可緩解腎虛、腰膝酸軟疼痛等症。
芝麻核桃糊	炒芝麻 250 克，核桃仁 250 克。 將炒芝麻及核桃仁磨成粉，加入適量的水與白糖攪勻，空腹服用。每次 9 克，每月 3 次。適用於腎虛腰膝酸痛。

019經筋疾病的致病因素

經筋對於保持人體正常的運動功能，發揮關鍵作用。只有對經筋疾病的發病原因有確切掌握，才能在生活中更有效地預防和治療經筋疾病。

外邪侵襲

在中醫理論中，風、寒、暑、溼、燥、火等「外邪」入侵身體時，就會引發經筋疾病。風、寒、溼、火是較常見的致病「邪氣」，而其中的寒邪，更是經筋病最常見的致病因素。

跌打損傷

碰撞、扭挫、跌打等外在力量作用於身體筋肉的時候，會使肢體關節周圍的經筋過度扭曲或拉扯，而引起扭傷、腫脹、關節錯位甚至筋肉撕裂等病變，進而導致氣滯血瘀，筋氣失調。跌打損傷導致的筋傷常有關節周圍腫脹疼痛，活動受到限制，局部會有瘀血堆積等症狀。若不及時治療，瘀血會停留在受傷的經筋部位，導致受損部位筋肉攣縮，變為慢性勞損。

慢性勞損

慢性勞損是經筋病最常見的病因之一，它是指人體某一部位因長時間的過度勞累，導致肌肉、筋膜、韌帶、骨質與關節等組織的損傷，即稱為慢性勞損。

臟腑虧虛，氣血不足

臟腑虧虛會導致氣血和體液不足，影響經筋的正常功能，進而導致經筋鬆弛、四肢無力的情況。如肝臟虧虛會造成全身筋膜營養不良，進而導致手腳發抖、麻木、甚至活動不便等症狀。

另外，氣血流經經脈，為經筋提供養分，如果氣血不足，筋肉會營養不良，導致軟弱無力，進而引發經筋疾病。

經筋疾病的致病原因

外邪侵襲

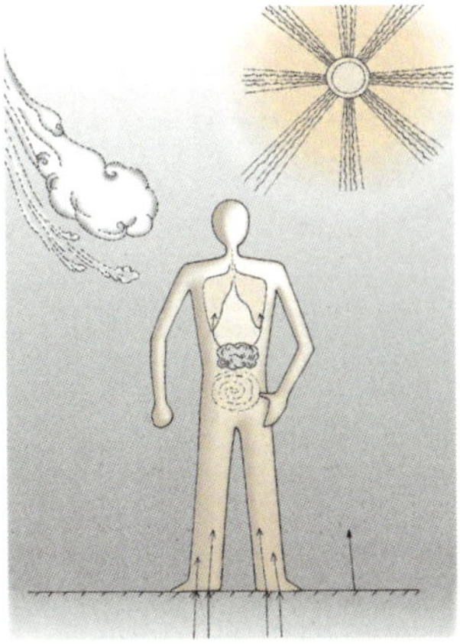

中醫理論中，風、寒、暑、溼、燥、火等侵害人體的六種「外邪」被稱為「六淫」，是導致人體產生經筋疾病的主要原因。如果「外邪」不去，就會羈留於肌膚筋肉之間，導致人體氣血不通、筋肉營養不良、經筋攣縮無法放鬆，進而變成筋肉酸楚、疼痛、麻木、痙攣、僵硬等病症。

跌打損傷

跌打損傷也是經筋疾病常見的致病因素，當這些外在的力量作用於身體筋肉的時候，就會導致筋肉過度扭曲、拉扯而產生經筋疾病。若不及時治療，瘀血會停留在受傷的經筋部位，導致受損部位筋肉攣縮，變為慢性勞損病變。

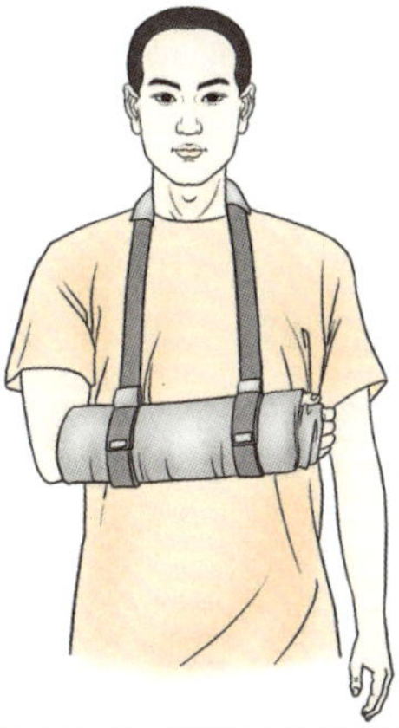

慢性勞損

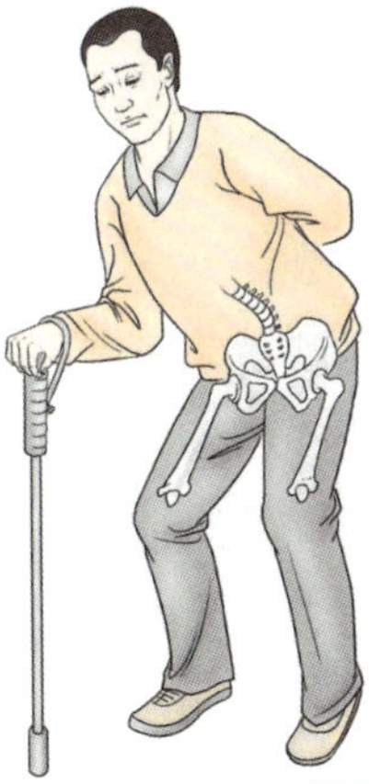

人體經筋長期的慢性勞損會降低筋肉的韌性和活力，長時間過度用力或維持固定姿勢都可導致經筋緊繃，筋膜營養不良，關節活動不佳，進而引起一些勞損性的經筋疾病，如枕頭過高、經常穿高跟鞋等，都會引起脊柱慢性損傷而致病。

020經筋療法的功效

研究表明，經筋療法外可以用於筋肉、骨骼和關節的損傷，痺、痿、癱、疼痛、麻木等病症；內可以調節臟腑氣血、虛實、陰陽，諸如脾胃消化不良、腹部脹痛不適、便祕等常見症狀，是中醫臨床比較實用的治療手法。

經筋療法是透過揉、按、推、拿等方法刺激穴位和筋肉以緩解病痛、治療筋傷的中醫治療手法，主要有以下四種作用。

◉鬆解經筋，暢通氣血

許多經筋病症都是由於氣血不通所造成。人體的四肢百骸和五臟六腑都受氣血滋養，一旦氣血不順，人體的經絡就會受阻，進而導致相應部位的瘀腫疼痛。所謂「通則不痛」，經筋療法透過揉、按、推、拿等手段可以促進人體血液循環，加快代謝物、消除瘀腫及筋傷部位的肌肉痙攣，使經筋得到氣血滋養，以緩解和去除病痛。

◉打通經絡，改善組織沾黏問題

人體遭受外傷或者風、寒、溼邪入侵，都會導致患部組織充血、沾黏、腫脹，以致筋膜結塊。經筋療法可以打通經絡，改善組織沾黏問題，使緊繃的肌肉放鬆，緩解經筋痙攣以減輕發炎症狀。

◉整復移位

經筋不同程度的錯位是經筋疾病的常見病症，如筋脈移位、骨骼錯位等，這些都是導致身體局部疼痛的原因。經筋療法可以透過理筋整復等手法，及時矯正筋脈移位，使氣血暢通，促進受損組織恢復。

◉強筋健體，預防和治療肌肉無力

除了用於消瘀、促進氣血流通、減輕腫脹、止痛外，經筋療法對放鬆筋肉、增進血液循環、防止肌肉萎縮也有獨特效果。當人久病體虛或者年老體衰的時候，人體的氣血運行就會不順，進而導致血液無法滋養筋肉、肌肉萎縮、困倦無力。經筋療法不僅可以疏通經絡，加速人體血液循環，增進人體新陳代謝，使筋肉得到氣血滋養，而且能使身體結構復位、啟動身體自我修復的能力，讓體內各組織的功能自然協調，維持人體健康狀態。

021 四招讓你快速診斷經筋疾病

望、聞、問、切是中醫診斷疾病的常見方法，經筋疾病的診斷方法是基於中醫學的四診，並加以創新而成。診斷疾病並不是醫生的專利，只要讀者掌握基本的診斷原理，就可以輕鬆診斷各種經筋疾病。

● 經絡望診

經筋發生病變時，會在相應的循行部位出現一些病理變化，比如經筋循行部位的色澤、溼度和組織形態等方面，這些都是疾病的徵兆。經絡望診就是透過觀察這些變化來診斷經筋疾病。

經絡望診包括望臉、望全身、望腳背、望五官，以觀察這些部位是否對稱，經筋通路上是否有色斑、腫脹、腫塊，以及血管是否擴張、皮膚是否粗糙等。

● 聞診

聽患者的說話聲或走路聲以判斷相關病情，還可以藉助聽診器聽患者受傷部位的骨頭碰撞的聲音等。

● 問診

問診主要是了解患者的症狀（如疼痛、肢體功能受限或喪失等，以及傷病的部位、性質和程度等）、治療經過、過往疾病史、家族史和生活習慣等方面的情況。

● 經穴觸診

因為人的身體有病變時，可以透過經絡反映到相關臟腑，而臟腑病變時，也可以透過經絡反映到身體的相應部位，所以在經筋循行部位或有關俞穴上進行觸摸、按壓就可以判斷病症的部位和程度。

主要包括以下內容：觸摸經筋循行部位是否有硬塊、條狀物、疼痛或酸脹感，以及臟腑器官的功能是否正常；觸摸和觀察四肢及軀幹的粗細、長短，動作是否靈活，以及俯仰、屈伸、旋轉、抬舉、往外伸展等功能是否正常。

此外，也可以用 X 光、電腦斷層掃描和核磁共振及其他方法來檢查經筋部位的病變。依據患者的敘述和望、聞、問、切四診，再透過檢查相關經筋的酸、痛、麻、脹、條狀物、硬塊等各種病症，很容易就能判定受阻不通的經筋，然後順著受阻經筋的走向進行檢查，以了解相關肌腱、韌帶上的異常點，找出造成身體結構失衡的原因，明確診斷，採取相對應的治療方法。

022按法 一學就會的理筋手法(一)

具體來說，經筋治療的基本手法有按法、推法、點法、叩擊法、揉法、拿法、滾法、搖法、撥法、擦法等多種手法。不同的手法有其不同的施治範圍和臨床作用，讀者若能熟練掌握這幾種治療手法，就可以在治療經筋疾病的過程中，發揮神奇的療效。

按法指利用肢體某個部位，如指尖、手掌或肘部，在患者身體適當部位有節奏地按壓的手法。根據按法的不同，可以將其分為指按法、掌按法和肘按法。

指按法

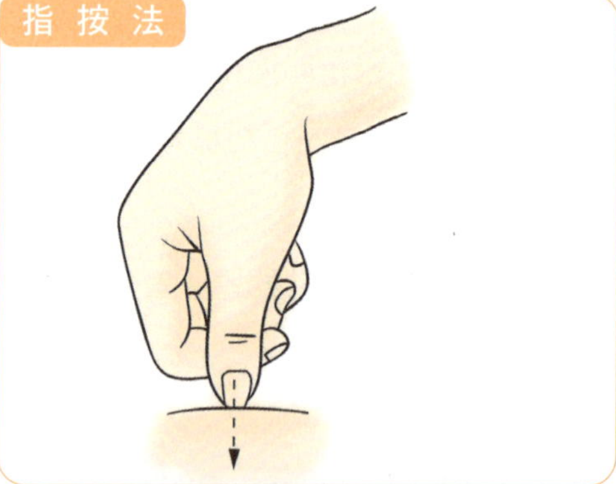

動作要領	用拇指端或指腹按壓筋結區，應以輕柔和緩的力度按壓。
適用範圍	指按法力道輕柔，適用於按壓經筋上的穴位和頭面部的經筋。

掌按法

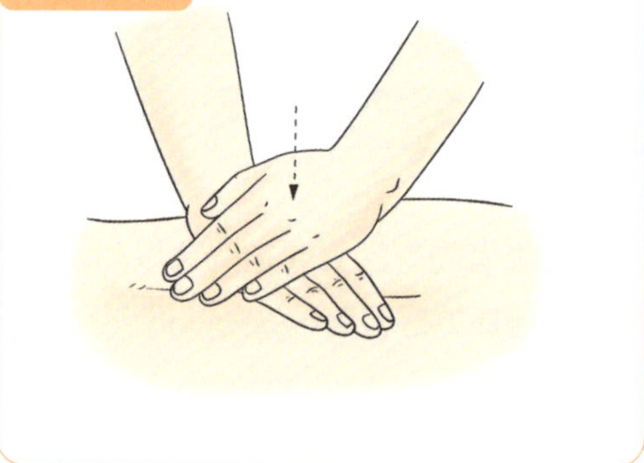

動作要領	用手掌掌根或大魚際部按壓筋結區域，如果想要增加力道，可用雙手掌根重疊按壓。
適用範圍	掌按法按壓力度強，作用面積大，適用於按壓腹部、肩胛、腰背部及下肢肌肉豐厚的部位。

肘按法

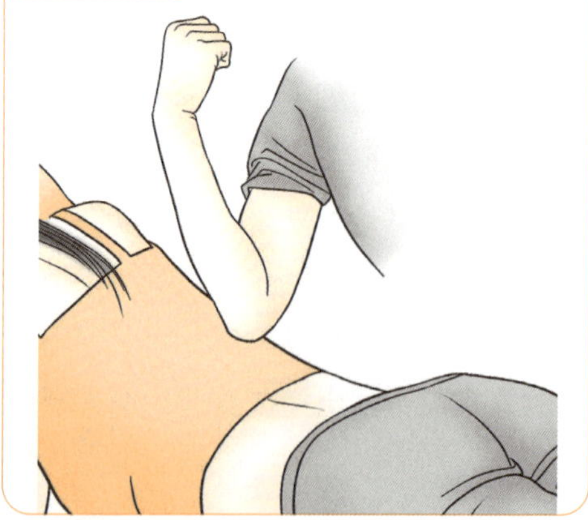

動作要領	屈肘，以肘尖為作用點來按壓相關經筋區域，應以患者能夠接受的力度為限。
適用範圍	肘按法壓力較大，刺激性較強，對解除肌肉瘀滯效果較好，適用於下肢、腰背部的按壓。

按法在操作中的注意事項

按法操作時著力部位要緊貼體表，不可移動，用力要由輕而重，不可用暴力猛烈按壓。按法常與揉法結合應用，組成「按揉」複合手法，即在按壓力量達到一定深度時，再作小幅度地緩緩揉動，使手法剛中兼柔，既有力又柔和。

023 點法和滾法 一學就會的理筋手法(二)

點法和滾法是兩種很常用的理筋手法。點法指以拇指指尖或屈指用力點按的手法；而滾法則是以微屈的手掌在相應的身體部位進行滾動的手法。

點法

點法指以拇指指尖或者屈指用力點按筋結區的手法，具有疏通阻塞、活血止痛的作用。

拇指端點法

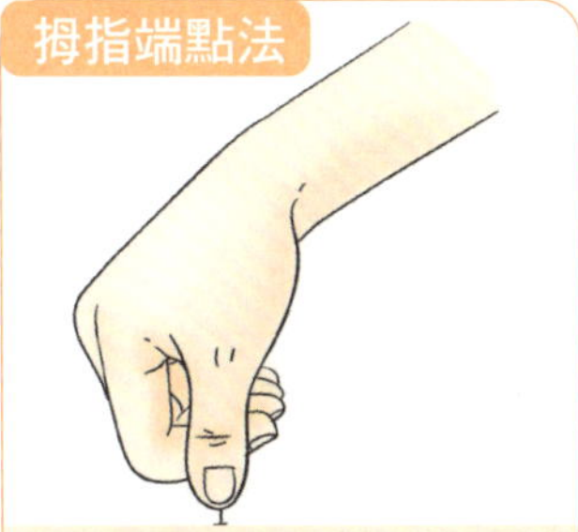

動作要領

手握空拳，拇指伸直並緊貼於食指中節的橈側，以拇指端為著力點，點壓於治療部位。

屈拇指點法

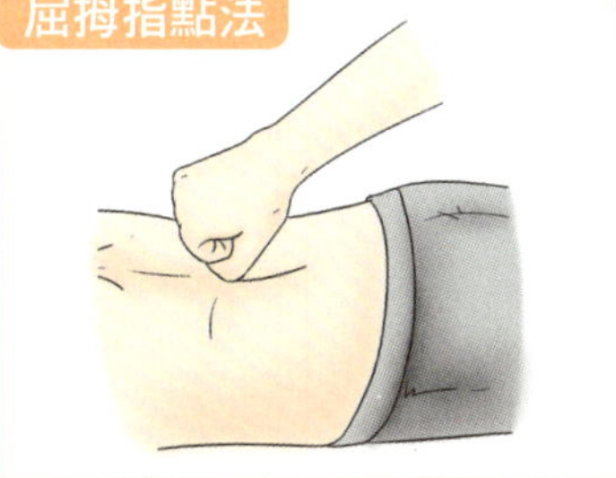

動作要領

單手握拳，拇指屈曲抵住食指中節的橈側，以拇指指間關節橈側為著力點，按壓於治療部位。

屈食指點法

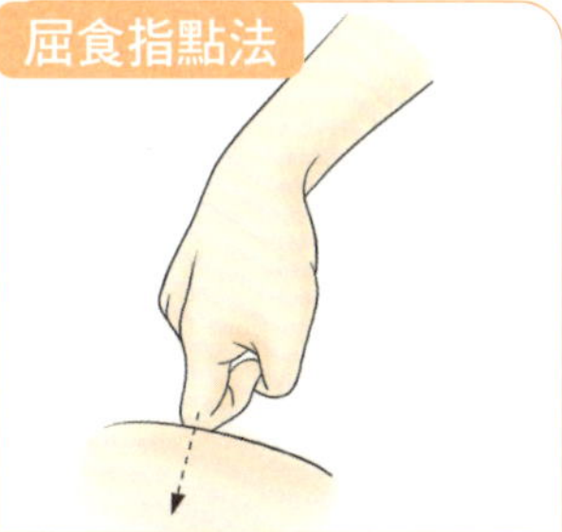

動作要領

單手握拳伸出食指，並用食指近節指間關節為著力點，按壓於治療部位。

適用範圍	點法力點深透，可達筋骨深處或者臟器，以手指點壓某條經筋，患者會有酸脹、麻木或者熱、涼之感，可傳導到肢體遠端。點法常用於穴位或筋肉較薄的骨縫處，經常被用來治療各種病症。
點法與指按法的區別	其區別在於指按法以指腹用力按壓，而點法的用力部位則是指峰或者屈指之後的指關節。另外，按法的力道最多可達筋肉，而點法比按法力點深透，其力點可達筋骨深處或者臟腑。

滾法

滾法就是以微屈的手掌在相應的身體部位進行滾動的手法，要求將小魚際固定於體表，微屈四指，以腕部帶動前臂在患處進行連續不斷的滾動。滾法接觸面廣、施加壓力大，適用於肩、背、腰、臀及四肢等肌肉較豐厚的部位。

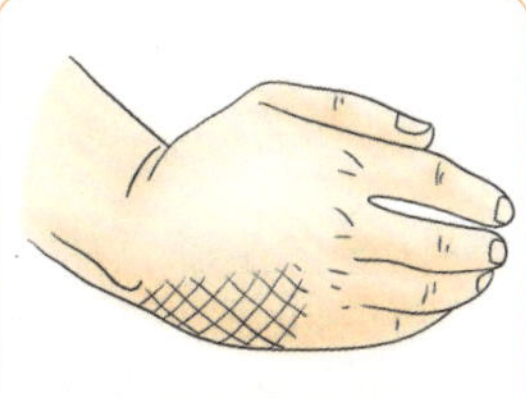

手掌魚際部位

手背下方肉厚處，即圖中所示網格狀處。

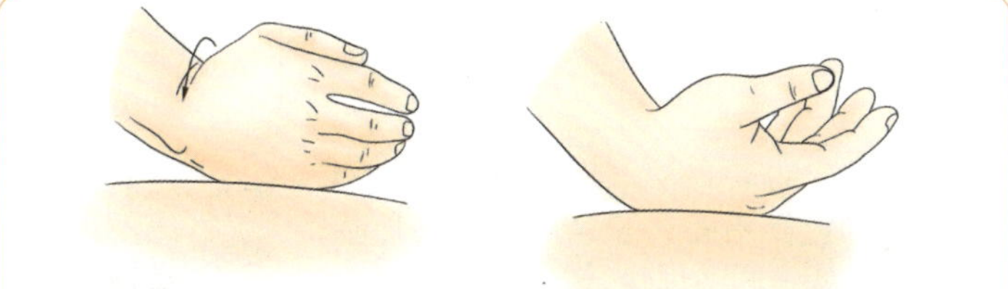

動作要領

①手指自然屈曲呈弧形，放於患處。②以小魚際為著力點，以腕部帶動前臂做前後旋轉運動，進行連續不斷的滾動。③滾動時用力要均勻，不可跳動或拖來拖去。④動作要協調有節律，不可忽快忽慢或時輕時重。

024推法 一學就會的理筋手法(三)

施治者用掌根、拳、肘等部位著力於筋結區域進行單向的直線移動，此種經筋治療手法就叫推法。推法可舒筋活絡、分離沾黏、刺激肌肉，適用於人體各部位。推法可以分為指推、掌推、拳平推、肘平推等。

指推法

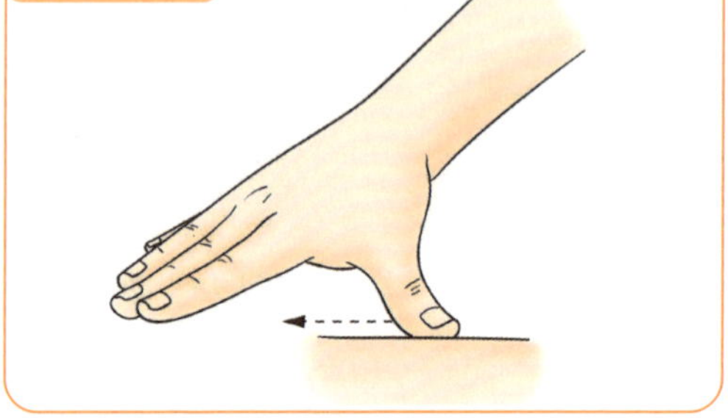

動作要領	循著經筋的走向，以拇指指腹為施力點按壓於患部，其餘四指併攏作支點以支撐拇指用力。
適用範圍	指推法可用來治療腹脹不適，以及頸、肩、腰、腿等部位的疼痛，治療落枕尤為有效，適用於腰、背、胸、腹及下肢等部位。

掌推法

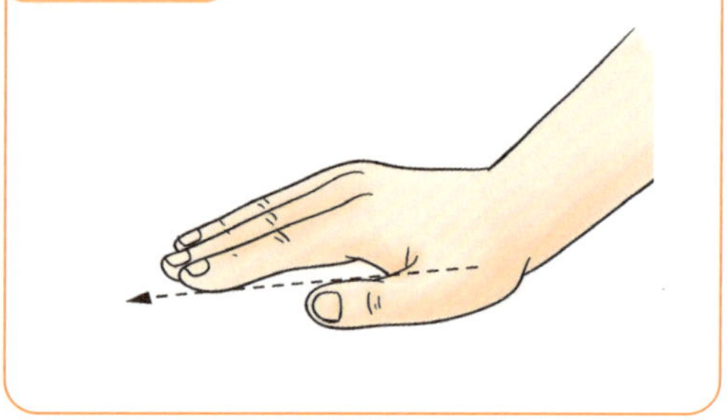

動作要領	以掌根為施力點按壓於患部，沿著經筋走向緩緩推移，需要增大力道時，可用兩手一起壓在患部緩慢推進。
適用範圍	適用於腰、背、胸、腹及下肢等部位，能夠緩解痙攣、促進循環。

拳平推法

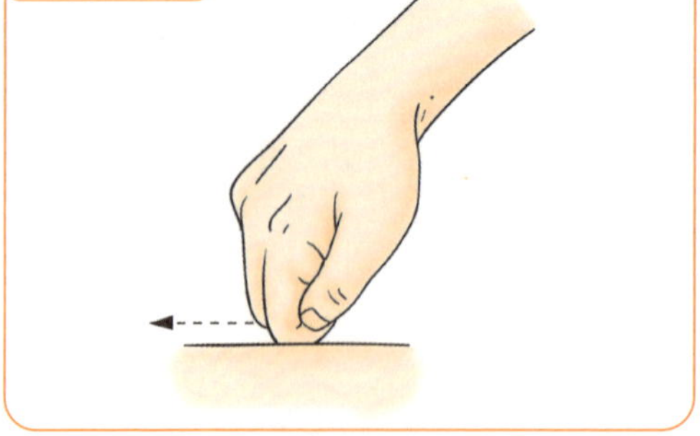

動作要領	握拳，以食指、中指、無名指和小指的近節指間關節為施力點按壓患部，緩慢向前推移。
適用範圍	拳平推法力度較強，適用於腰背部、臀部、四肢等肌肉豐厚的部位。

肘平推法

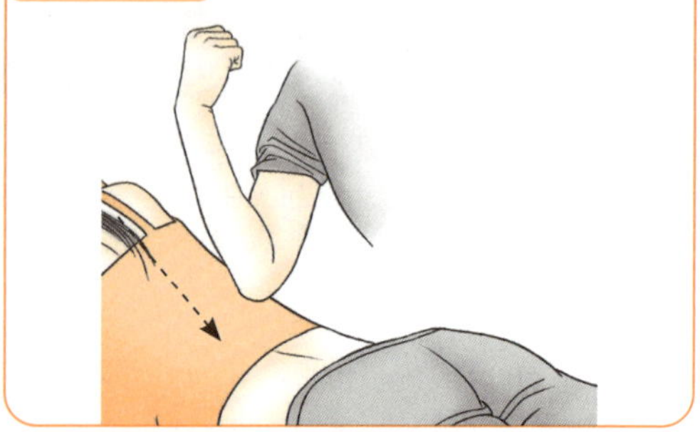

動作要領	以肘尖為施力點按壓於患部，在對患部保持一定力道的同時，做緩慢推移。
適用範圍	肘平推法力道強勁，適用於背部脊柱兩側的經筋，常用來治療腰背風溼、僵直性脊椎炎等病症。

025 叩擊法 一學就會的理筋手法(四)

叩擊法是一種重要的經筋治療手法，指用施術者的拳背、掌根、手掌小魚際或指尖等部位，有節奏地敲打體表的手法。按照施力部位的不同，叩擊法可分為側擊法、拳擊法、掌擊法和指尖擊法四種。

側擊法

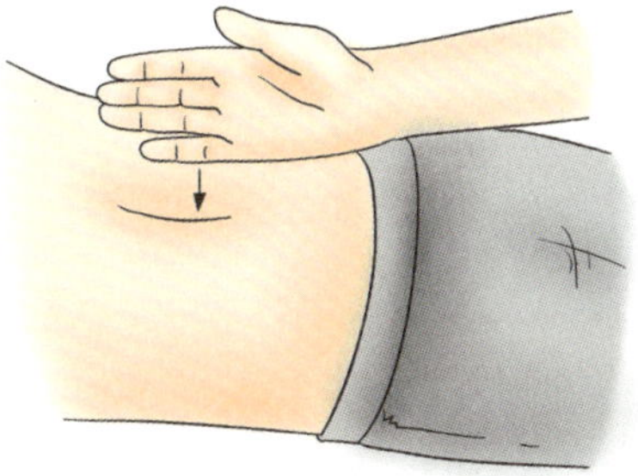

動作要領	手指自然伸直，手腕略向後彎曲，用單手或雙手小魚際部擊打身體表面，可以用兩手一起一落交替進行。
適用範圍	側擊法常用於對腰背及四肢部位的叩擊。

掌擊法

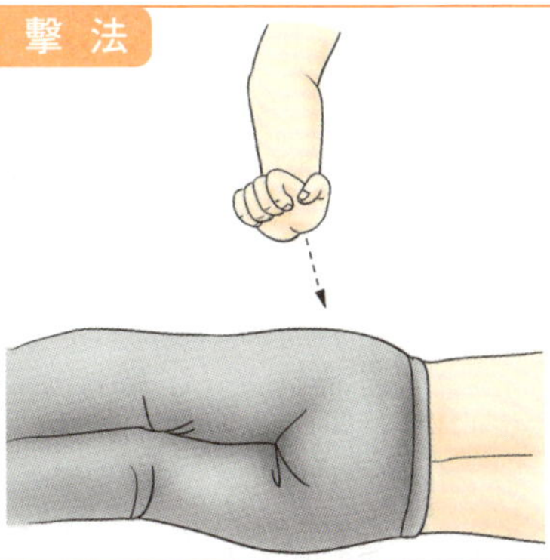

動作要領	手腕伸直，用掌根部叩擊身體表面。
適用範圍	掌擊法常用於頭頂、腰、臀及四肢等部位。

拳擊法

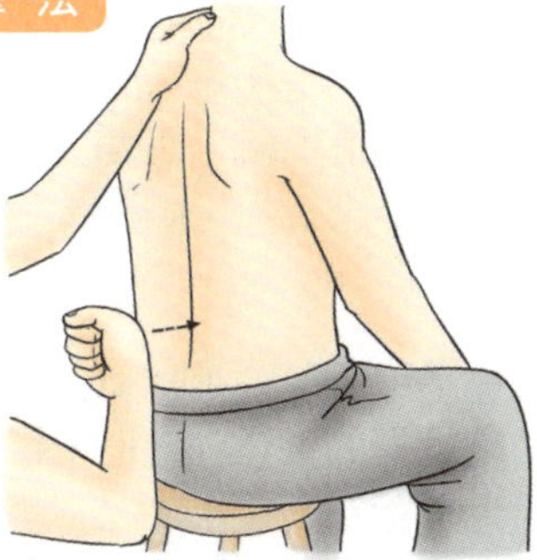

動作要領	空拳，手腕伸直，以拳背平擊身體表面。握拳時要放鬆，手指與掌間略留空隙，可以兩拳交替叩擊。
適用範圍	拳擊法常用於肌肉豐厚處，如腰腿部和肩背部等部位。

指尖擊法

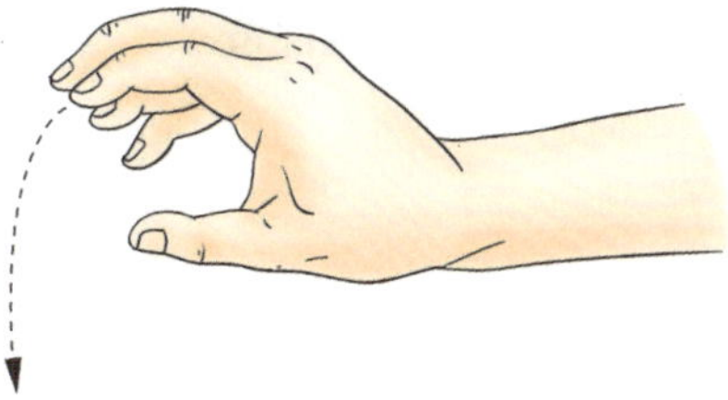

動作要領	手掌放鬆，以手指指端輕輕敲擊患處，如雨點下落。
適用範圍	指尖擊法力道輕柔，常用於頭面、胸腹等部位。

026 揉法和拿法 一學就會的理筋手法(五)

揉法指用手貼於患者皮膚，做輕微旋轉活動的經筋手法，通常以手掌大魚際、掌根或手指指腹在向下按壓的基礎上，進行轉動。揉法具有消除瘀血和堵塞、舒緩胸悶，讓氣息順暢、幫助消化、活絡血脈等作用，對於局部痛點的療效十分顯著。此外，腹部揉法還對臟腑疾病有顯著的治療效果。

拿法就是用手把適當部位的皮膚稍微用力拿起的治療手法。拿法刺激性較強，常與滾法配合應用，治療頭痛、頸部僵硬、四肢關節肌肉酸痛等症。臨床應用時，拿後需配合揉摩，以緩解刺激引起的不適感。

● 揉法

掌揉法

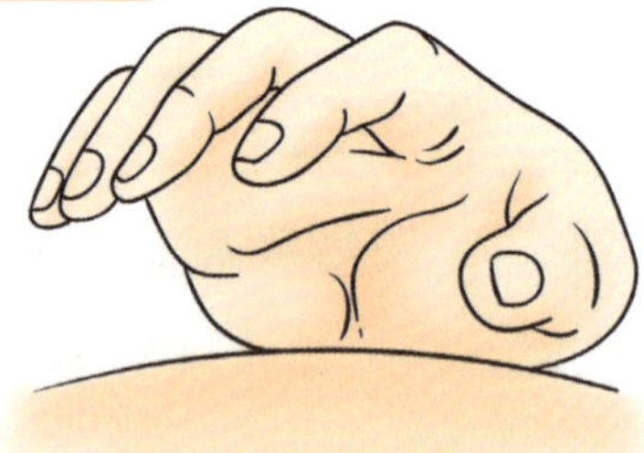

動作要領	手腕放鬆，掌根施力，在往下按的同時，以腕關節帶動前臂做小幅度的旋轉運動。
適用範圍	掌揉法施力面積較大，刺激緩和舒適，適用於全身各部位。

大魚際揉法

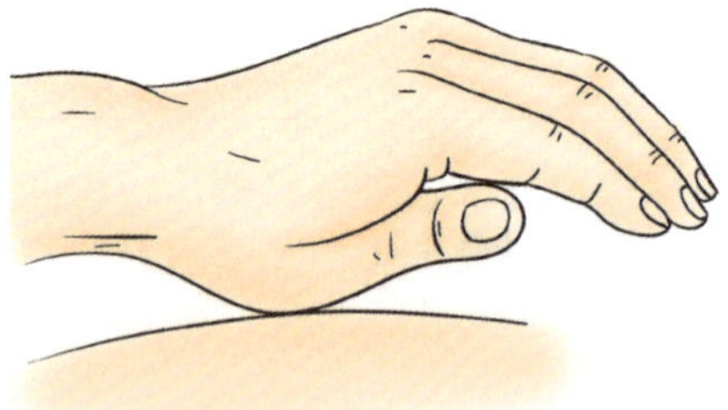

動作要領	肩部放鬆，以大魚際為施力點，用腕關節帶動前臂一起做旋轉運動。
適用範圍	此法輕快、柔和，多用於頭面部，常用來緩解頭暈、頭痛、失眠等疾病。

● 拿法

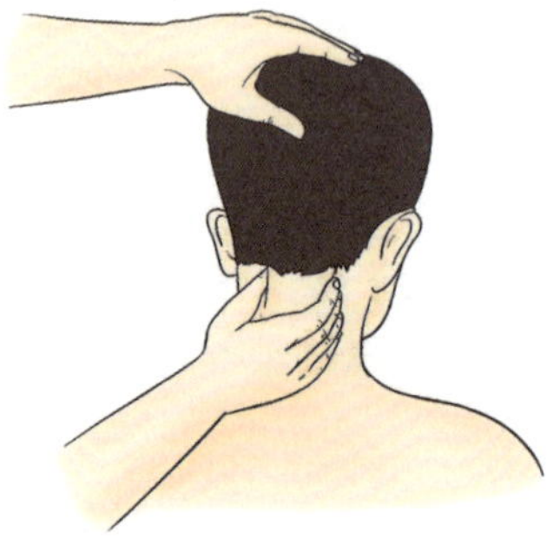

動作要領	放鬆肩臂和手腕，以指峰和指面為施力點，稍帶揉捏的動作，力道要輕柔，不可突然用力。
適用範圍	拿法主要用於治療頸項部、肩背部及四肢的筋傷。

拿法的注意事項

(1) 操作時肩臂要放鬆，腕要靈活，以腕關節和掌指關節活動為主。
(2) 操作動作要緩和，有連貫性，不能斷斷續續。
(3) 注意拿捏時間不宜過長，次數不宜過多。

027 搖法 一學就會的理筋手法(六)

搖法就是運用各種方法使關節產生繞圈運動的治療手法。搖法可分為頭頸部搖法、肩關節搖法、髖關節搖法和踝關節搖法等。搖法幫助氣血流通，促進關節活動更順暢等作用，主要適用於四肢關節、頸項部、腰部等。常用於頸椎病、落枕、五十肩、四肢關節扭挫傷等，各種關節疼痛、屈伸不靈活等症。

頭頸部搖法

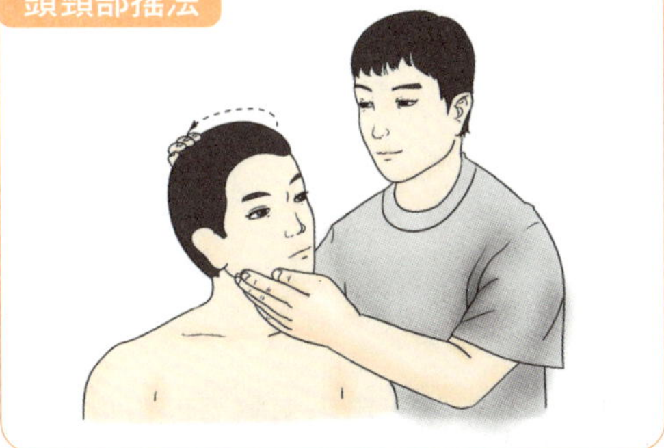

動作要領	一手托住患者下頜，另一手扶住其頭頂，兩手配合、輕柔地將頭部做左右擺動，反覆進行數次。
適用範圍	頭頸部搖法常用於醫治頸椎病、落枕和頸項部軟組織扭挫傷等症。

肩關節搖法

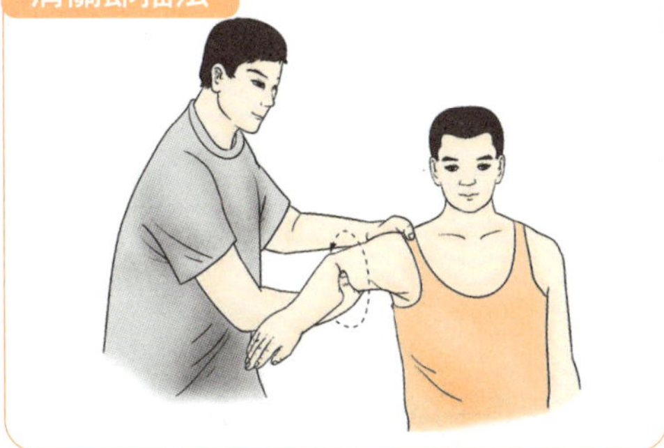

動作要領	一手扶住患者肩部，另一手托握住其腕部或肘部，然後搖動肩關節，做逆時針或順時針方向的轉動。
適用範圍	肩部搖法常用來醫治肩部筋傷，如肩關節疼痛、五十肩、肩部扭挫傷等。

髖關節搖法

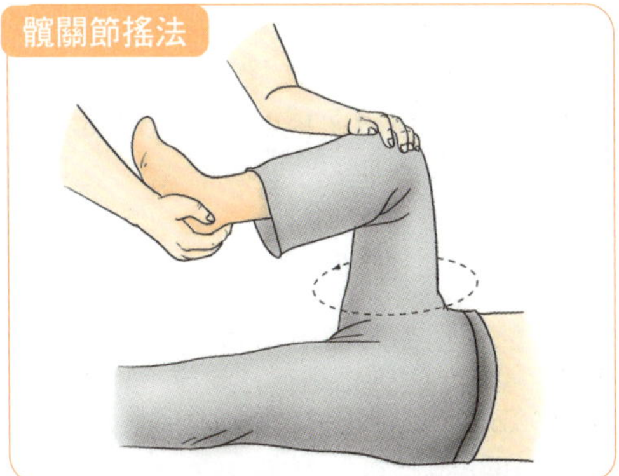

動作要領	一手握患者踝部，另一手扶按其膝關節，兩手配合，使患者的髖關節做順時針或逆時針方向的旋轉動作。
適用範圍	髖關節搖法常用於治療髖部疼痛、髖關節活動不靈活等症。

踝關節搖法

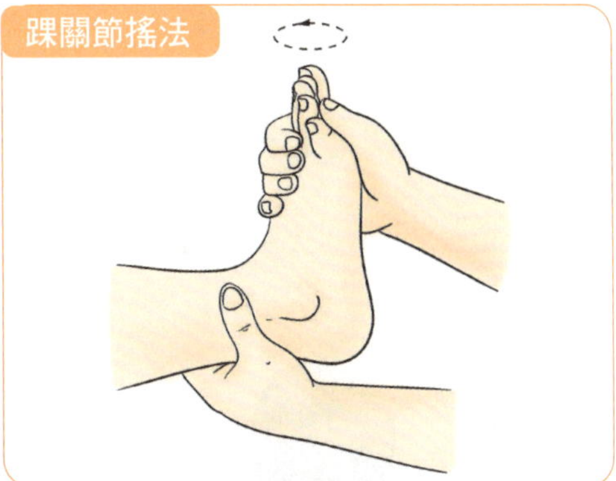

動作要領	一手托住患者腳跟，另一手握其腳踝附近，使踝關節做順時針或逆時針的繞圈運動。
適用範圍	踝關節搖法常用於治療踝關節疼痛、踝關節活動不靈活，如踝扭傷等症。

028 擦法和撥法 一學就會的理筋手法(七)

擦法是指用手部的某個部位在皮膚上來回摩擦的一種手法。根據施力部位的不同，又可分為掌擦法、大魚際擦法和小魚際擦法三種。

撥法，是指用手指在沿著與肌肉纖維垂直的方向來回撥動的一種手法。

擦法

掌擦法

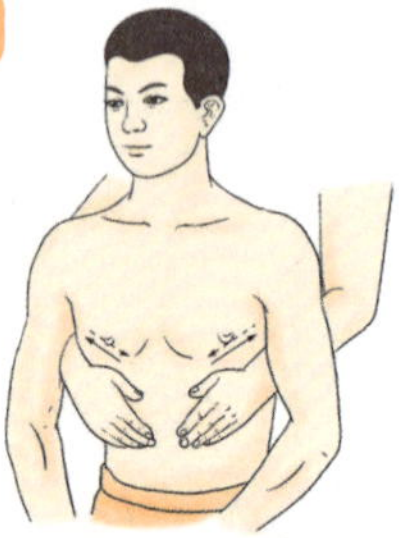

動作要領	手指平伸，以掌面緊貼皮膚，做上下或左右方向連續不斷的直線來回摩擦。
適用範圍	適用於肩、背、胸腹部等面積較大又較平坦的部位。

小魚際擦法

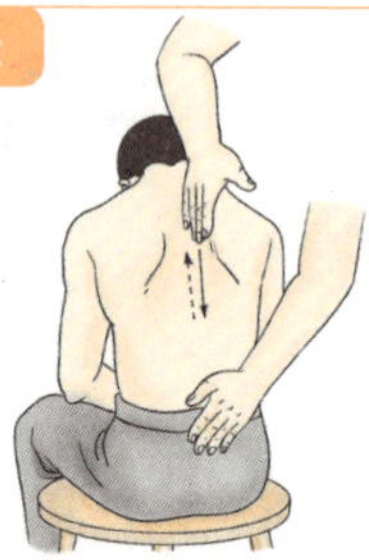

動作要領	平伸手指，用小魚際緊貼皮膚，做直線來回摩擦。
適用範圍	適用於治療肩、背、腰骶及下肢等部位的筋傷。

大魚際擦法

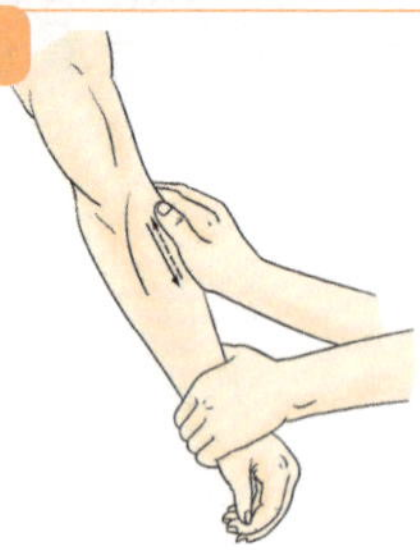

動作要領	手指併攏，彎曲呈虛掌，用大魚際及掌根部緊貼皮膚，做直線來回摩擦運動。
適用範圍	此擦法作用面積小，適用於四肢部位，尤其上肢的筋傷。

撥法

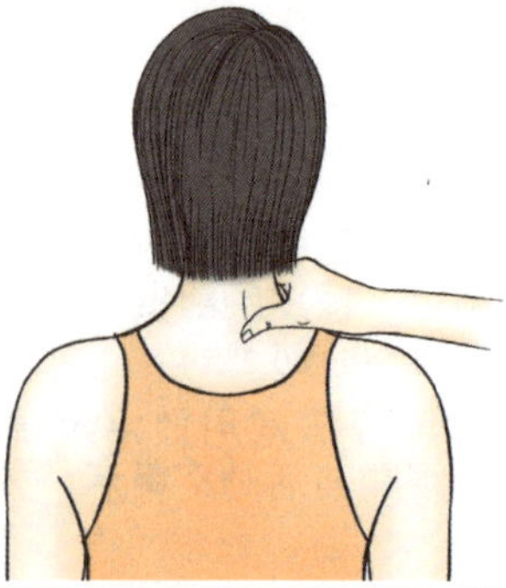

動作要領	拇指用力，或拇指固定而其他四指用力，與經絡循行方向成一定角度，或順其走向平行撥動，彈撥肌肉組織和肌腱。
適用範圍	撥法適用於全身各部位，常與其他手法配合，治療各種筋傷。

撥法的注意事項

(1) 撥動的方向要與肌纖維的走向垂直。
(2) 速度要均勻，不可時快時慢。
(3) 力度要柔和，先由輕到重，再由重到輕。

029 堅持三項施治原則不動搖

任何疾病的治療手法都有其治療原則，診治疾病要在這些原則的約束下進行，以確保該手法能夠發揮最好的效果。與中醫其他治療方法一樣，經筋療法也有很多特殊的治療原則，治療經筋疾病要在這些原則下進行。

整體觀和辨證論治

經筋體系雖然是一個相對獨立的系統，但在治療時卻必須以整體觀為主。經筋疾病雖有筋結出現，但是仍需進行全面分析，找出病理的根本原因，才能達到事半功倍的效果。

經筋系統的組成，相當於現代醫學的運動系統，治療經筋疾病的時候，要有筋骨並重的觀念。筋傷與骨傷關係密切，兩者可能同時發生，也可能單獨發生卻相互影響。所以，透過筋病與骨病的辨證論治，就可達到「骨正筋柔，氣血暢通」的效果。

以痛為俞

經筋療法的治療應該以筋結之處為治療重點，不必拘泥於具體經穴和經筋的具體走向，經筋所至，主治所及。

經筋上的結節是邪氣在人體經筋中聚集形成的腫塊，在疾病發展過程中，具有反映疾病的作用，這些筋結是防治經筋疾病的刺激點。根據解剖學觀點，筋結往往在筋膜、肌肉的起止點和交界、交錯之處，日常活動中所受壓力較大，長期摩擦容易受傷，而且這些地方筋膜神經末梢分布豐富。損傷之後的筋結部位可能會有肌纖維斷裂、韌帶剝離、軟組織沾黏或纖維化等病理變化。大多數筋結就是損傷的部位，因此在治療經筋疾病過程中，一定要認真尋找筋結，力求定位準確，不要被大範圍的擴散痛和傳導痛所迷惑。

另外，由於經筋的循行大多與經脈相依，且受經脈氣血滋養和調節，因此許多經穴也能治療經筋疾病。有時也可根據需要，選擇適當的經穴輔助治療。

以通為用

身體疼痛與組織缺血、缺氧密切相關。筋結就會導致氣血阻滯，氣血不暢，經脈就會阻塞，臟腑的正常功能就會受到影響。治療經筋疾病應根據不同筋結類型靈活選擇按、揉，或補或瀉，直達病變部位，幫助消散筋結，使骨骼回到正確位置，筋肉回歸正常。

030 經筋療法的適應症和禁忌症

經過數千年的積累和發展，經筋療法已經發展成為一種非常成熟的中醫治療手法，經筋療法治療疾病的範圍也變得越來越廣泛。儘管如此，經筋療法也有其治療範圍的限制，只有搞清楚經筋療法的適應症和禁忌症，經筋療法的療效才能在治療過程中得到更好的發揮。

經筋療法的適應症

1. 各種原因引起的經筋病症：急性筋傷、慢性筋傷、風寒溼邪侵襲致傷等。
2. 疼痛性疾病：偏頭痛、面癱、五十肩、不明原因胸痛、頭暈、上肢發麻、急慢性腰肌勞損、網球肘、腹部手術後引起的腸沾黏，以及各種儀器無法檢測的其他疼痛病症。
3. 脊椎損傷性疾病：僵直性脊椎炎、腰椎間盤突出、頸椎病、頸椎骨質增生、落枕等。
4. 機能衰退性疾病：關節炎、坐骨神經痛、慢性膝關節風溼痛、類風溼性關節炎等。
5. 生殖泌尿系統疾病：月經不調、痛經、乳腺增生、內分泌失調、前列腺炎、陽痿等。
6. 運動功能障礙性疾病：中風、偏癱、腦癱、肌肉萎縮變形等。
7. 某些後遺症：中風後遺症、車禍後遺症、意外損傷後遺症、腦病肢體後遺症等。
8. 其他各種比較常見的亞健康狀態，如疲勞症候群、失眠、頭痛、眩暈、疲乏等。

經筋療法的禁忌症

1. 各種有出血傾向的疾病，如血小板減少性紫癜、血友病等患者慎用。
2. 有嚴重器質性病變患者、妊娠期和月經期女性、年老體弱者及嬰幼兒等慎用。
3. 治療區域有皮膚病或者有開放性創傷的患者慎用。
4. 關節或軟組織腫瘤、各種化膿性感染疾病、急性傳染病患者慎用。
5. 精神病、水腫、心臟衰竭、活動性肺結核等患者慎用。
6. 極度疲勞、飽食、飢餓等狀態下慎用。

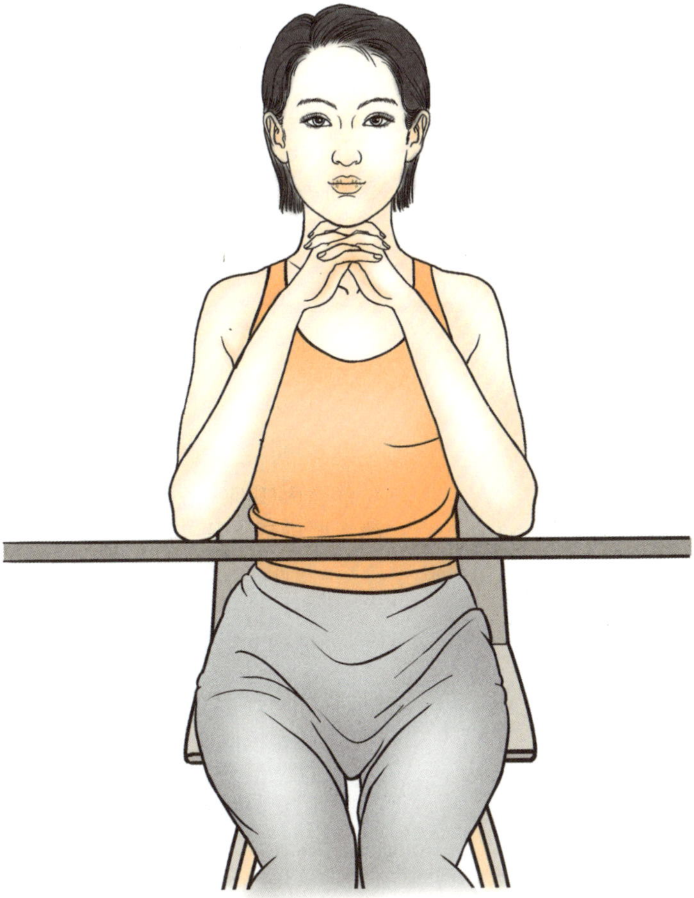

第三章

十二經筋疏通療法

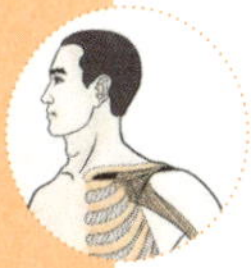

中醫在疾病的治療和預防上有「上工治未病」的說法，意思是醫術高明的醫生並不是擅長治病的人，而是指能指導人們積極預防疾病的人。所以，人們在生活中需要時刻注重養生保健，將疾病扼殺在萌芽狀態，進而達到強身健體、健康長壽的目的。本章著重介紹了十二經筋疏通法，透過各種按揉手法治療經筋病症。

031 十二經筋疏通法

中醫認為，如果人體某處出現經筋氣血不順、經脈不通，必然會生病，此即所謂「不通則痛」。所以經筋保健養生的一項重要內容就是疏通十二經筋，打通人體氣血運行通道，使全身的筋肉得到氣血的滋養，進而達到強身健體的目的。

手太陰經筋疏通法

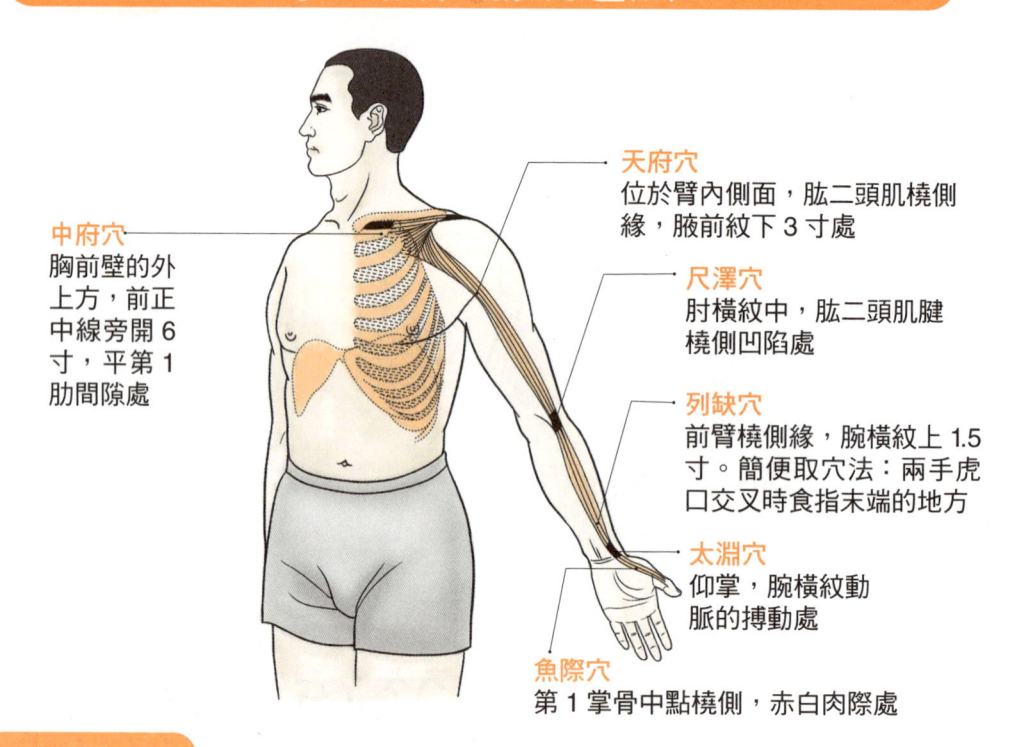

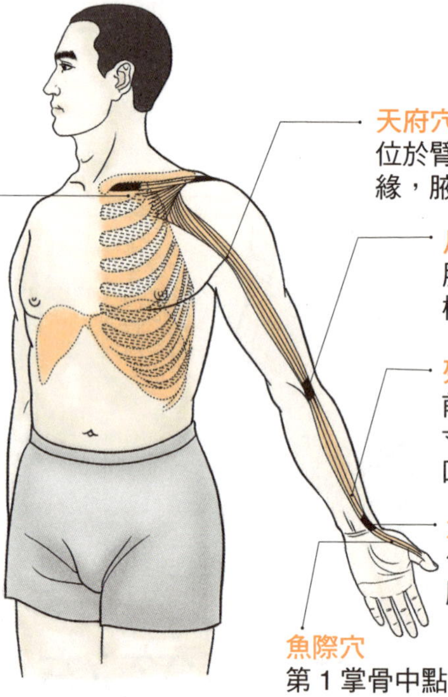

疏通步驟

第一步	患者採坐姿或仰臥姿勢，按缺盆穴，推中府穴。用大拇指從胸鎖關節向肩鎖關節推揉，再按揉肩前喙突處 1～3 分鐘。
第二步	手托起患者肘部並固定，另一手沿著手太陰經筋循行路線，從尺澤穴按揉至太淵穴，反覆進行 3～5 遍。然後再橫向彈撥、縱向推擦前臂外側的筋肉，操作 1～2 分鐘。
第三步	點按列缺穴，按揉魚際穴後部，反覆操作 3～5 遍。然後揉捏大拇指掌指關節、指間關節及手指末端各約 10 秒。

手陽明經筋疏通法

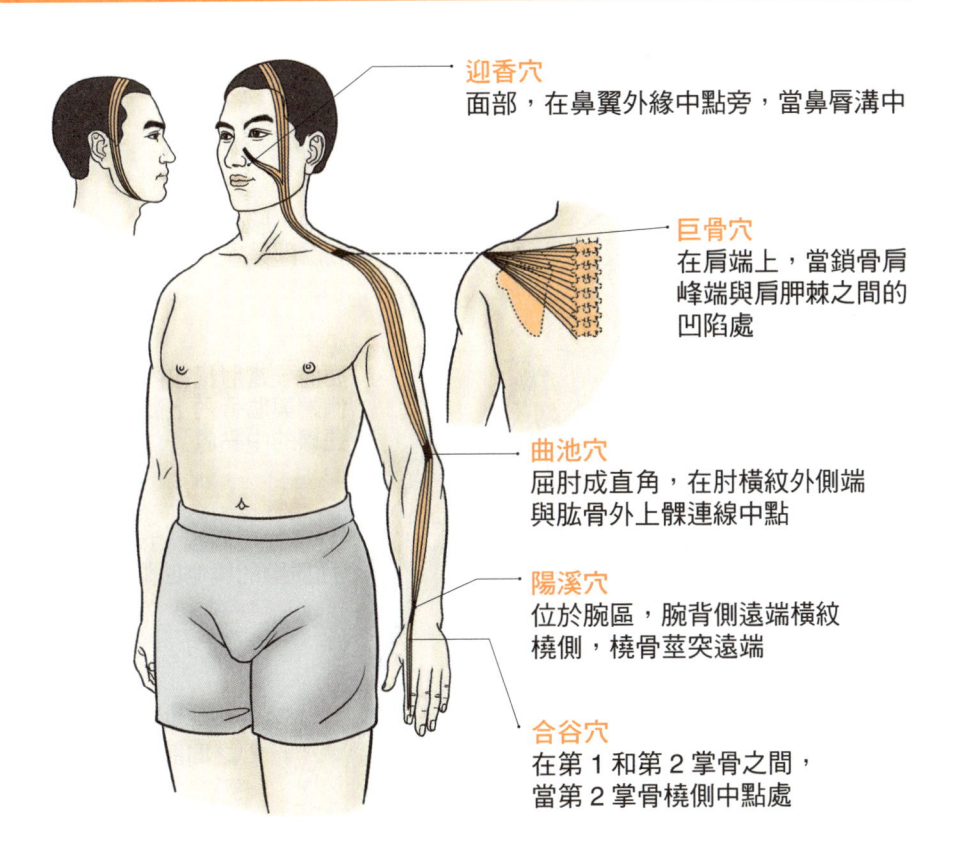

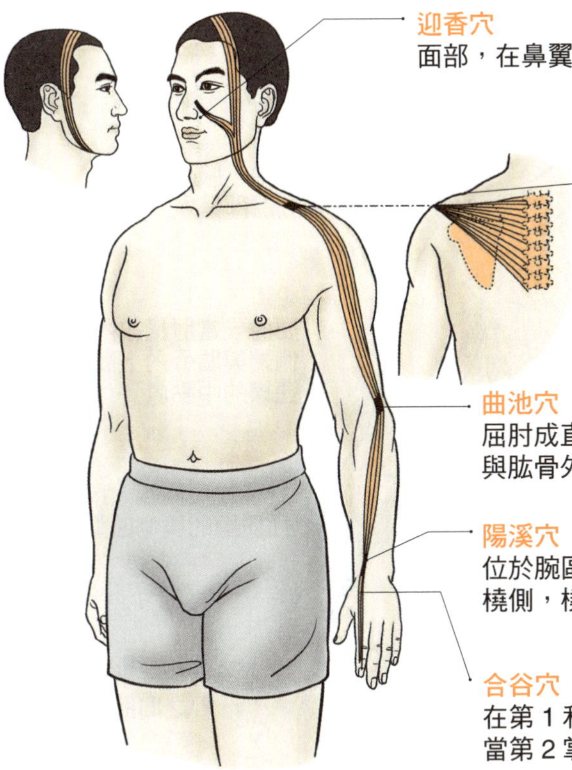

疏通步驟

第一步	兩手同時按揉患者兩側鼻旁（迎香穴附近）、下頷關節（頰車穴和下關穴附近）、太陽穴和前額角各 5～6 秒。
第二步	兩手先從上至下拿捏胸鎖乳突肌及肩井穴附近筋肉，兩手交替縱向推雙側頸部大筋 1～2 分鐘。
第三步	按揉並拿捏患者肩峰及肩鎖關節處，然後再點按、推擦肩胛骨後緣及對應胸椎棘突旁 1～3 分鐘。
第四步	根據手陽明經筋的循行路線，從肩髃穴至曲池穴進行按揉，反覆操作 3～5 遍，然後橫向拿捏上臂外側三角肌 1～2 分鐘。
第五步	操作者一手手指扣住患者腕部陽溪穴和太淵穴，另一手握住患者手指，旋轉搖擺腕部，持續 3 分鐘。然後按陽溪穴、推合谷穴，再按揉掌指關節、指間關節和手指末端兩側，操作 3～5 分鐘。

手少陰經筋疏通法

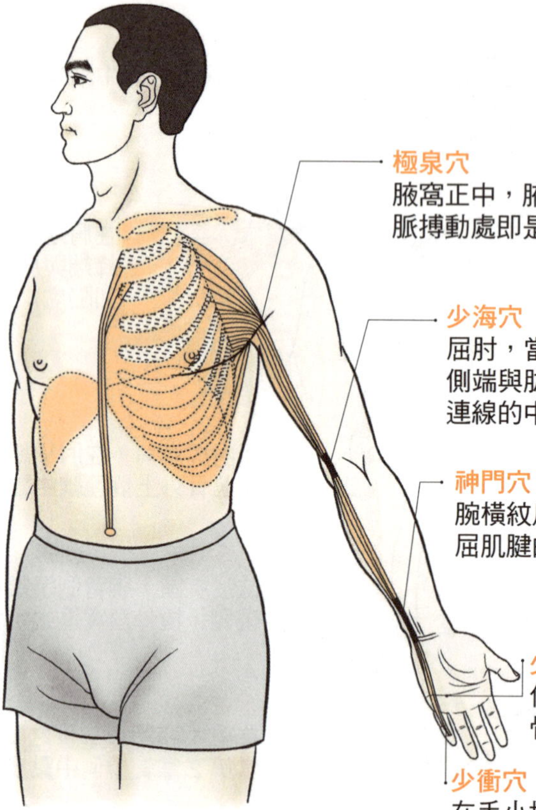
極泉穴
腋窩正中，腋動
脈搏動處即是
少海穴
屈肘，當肘橫紋內
側端與肱骨內上髁
連線的中點處
神門穴
腕橫紋尺側端，尺側腕
屈肌腱的橈側凹陷處
少府穴
位於手掌面，第 4、5 掌
骨之間即是
少衝穴
在手小指末節橈側，
距指甲角 0.1 寸

疏通步驟

第一步	操作者一手托住患者患肢肘部並抬起上臂，另一手點按極泉穴 2～3 分鐘，到出現酸麻感為止。
第二步	沿著上臂內側手少陰經筋循行路線，從極泉穴按揉至少海穴，反覆按揉 3～5 遍。
第三步	操作者一手拇指扣住患者肱骨外上髁、中指扣住肘部鷹嘴上、小指及無名指扣住肱骨內上髁處，另一手對肱骨部位的經筋進行橫向彈撥、按揉和拿捏。
第四步	操作者一手以拇指和食指相對扣住患者後溪穴和少府穴，另一手從前臂內側沿著經筋走向，從少海穴至神門穴反覆按揉 3～5 遍，隨後橫向推拿、彈撥前臂尺側經筋。

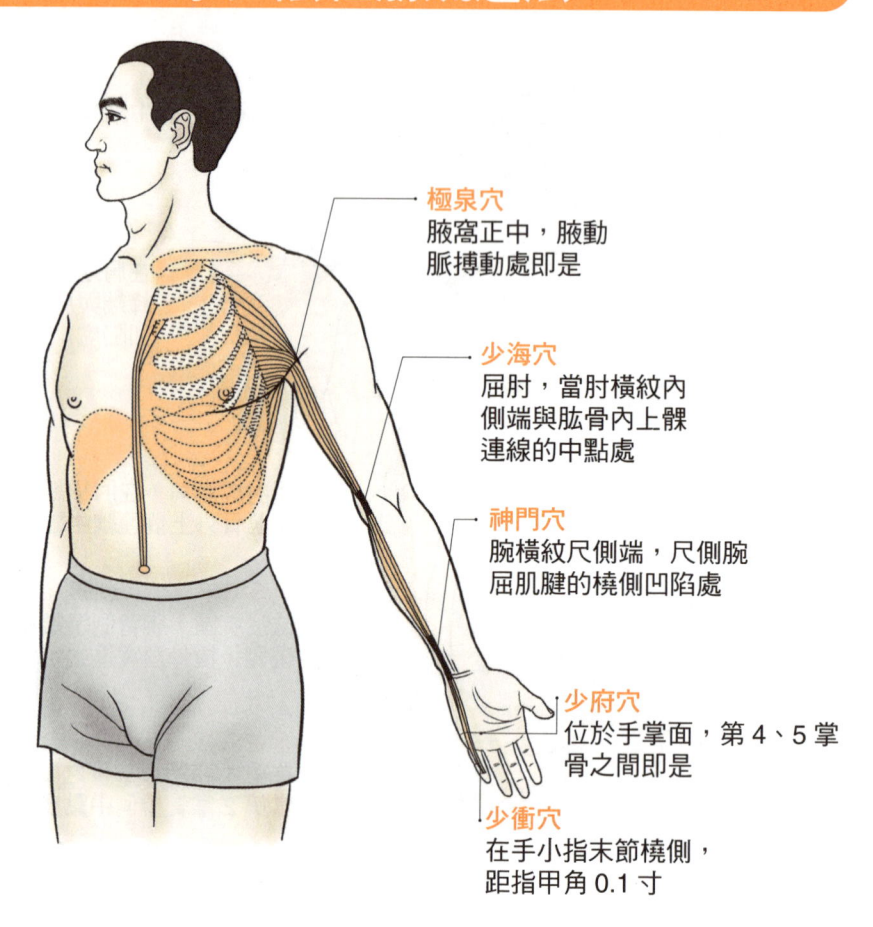

手厥陰經筋疏通法

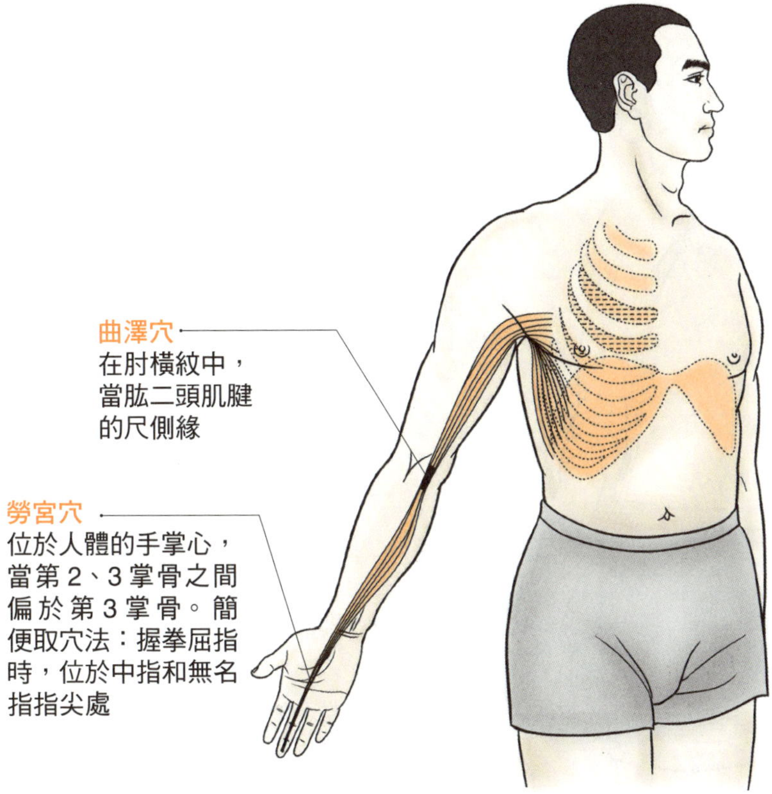
曲澤穴
在肘橫紋中，當肱二頭肌腱的尺側緣
勞宮穴
位於人體的手掌心，當第 2、3 掌骨之間偏於第 3 掌骨。簡便取穴法：握拳屈指時，位於中指和無名指指尖處

疏通步驟

第一步	患者採坐姿或仰臥姿勢，操作者將患者手臂抬起，用拇指、食指或者中指指尖按揉手厥陰經筋在腋下的循行區域。
第二步	以大小魚際或者掌根部推揉手厥陰經筋在胸部的分布區域。
第三步	沿患者上臂內側手厥陰經筋的循行路線進行按揉，直至曲澤穴，反覆進行 3～5 遍，然後再橫向彈撥上臂肱肌。
第四步	操作者以拇指和食指、中指相對應，掐按患者掌心勞宮穴，持續約 30 秒。

手太陽經筋疏通法

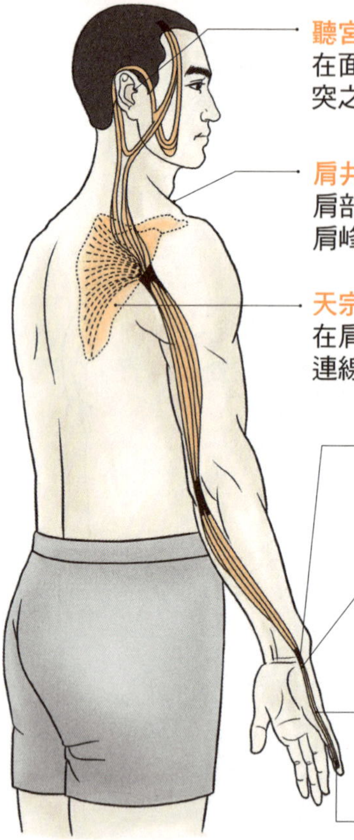

在面部，耳屏正中與下頜骨髁突之間的凹陷處

肩部，前直對乳中，當大椎穴與肩峰端連線的中點

在肩胛區，肩胛棘中點與肩胛骨下角連線上 1/3 與下 2/3 交點凹陷處

在手腕尺側，當尺骨莖突與三角骨之間的凹陷處

在手掌尺側，第 5 掌骨基底與三角骨之間的凹陷處，赤白肉際

微握拳，第 5 指掌關節後尺側的遠側，掌橫紋頭赤白肉際處

位於人體的手掌尺側，微握拳，當小指本節（第 5 指掌關節）前的掌指橫紋頭赤白肉際

疏通步驟

第一步	患者採坐姿，操作者兩手同時按揉患者兩側耳部周圍的經筋，然後再按揉太陽穴 5～6 秒。
第二步	患者保持坐姿，從耳後沿著頸椎兩側橫突從上至下按揉到頸根部，反覆按揉 3～5 遍。
第三步	操作者一手扣住患者後溪穴和合谷穴附近，另一手沿著手太陽經筋的循行路線，從上至下按揉肩井穴和天宗穴，反覆進行 3～5 遍，然後再對患者肩部的手太陽經筋進行揉捏。
第四步	操作者一手扣住患者後溪穴和合谷穴附近，另一手沿著前臂後側的手太陽經筋從小海穴至陽谷穴進行推揉，反覆進行 3～5 遍。
第五步	操作者一手握住患者陽谷穴和神門穴附近，另一手牽拉、揉捏小指和無名指，持續 2～3 分鐘。

手少陽經筋疏通法

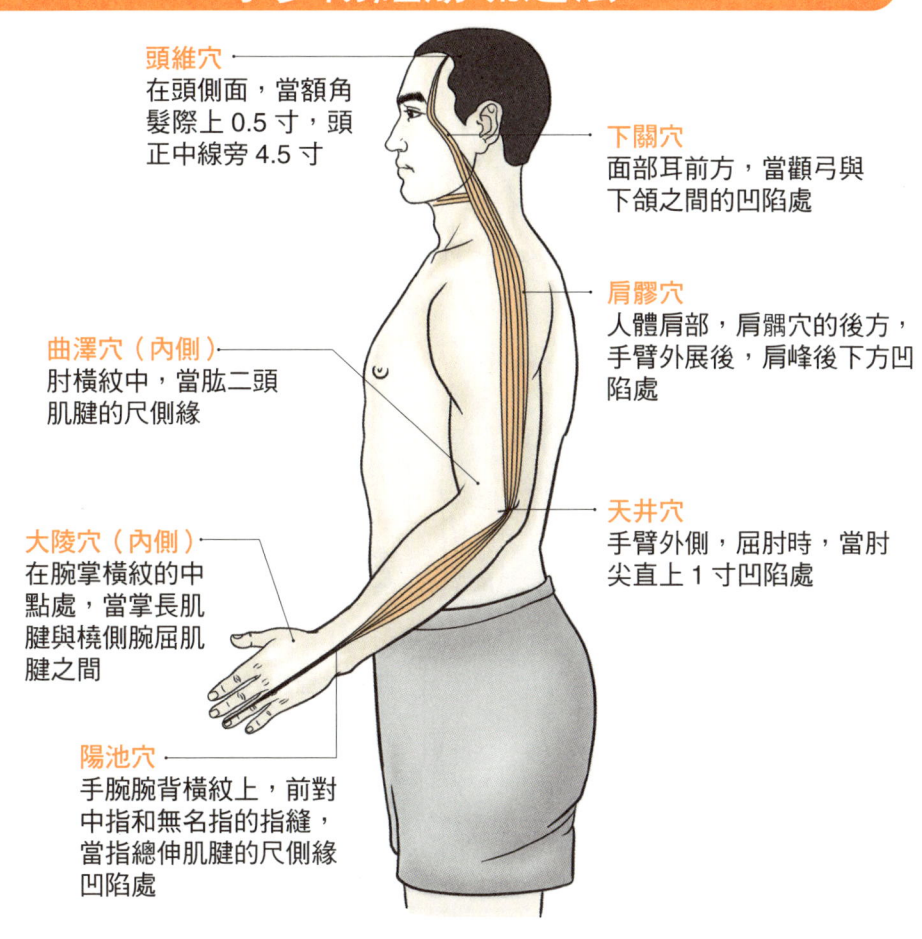

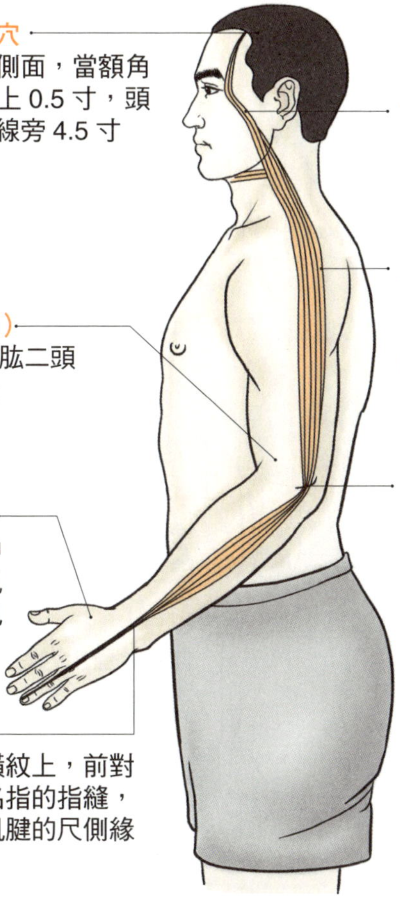

疏通步驟

第一步	操作者點按患者兩側的下關穴和頭維穴，然後再沿著手少陽經筋在頸肩部的循行區域進行按揉和推擦。
第二步	操作者一手托住患者肘部，另一手沿著手少陽經筋循行路線，從肩髎穴按揉至天井穴，反覆按揉 3～5 遍，然後再橫向反覆彈撥上臂三角肌。
第三步	操作者沿著天井穴至陽池穴路線和曲澤穴至大陵穴路線，同時揉捏手少陽經筋和手厥陰經筋，然後再分別推擦手臂內側和外側的經筋，反覆進行 3～5 遍。
第四步	操作者拇指與食指、中指相對應，掐按患者腕部的陽池穴和大陵穴，持續 30 秒。然後，按揉患者的中指、無名指掌指關節和指間關節，並揉捏手指末端兩側各約 10 秒。

足陽明經筋疏通法

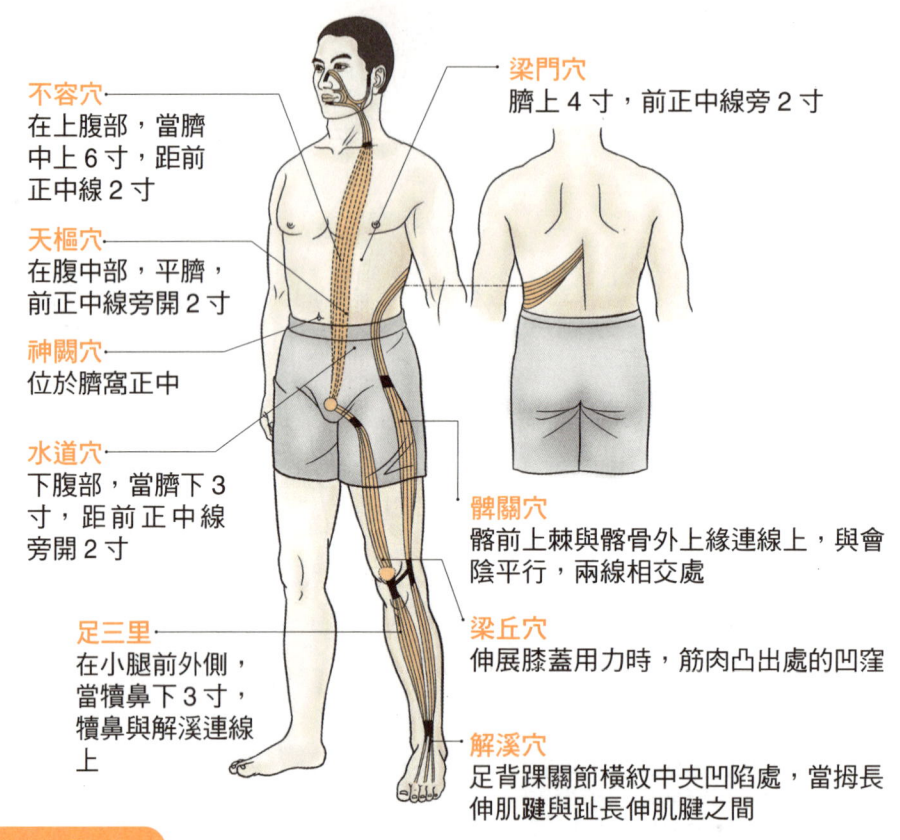

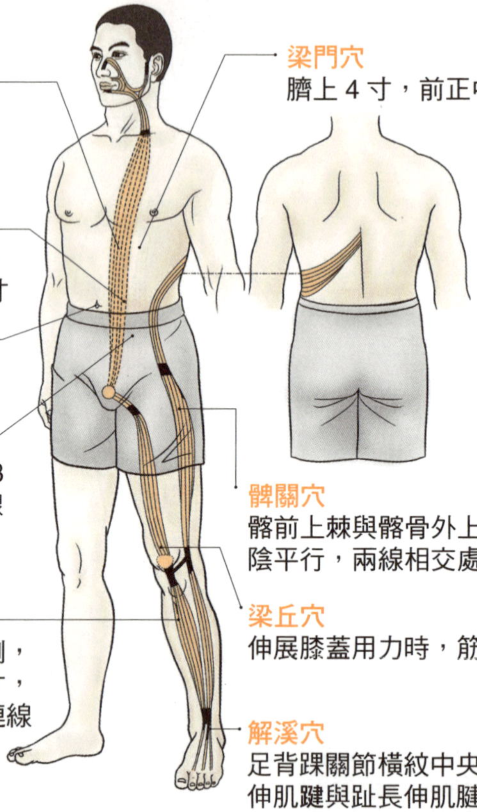

疏通步驟

第一步	操作者先點按患者頭面部的經筋，然後從上至下拿捏患者頸部兩側胸鎖乳突肌，按揉至頸外側中下部時，要持續按壓，以出現肩臂酸麻為度，隨後兩手交替縱向推擦頸部橋弓，持續 1 ～ 2 分鐘。
第二步	操作者分別橫向拿捏並點按患者梁門穴至中脘穴、天樞穴至神闕穴、水道穴至關元穴三條線，再縱向推擦腹肌。然後，推擦和彈撥腹股溝，點按會陰穴。
第三步	操作者沿著患者足陽明經筋走向，用手指從髀關穴至梁丘穴進行按揉，反覆進行 3 ～ 5 遍。然後再彈撥、推拿大腿前側經筋 1 ～ 2 分鐘。
第四步	操作者一手握住患者膝關節，另一手握住踝關節進行旋轉。內旋時向臍部按壓，外旋時儘量向同側腹部按壓。隨後再提拿、按揉髕骨，同時點按膝後委中穴 5 ～ 6 分鐘。
第五步	操作者沿著足陽明經筋走向，從患者脛骨前側足三里至解溪穴進行按揉，同時做踝關節的屈伸和旋轉活動。然後，再按揉掌趾關節和趾間關節。

足太陰經筋疏通法

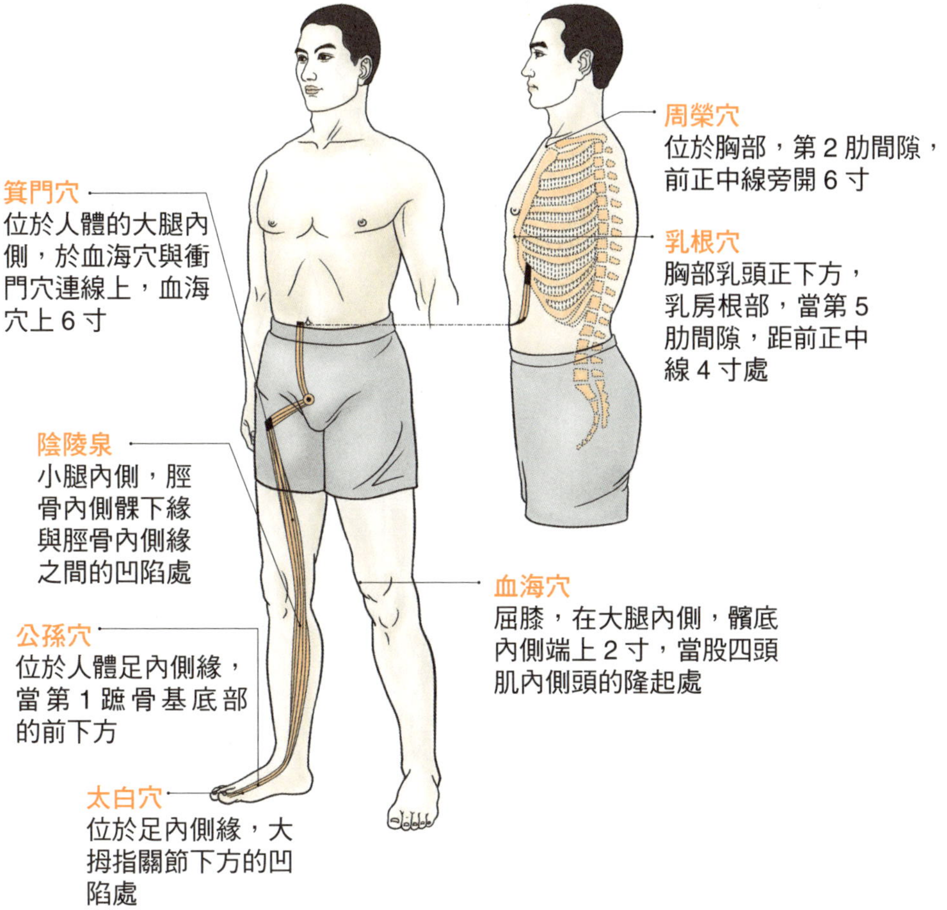

箕門穴
位於人體的大腿內側，於血海穴與衝門穴連線上，血海穴上 6 寸
陰陵泉
小腿內側，脛骨內側髁下緣與脛骨內側緣之間的凹陷處
公孫穴
位於人體足內側緣，當第 1 蹠骨基底部的前下方
太白穴
位於足內側緣，大拇指關節下方的凹陷處
周榮穴
位於胸部，第 2 肋間隙，前正中線旁開 6 寸
乳根穴
胸部乳頭正下方，乳房根部，當第 5 肋間隙，距前正中線 4 寸處
血海穴
屈膝，在大腿內側，髕底內側端上 2 寸，當股四頭肌內側頭的隆起處

疏通步驟

第一步	患者仰臥，操作者點按眶下、顴骨下和缺盆穴，揉擦胸鎖乳突肌，並橫推鎖骨下緣直至局部發熱，然後點按乳根穴 1 ～ 2 分鐘。
第二步	操作者沿著足太陰經筋循行路線，從髀關穴推揉至血海穴，反覆進行 3 ～ 5 遍，再橫向彈撥、拿捏大腿前內側足太陰經筋，操作 1 ～ 2 分鐘。
第三步	操作者循著患者足太陰經筋走向，從陰陵泉穴向下推揉，至腳踝為止，反覆操作 3 ～ 5 遍，隨後對小腿部足太陰經筋進行彈撥、拿捏和推擦，操作 5 ～ 6 分鐘。
第四步	點按患者的公孫穴和太白穴，每穴 30 秒，然後橫向彈撥並輕叩足弓，並縱向推擦 3 ～ 5 分鐘。

足太陽經筋疏通法

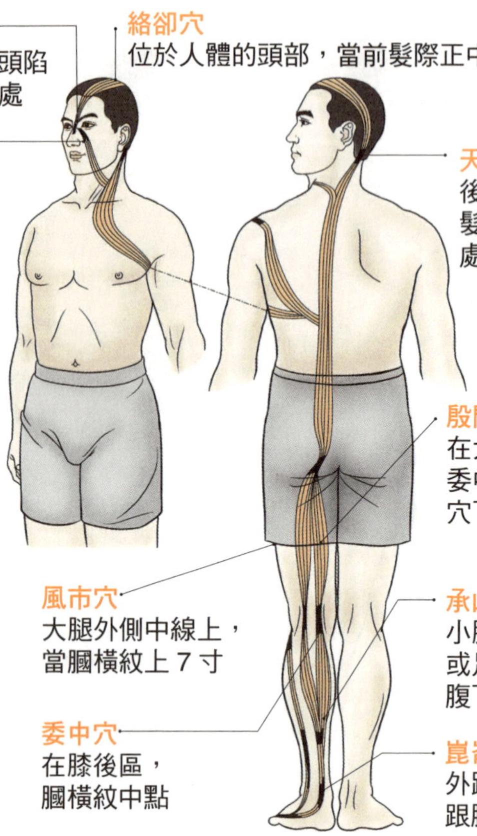

位於人體的頭部，當前髮際正中直上 5.5 寸，旁開 1.5 寸

鼻翼外緣中點旁開，當鼻脣溝中

後頭骨正下方凹陷處，後髮際正中旁開約 2 公分處

外踝後方，當外踝尖與跟腱之間的凹陷處

疏通步驟

第一步	患者採坐姿，操作者雙手分別點按患者兩側迎香穴和攢竹穴。接著沿頭部足太陽經筋走向進行按揉，經百會穴到天柱穴，反覆按揉 3 ～ 5 遍。
第二步	推揉患者的肩鎖關節和胸鎖關節，並點按缺盆穴，橫推鎖骨下緣。然後，向後推揉肩胛部位筋結 2 ～ 5 分鐘。
第三步	患者改為俯臥姿勢，沿著足太陽經筋走向，橫向拿捏並縱向推擦腰背部筋肉，以產生溫熱感為宜，進行 3 ～ 5 分鐘。
第四步	沿著足太陽經筋走向，從上至下依次點按環跳穴和風市穴，並從承扶穴至委中穴進行推擦，反覆操作 3 ～ 5 遍，再橫向彈撥、拿捏穴位周圍的肌肉。
第五步	沿著足太陽經筋走向，從患者的委中穴經承山穴至崑崙穴進行點按，反覆進行 5 ～ 8 分鐘，然後再推拿、彈撥周圍筋肉。

足少陽經筋疏通法

承靈穴
前髮際上 4 寸，頭正中線旁開 2.25 寸

期門穴
在胸部，當乳頭直下，第 6 肋間隙，前正中線旁開 4 寸

頭維穴
頭側部，當額角髮際上 0.5 寸，頭正中線旁，距神庭 4.5 寸

日月穴
上腹部，當乳頭直下，第 7 肋間隙，前正中線旁開 4 寸

環跳穴
側臥屈股，股骨大轉子最凸點與骶管裂孔連線的外 1/3 與中 1/3 交點處

陽陵泉
在小腿外側，當腓骨頭前下方凹陷處

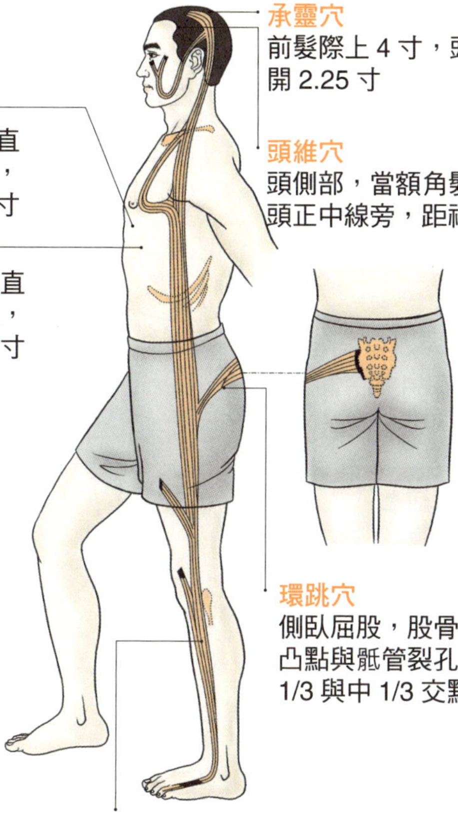

疏通步驟

第一步	患者採坐姿，操作者點按患者雙側眉弓、頭維穴和百會穴，再循著足少陽經筋走向按揉頭部筋肉，反覆 3～5 遍，然後沿著頸側向下按揉至頸根部。
第二步	操作者點按並推揉患者腋前和乳房外側區域，操作 3～5 分鐘，然後再點按期門穴和日月穴各 30 秒。
第三步	患者改為側臥姿勢，推擦、按揉患者腹股溝韌帶至髂前上棘，按壓、推擦患者骶椎外側緣，操作 3～5 分鐘。
第四步	沿著足少陽經筋走向，從環跳穴至陽陵泉進行推擦和點按，反覆進行 3～5 遍，然後再彈撥、拿捏周圍筋肉，操作 2～5 分鐘。
第五步	操作者彈撥、推擦患者膝外側經筋，然後沿著足少陽經筋，從陽陵泉到足踝前部進行按揉，反覆操作 3～5 遍，然後再推擦、拿捏周圍筋肉，操作 2～5 分鐘。

足少陰經筋疏通法

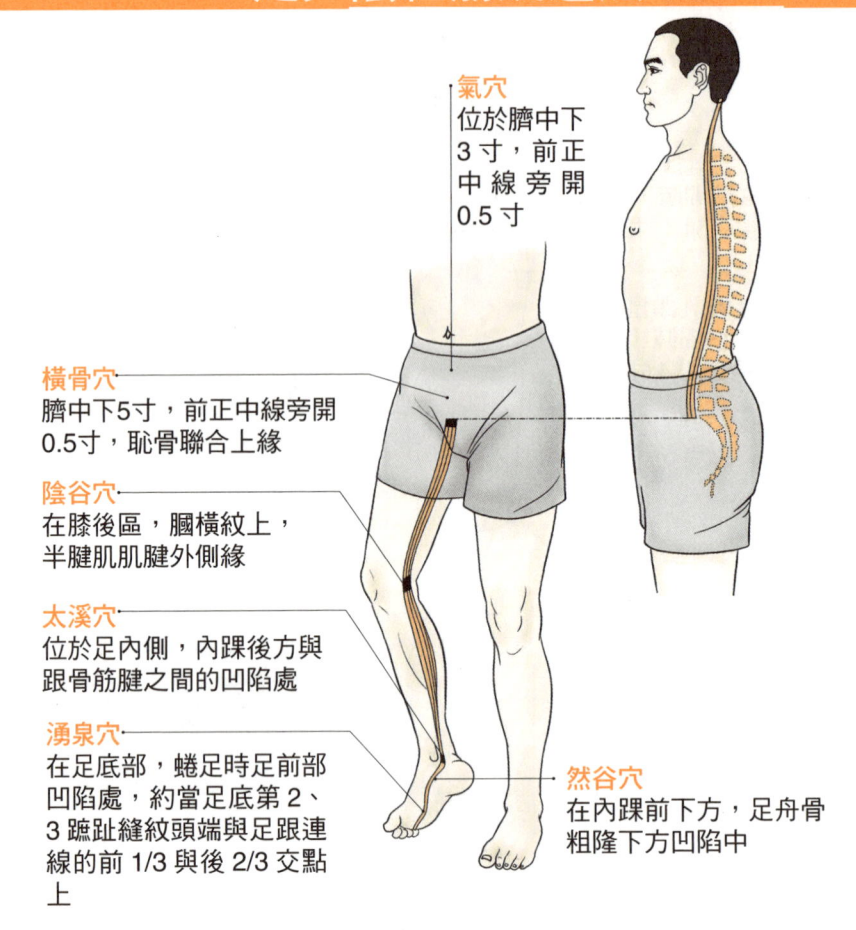

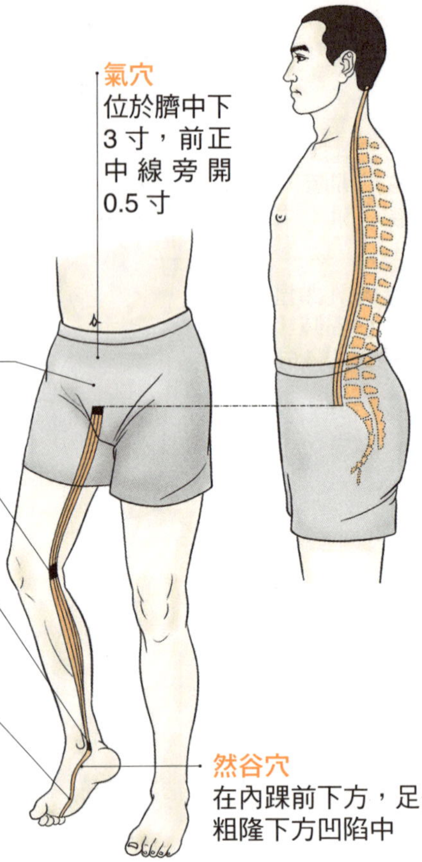

疏通步驟

第一步	患者採仰臥姿勢，操作者沿著足少陰經筋走向，從患者的中脘穴經神闕穴到關元穴進行推揉，推揉時動作要輕緩，力度逐漸加大，以傳導至背脊處為佳，操作3～5分鐘。
第二步	操作者橫向按揉、彈撥患者恥骨、會陰部附近筋肉和腹股溝韌帶，操作3～5分鐘。
第三步	操作者沿著患者大腿內側足少陰經筋循行路線，從上至下推按至陰谷穴，反覆進行3～5遍，然後再彈撥、推擦附近筋肉1～2分鐘。
第四步	操作者拇指和食指、中指相對用力，掐按太溪穴和崑崙穴，反覆操作3～5遍，之後再橫向拿捏、彈撥太溪穴附近筋肉1～3分鐘。
第五步	操作者點按湧泉穴、然谷穴，並橫向推拿、彈撥足弓，縱向推擦足部經筋1～2分鐘，然後再按揉小趾腹筋肉30秒。

足厥陰經筋疏通法

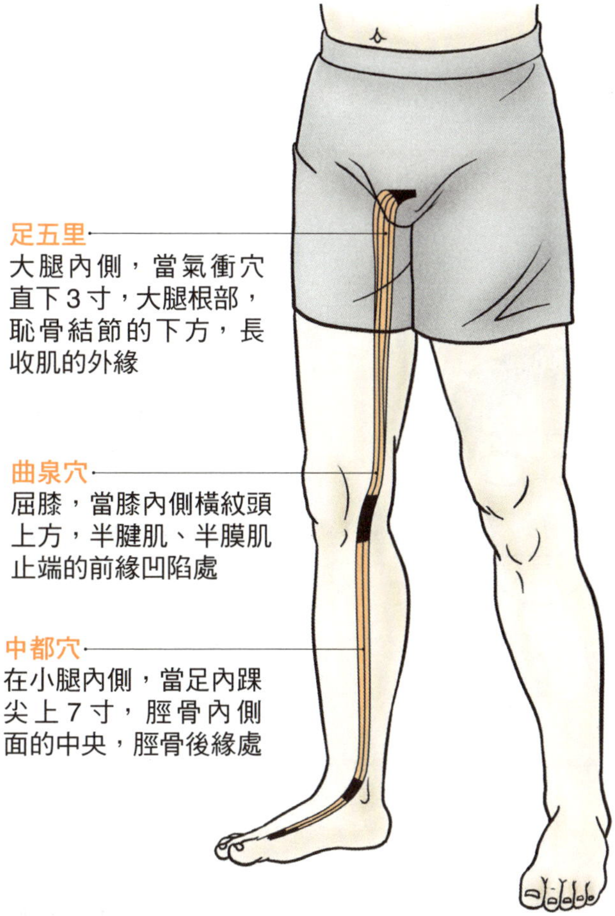

足五里
大腿內側，當氣衝穴直下3寸，大腿根部，恥骨結節的下方，長收肌的外緣
曲泉穴
屈膝，當膝內側橫紋頭上方，半腱肌、半膜肌止端的前緣凹陷處
中都穴
在小腿內側，當足內踝尖上7寸，脛骨內側面的中央，脛骨後緣處

疏通步驟

第一步	操作者用手指按揉、彈撥患者恥骨及會陰附近經筋，持續1～2分鐘，然後再彈撥、推擦腹股溝韌帶，持續3～5分鐘。
第二步	操作者沿著足厥陰經筋循行路線，從大腿內側足五里向下推擦，至曲泉穴為止，反覆進行3～5遍，然後再橫向彈拔、拿捏附近筋肉，縱向推擦3～5分鐘。
第三步	操作者從患者脛骨內側，沿著足厥陰經筋走向，從三陰交推揉至腳踝，反覆3～5遍，之後再橫向彈撥、推拿相關經筋，縱向推擦2～5分鐘。
第四步	舒緩患者踝關節處經筋，然後按揉第1、第2掌趾間骨間肌，足大趾掌趾關節和末端筋肉兩側3～5分鐘。

032 經筋病症的康復訓練方法

經過實踐證明，各種經筋病症都可以透過一些簡單的康復訓練方法進行恢復。根據不同部位的經筋損傷，可以採用不同的動作練習進行康復訓練。

頭面部病症經筋康復訓練法

雙掌搓臉

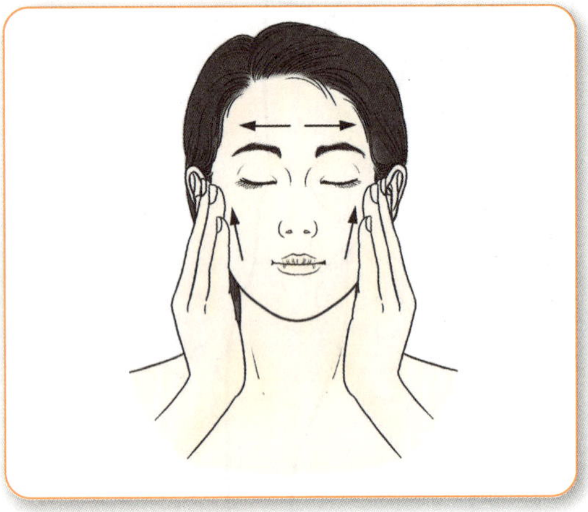

動作要領

雙手伸直，對掌相搓，由快至慢，至雙掌發熱後，以掌輕按面部。然後以雙手上下揉搓面部，直至面部發熱為止。

提示

搓臉時可由下頜至鬢角斜向上直線搓，也可以旋轉向上搓。

梳理頭皮

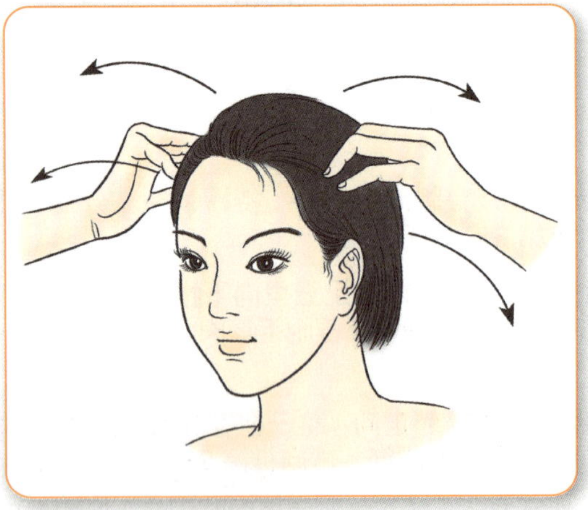

動作要領

雙手各指稍微屈曲，呈鷹爪狀，以各指指尖按於頭部，從前額向後頸部梳理頭皮下的筋肉組織，反覆梳理30～50次。

提示

梳理頭皮時，動作要輕柔、緩慢、深沉，要順著頭髮走向梳理，這樣操作既能達到按摩頭部筋肉的目的，又不會拉扯到頭髮。

頸項部病症經筋康復訓練法（一）

屈肘抬臂

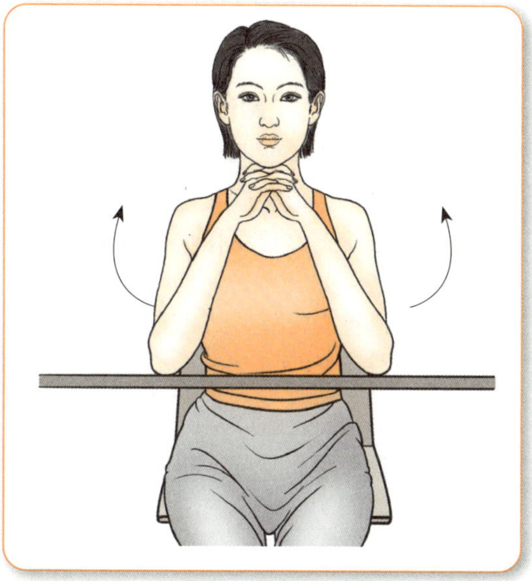

動作要領

雙手手指互相交叉屈肘，手指置頷下為預備姿勢不動，屈曲的雙肘用力向上抬起，使腋下收縮的肌肉放鬆。

提示

抬臂時動作要輕柔，要以患肢能夠承受為度，可以先在小範圍內鍛鍊，然後再逐漸擴大動作幅度。

雙手托頂

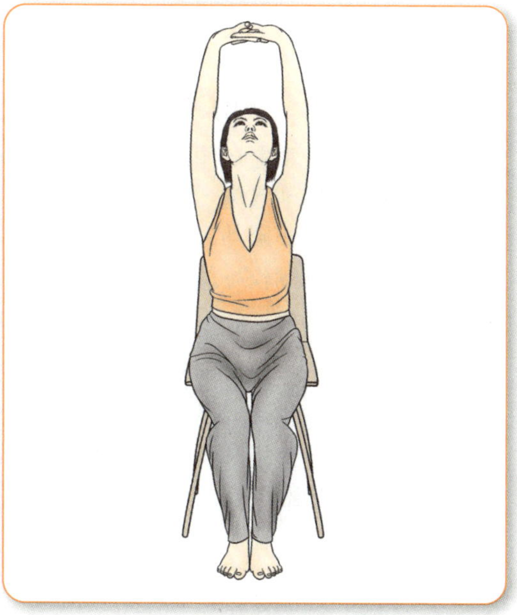

動作要領

站立或坐位，雙手反轉交叉手指，掌心向上，儘量伸直上肢往上舉，頭部同時後仰，直視手背。此方法特別適合辦公室的上班族。

提示

開始做此動作雙手交叉上舉時，手臂可能無法完全伸直，開始練習者不必苛求動作一次性到位，可以逐漸增加動作幅度，以達到鍛鍊目的。

頸項部病症經筋康復訓練法（二）

轉頸後望

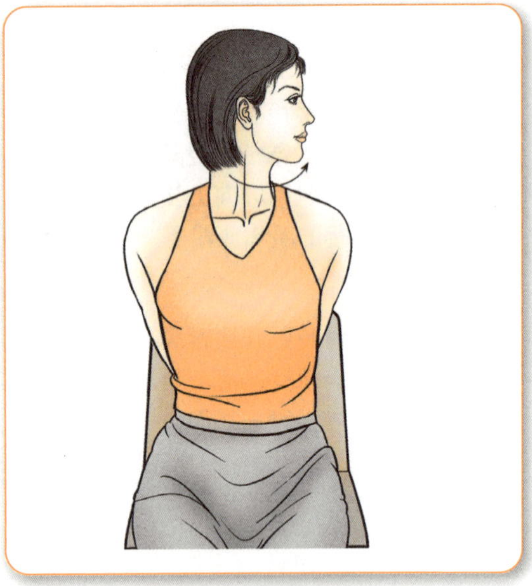

動作要領

採坐姿，將頭頸緩緩向一側旋轉，並儘量向後望，直至最大限度，然後再慢慢恢復到正中位，並向另一側旋轉頭頸，再儘量向後望。如此交替操作 10 餘次。

提示

轉頸不可過猛，以免傷到頸部筋肉。

雙手提頸

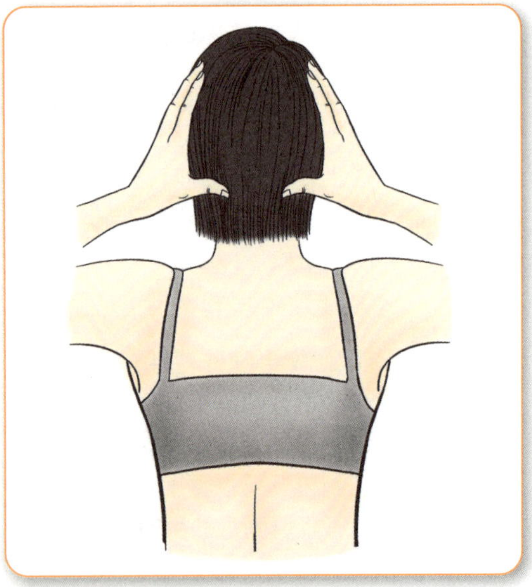

動作要領

先將一掌置於頭部，拇指放於一側風池穴處，另一手拇指置於另一側風池穴，雙拇指同時做擠壓動作，反覆按揉頸後肌肉。

提示

此動作也可用單手做，輪流用左右手食指和其餘四指擠按提拿頸項部肌肉。

肩部病症經筋康復訓練法（一）

患肢上舉

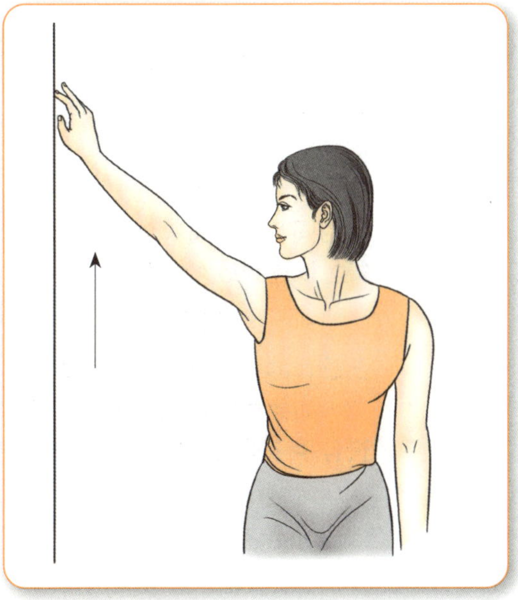

動作要領

患肢前伸上舉練習常常使用「爬牆」動作，即患者面向或側向站在牆邊，將手臂放在牆上向上爬動。每次站立離牆距離可不斷縮短，直至貼近牆壁，使上臂上伸幅度達到最大。

提示

每次練習時離牆的距離可不斷縮短，以使手臂能夠舉得更高，進而充分鍛鍊肩部肌肉。

患肢外展

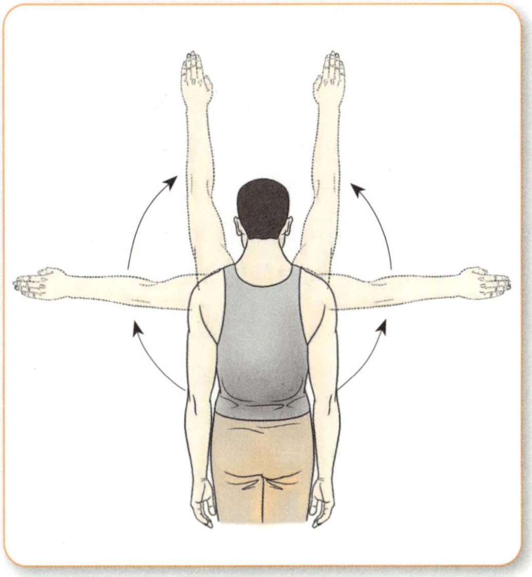

動作要領

將患肢做完整的 180 度外展運動，以鍛鍊肩胛部和胸廓部筋肉組織。運動時應用力上舉，每次都要超過上一次的活動幅度，以達到最佳效果。

提示

初做此動作時可先將患肢外展 90 度與肩平，然後再逐漸向上舉。

肩部病症經筋康復訓練法（二）

患肢前伸

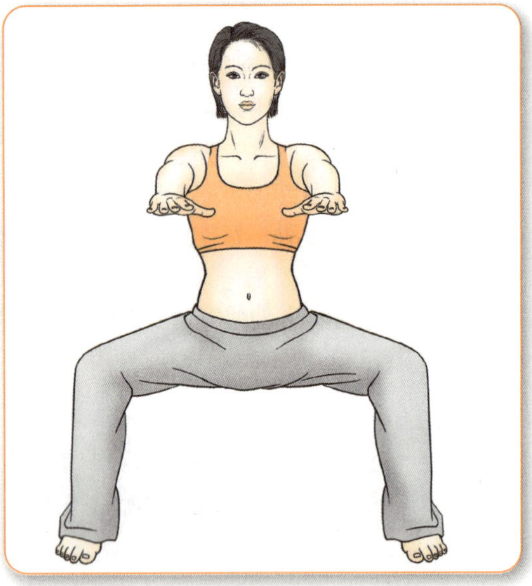

動作要領

雙腿半蹲，雙手前伸，與地面平行。然後單手向前用力平伸，再用力收回。在伸手和收手的同時，可將前臂旋前或旋後，以達到最大效果。

提示

此動作的準備動作與紮馬步相似，如果患肢傷痛嚴重，可緩慢伸手，再緩慢收回，以後逐次加快動作。

患肢肩旋轉

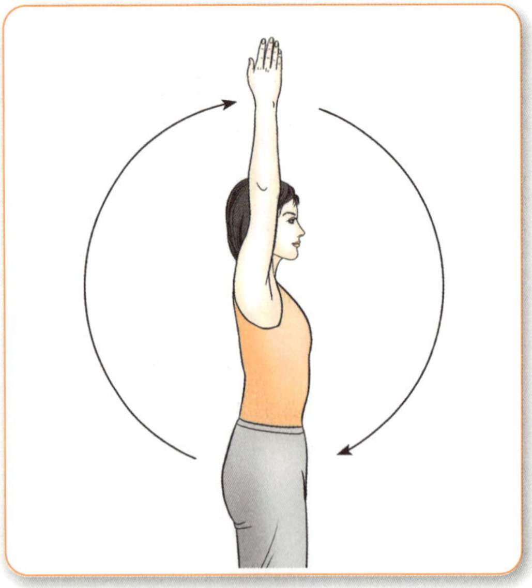

動作要領

雙腿直立，雙足分開與肩同寬，屈肘，用肘尖在身體外側畫圈，以帶動肩關節做順時針或逆時針旋轉運動。

提示

肘關節旋轉之前，可先上下或左右活動，以鬆解筋肉沾黏，然後再旋轉。

肩部病症經筋康復訓練法（三）

患肢內收

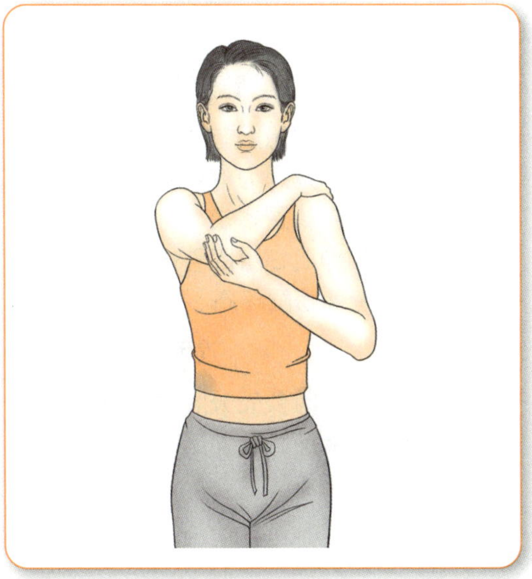

動作要領

雙下肢直立，將患肢手指用力搭在健側肩上，至極限時，再用健側手掌托頂患肢肘部，以加大患肢內收幅度。

提示

患者也可以用患肢的手部握住健側的手臂，然後再用健側手掌將患肢的肘部往內側托。

患肢滑輪牽拉

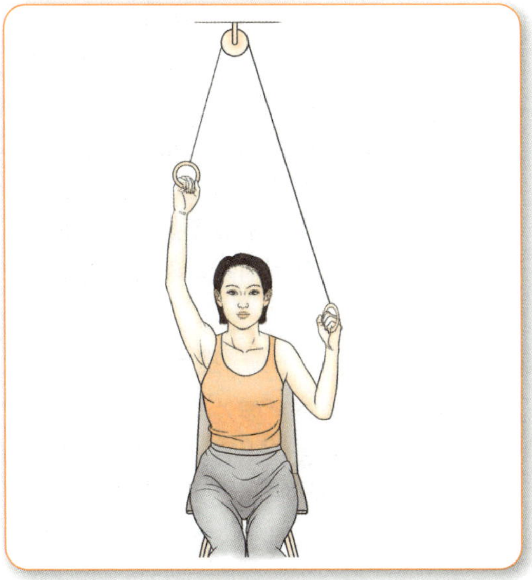

動作要領

將定滑輪固定於頭部上方，將繩索穿入其中，雙手握著繩索兩端，然後用健肢牽拉患肢，使其用力往上舉，以加大肩關節活動幅度。

提示

牽拉滑輪時，健肢的力道要適度，動作要輕柔，不可猛烈用力。

肘部病症經筋康復訓練法（一）

強力伸肘

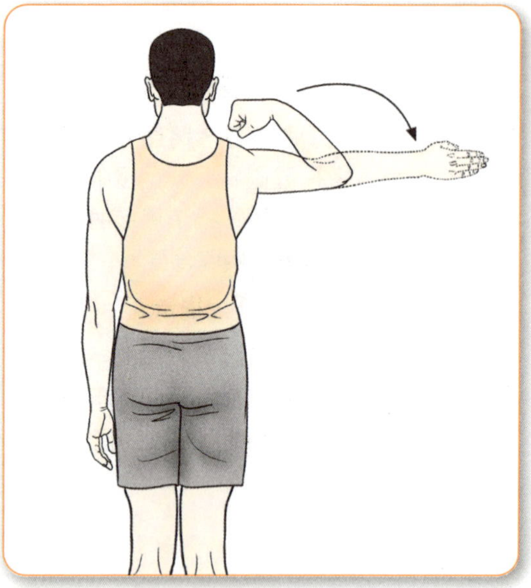

動作要領

患者將患肢前臂充分旋前，然後迅速用力伸直肘關節。如此反覆練習多次，可使肘關節外側伸肌總腱附著處沾黏拉開，進而緩解疼痛。

提示

伸肘時要充分將手臂伸直，使肘關節完全伸展，以拉開肘部筋肉沾黏。

前臂貼靠桌面

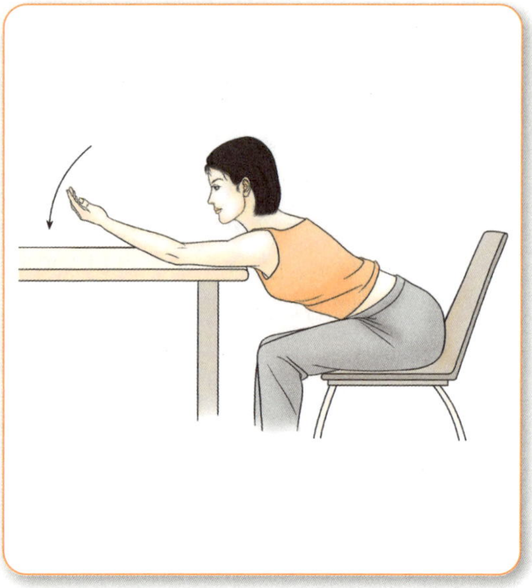

動作要領

採坐姿，上臂完全平放在桌面上，將肩關節也放置在同一平面。然後伸直前臂，測量前臂與桌面間的角度。每次伸直練習都要使前臂不斷向下靠攏桌面，直到前臂能夠完全貼合桌面為止。

提示

練習時，要注意用健肢手部按壓住患肢上臂，以免患肢在伸展過程中移動，進而影響鍛鍊效果。

肘部病症經筋康復訓練法（二）

旋轉肘關節

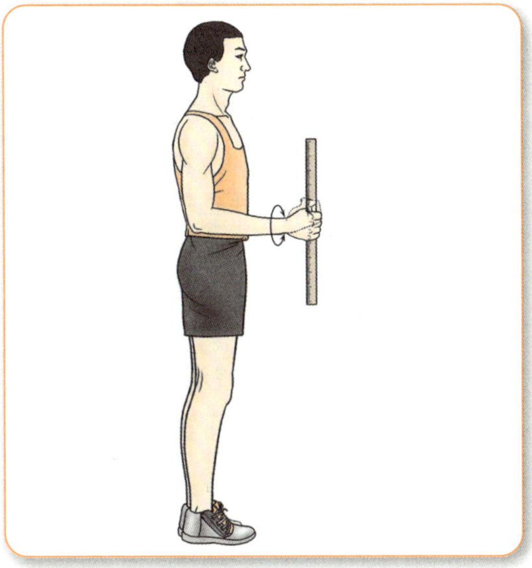

動作要領

將上臂貼緊身體一側，以防止肩部旋轉。肘關節屈曲呈直角，拇指對準自己鼻子，然後將前臂左右旋轉。練習時可以手握直尺，以計算旋轉的幅度。

提示

練習時，要將患肢上臂垂直緊貼身體一側，防止肩部移動。

指腕部病症經筋康復訓練法

旋轉健身球

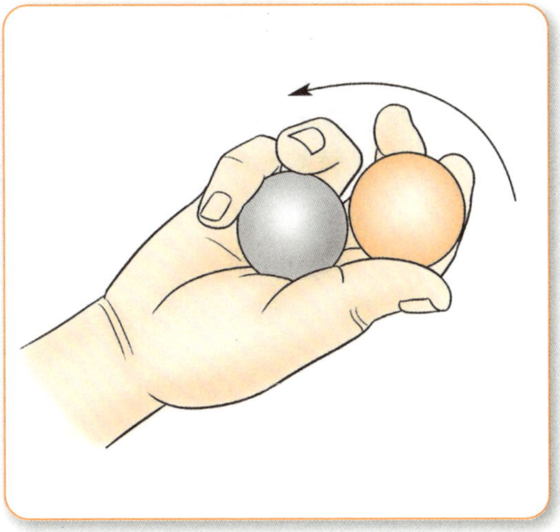

動作要領

患者手握兩顆健身球，在手掌和手指的配合下，使其不斷在手中轉動，以增進全部手指活動的協調能力。

提示

為了達到鍛鍊效果，健身球的選擇要合適，以手部能夠握住為宜。

胸背部病症經筋康復訓練法（一）

抱頭挺胸

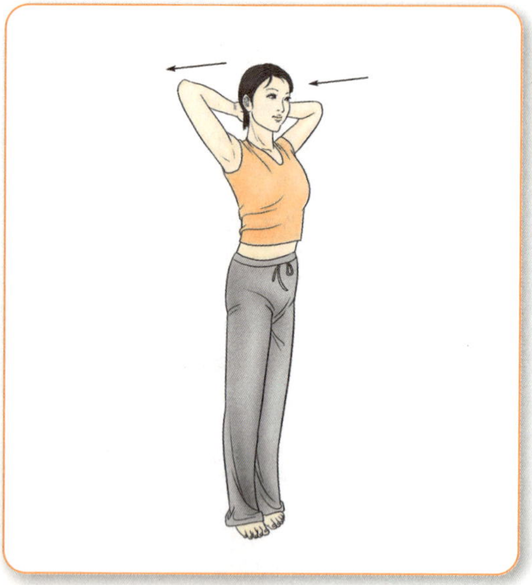

動作要領

採直立站姿，上身挺直，抬頭挺胸。雙手手指在腦後交插，掌心貼靠後腦，然後肘部儘量向後伸展，以達到擴展胸部的目的。

提示

做該動作時，上身要挺直，挺胸抬頭。

抱頭旋身

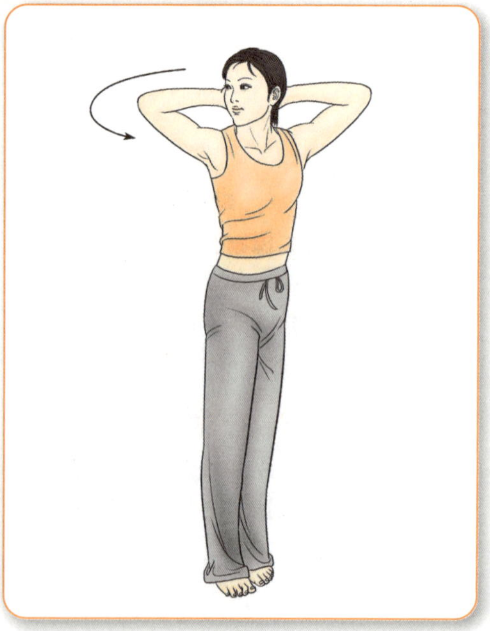

動作要領

保持抱頭挺胸的動作不變，然後將軀幹和抱頭的雙臂一起左右交替旋轉，以鍛鍊胸部肌肉。

提示

如果抱頭困難，可雙臂平舉左右旋轉。

胸背部病症經筋康復訓練法（二）

單槓吊懸

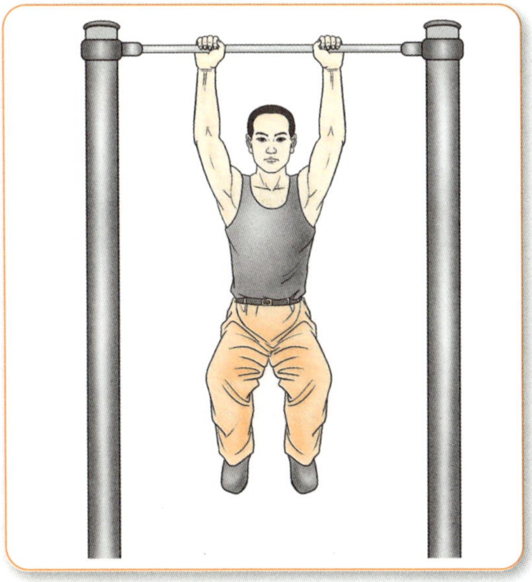

動作要領
雙手握住單槓，雙膝屈曲使雙腳離地，以懸吊脊椎，使胸肋伸展。
提示
單槓的高度要合適，以伸手能搆到為宜。

雙臂後旋

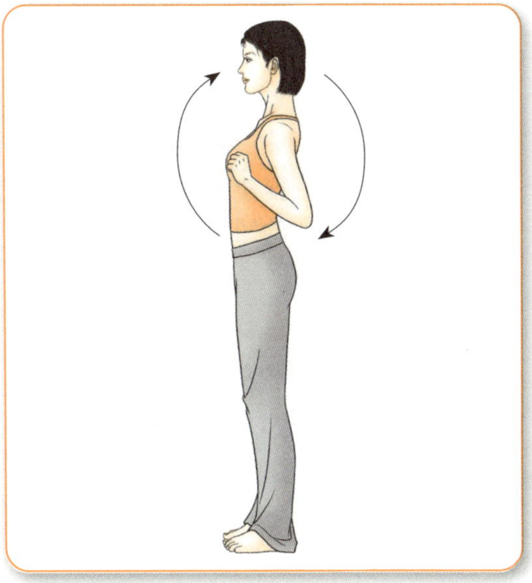

動作要領
前臂屈曲，雙手握拳放於腰部。雙拳以兩側的腰部為圓心進行旋轉。先向前，再向上，然後經過腋下，向後旋轉至上前方。反覆來回，使肩胸前挺。
提示
做該動作時，雙臂要同步向前或向後旋轉，以達到擴胸的目的。

胸背部病症經筋康復訓練法（三）

擴胸

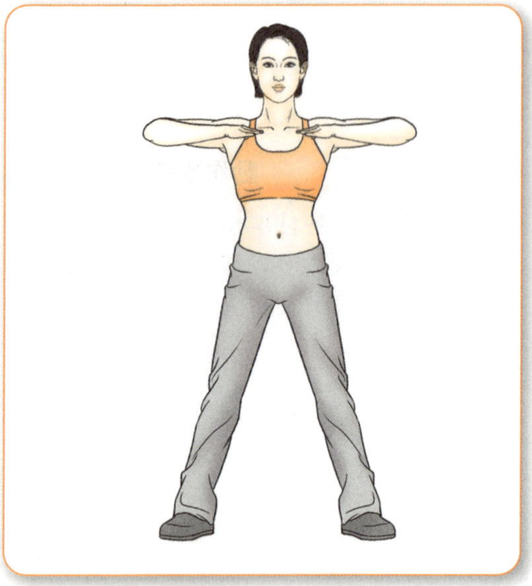

動作要領

雙臂平舉，向外伸展並屈肘，往後做擴胸動作 10 餘次，然後再用力伸肘，將手和前臂儘量向左右兩側擴伸。

提示

擴胸和伸肘的動作可以交替進行，動作宜輕緩。

手臂後伸按摩背部

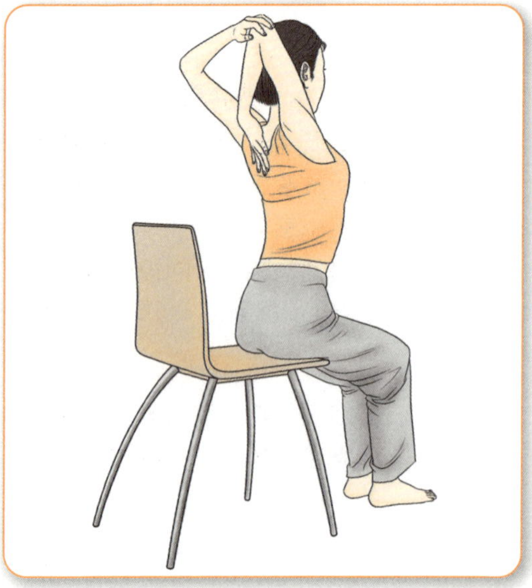

動作要領

單手往後伸到背部最高處，在另一手的輔助下依次從上至下按摩背部。

提示

手臂可以越過對側肩部往後伸，也可越過同側肩部往後伸。

胸背部經筋病症康復訓練（四）

雙手過肩對握

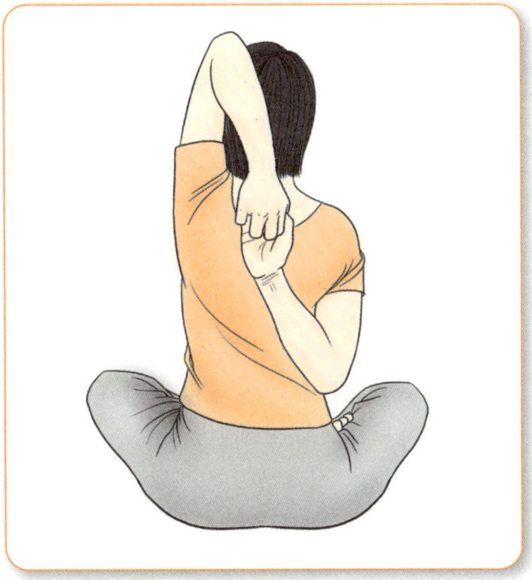

動作要領

將一隻手經過同側肩部往後伸，另一隻手從下方伸向背後，兩隻手儘量在背部握住。隨後再做另一側的動作。

提示

初練時可不必達到雙手對握的程度，只要兩手指尖能夠輕微觸碰即可。

抱膝滾背

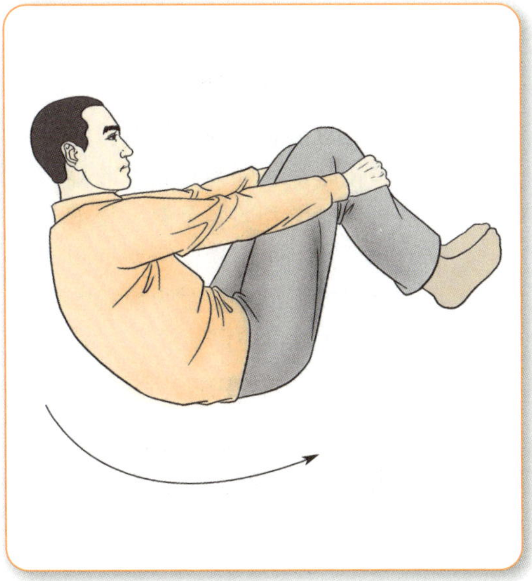

動作要領

患者屈曲四肢，雙臂抱膝，使背屈成圓球狀，將屈曲的背部在床褥上前後、左右或旋轉滾動。

提示

做該動作時，要墊上夠厚的墊子，以防止滾動時傷到背部。

腰腹部病症經筋康復訓練法（一）

托天搖體

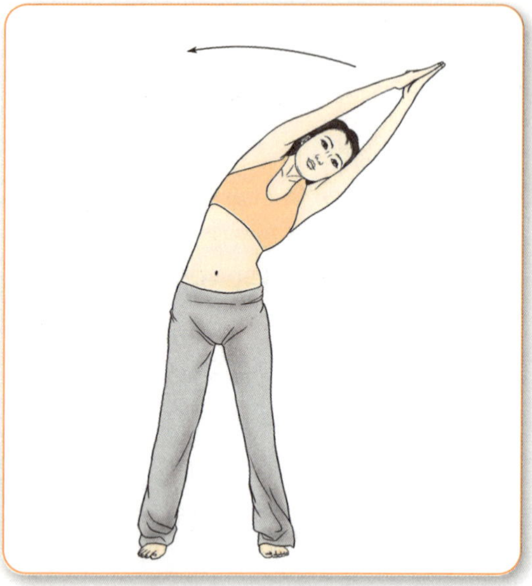

動作要領

採站立姿勢，兩下肢分開，上肢上舉，挺胸抬頭。然後有節奏地橫向搖擺軀幹，並與橫向搖動的上肢相互配合，以帶動腹部肌肉橫向晃動。

提示

做該動作時腰部要用力向左右擺動，以帶動上肢搖擺。

吐氣吸腹

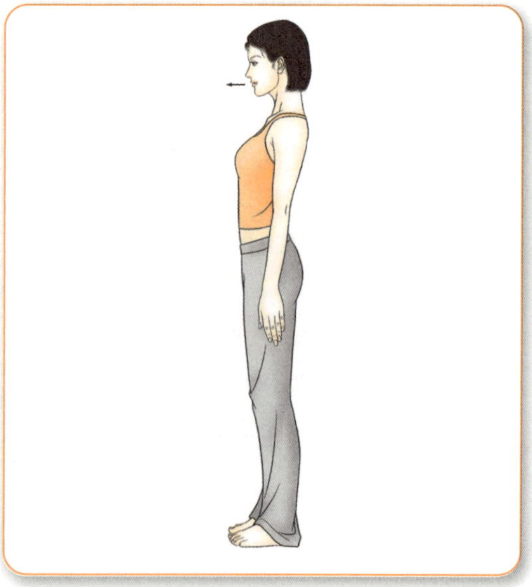

動作要領

採站立姿勢，雙腳微微分開。慢慢吐氣，同時將腹壁收縮，直到吐氣和收腹至最大程度，停留片刻後再慢慢吸氣，同時將腹壁膨出，直至吸氣和膨腹至最大程度並停留片刻。

提示

吸氣和呼氣時要有意識地膨出、收縮腹部，而不是胸腔。

腰腹部病症經筋康復訓練法（二）

合掌畫圈

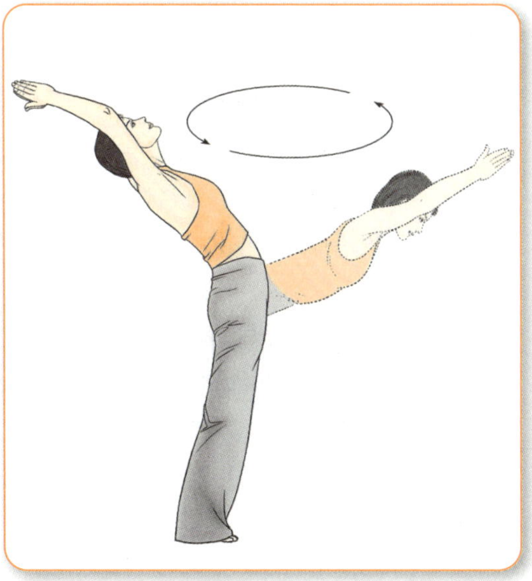

動作要領

採站立姿勢，雙足雙膝平行靠攏，雙臂伸直上舉，合掌之後配合腰部的旋轉在空中畫圈。

提示

做該動作時要注意保持身體平衡，上肢外伸要適度。

俯臥伸腰

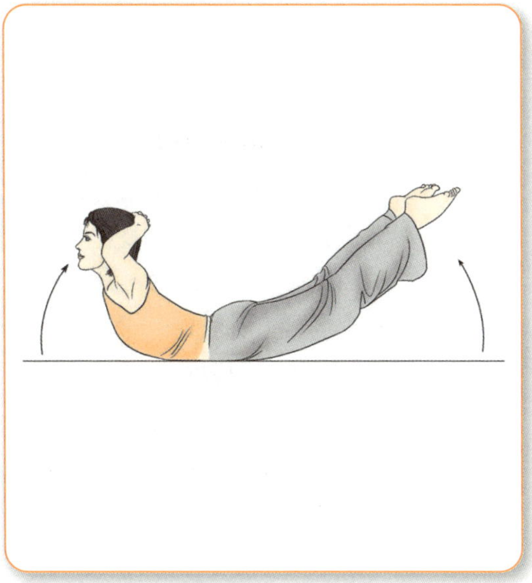

動作要領

採俯臥姿勢，以腹部為支點，雙上肢及胸部一起後仰離床，使背肌收縮。堅持片刻之後再恢復俯臥姿勢。如此反覆進行。

提示

伸腰時上肢和下肢要同時離地，能更有效地鍛鍊背部肌肉。

腰腹部病症經筋康復訓練法（三）

仰臥起坐

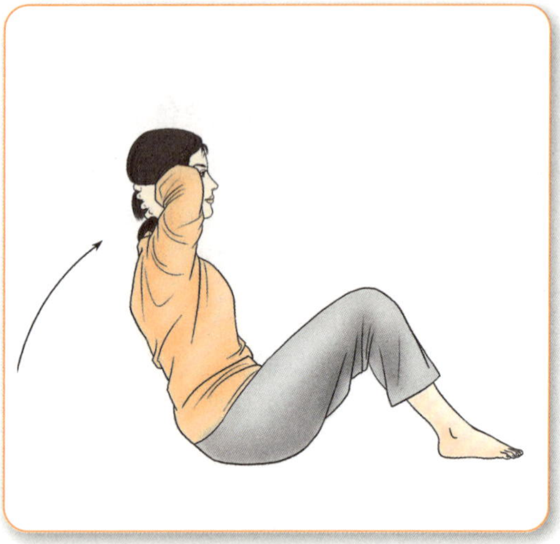

動作要領

採仰臥姿勢，下肢微屈，雙手抱頭慢慢坐起，以練習腹肌，增強腰腹部耐力。

提示

此動作耗費體力，要在患者能夠承受的範圍內，適當控制運動量。

膝關節病症經筋康復訓練法

膝關節屈伸

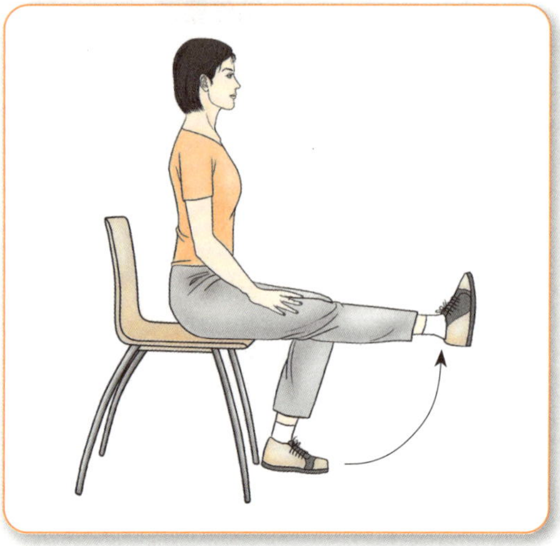

動作要領

採坐姿，雙手按壓患側大腿使其固定，然後腳尖緩緩上抬，儘量抬至與大腿平行。反覆進行，鍛鍊膝關節。

提示

做此動作時，要以腳尖帶動小腿緩緩抬起，逐漸擴大膝關節屈伸角度。

骶髖部病症經筋康復訓練法（一）

轉腰

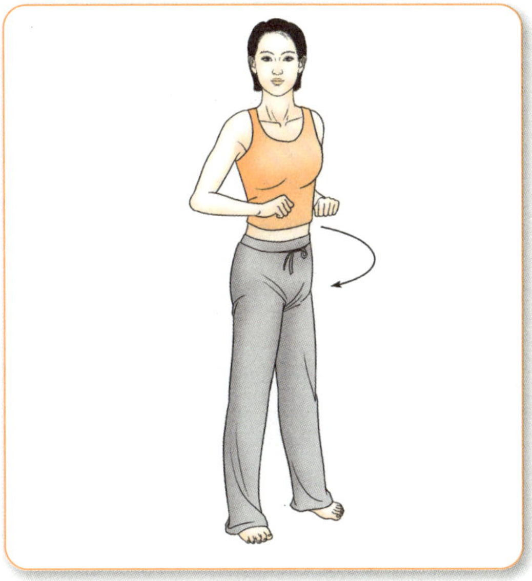

動作要領
採站立姿勢，雙腿分開，在能夠忍受的範圍內儘量做轉腰運動，範圍由小至大，速度隨個人情況決定。此動作可使骨盆、腰部協調統一，舒展關節。

提示
做該動作時要腰部用力，向四周旋轉。

髖關節背伸

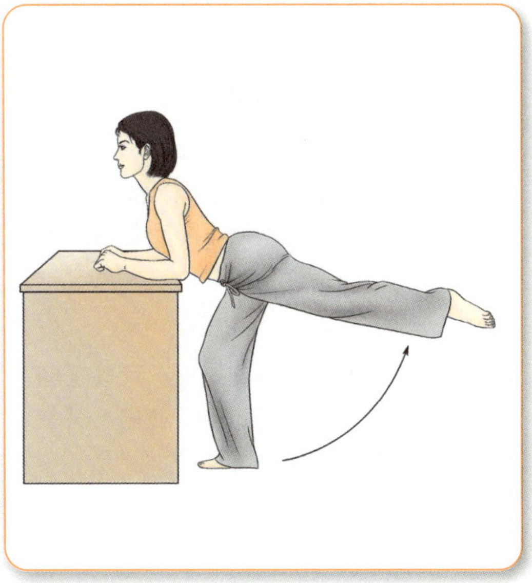

動作要領
俯臥在床邊或桌子邊，雙腿在桌邊屈曲站立，將一側下肢做後伸抬舉動作，與俯臥軀幹成一直線，然後交替做另一側下肢後伸。

提示
俯臥用的床或者桌子，其高度要適宜，要和下肢抬起的高度相當。

骶髖部病症經筋康復訓練法（二）

單側抱膝

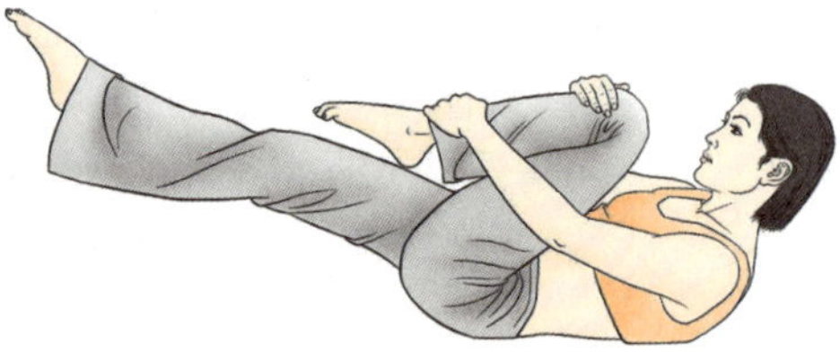

動作要領

採仰臥姿勢，將一側下肢屈曲，雙手抱膝至腹部，另一側下肢儘量伸直。左右雙下肢交替操作即可。

提示

下肢屈曲的角度可以隨鍛鍊程度逐漸加大，以充分活動髖部筋肉。

下肢外展

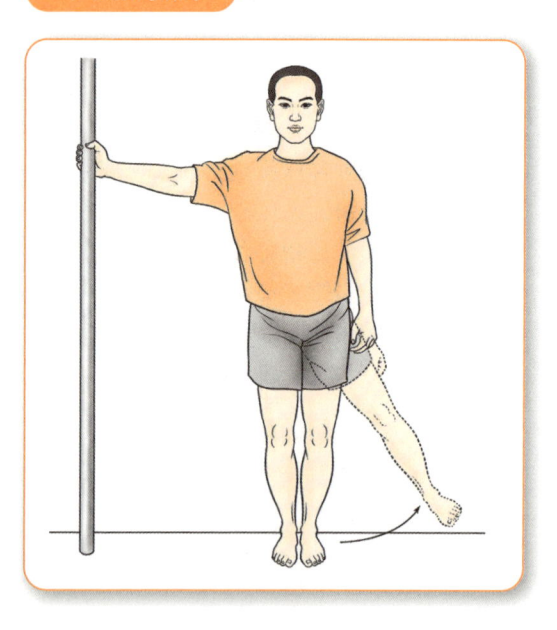

動作要領

採站立姿勢，一側下肢固定不動，另一側下肢向外做外展動作，如此兩側下肢交替輪流進行。

提示

如果患者傷痛嚴重，可以採仰臥姿勢，雙腿伸直並攏，將患側下肢往外伸展。

骶髖部病症經筋康復訓練法（三）

仰臥舉髖

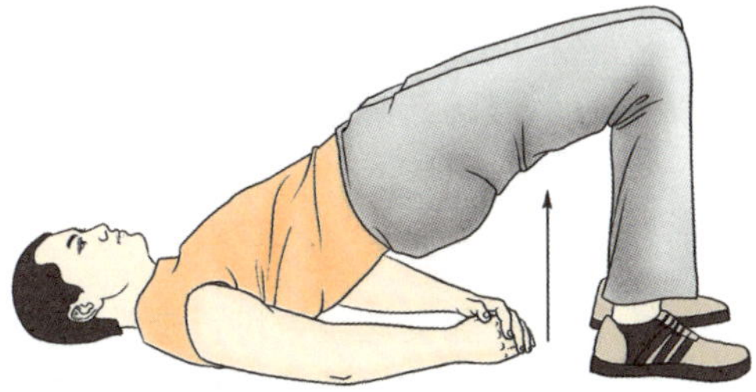

動作要領

採仰臥姿勢，屈曲下肢，以雙足為施力點支撐身體，接著慢慢抬起髖部直至最大限度，然後回到原位，如此反覆進行。

提示

初練此動作時，可以用雙手支撐身體以抬起髖部。

單側下肢後伸平舉

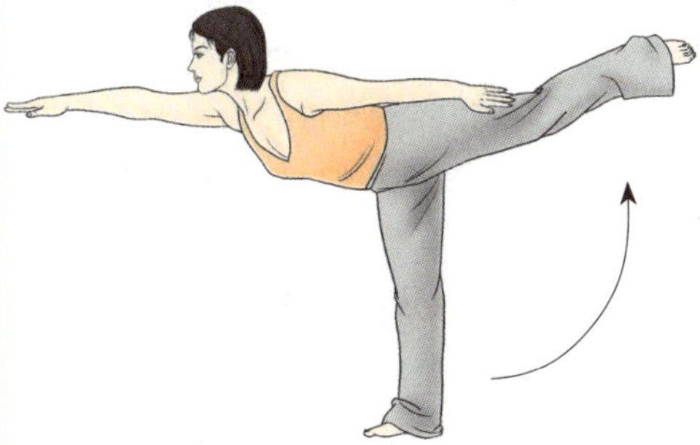

動作要領

採站立姿勢，上身逐漸前屈，儘量達 90 度。一側上肢向前伸展，另一側下肢做後伸平舉動作，與軀幹成一條直線。維持片刻後，再以同樣方法做另一側下肢的平舉動作。

提示

下肢後伸時，要注意保持身體平衡。

趾踝部病症經筋康復訓練法

踮腳

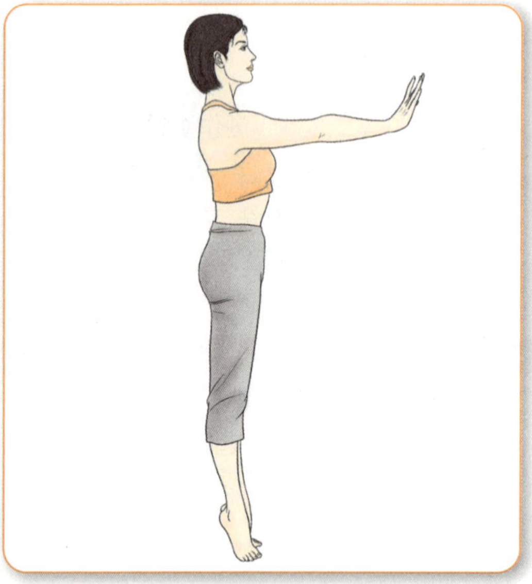

動作要領

採站立姿勢，雙腳腳尖慢慢踮起以蹺起腳後跟，維持片刻後將腳跟放下，如此反覆進行。

提示

踮起腳尖之後也可行走幾步，同樣能夠發揮鍛鍊趾踝部筋肉的目的。

後背靠牆

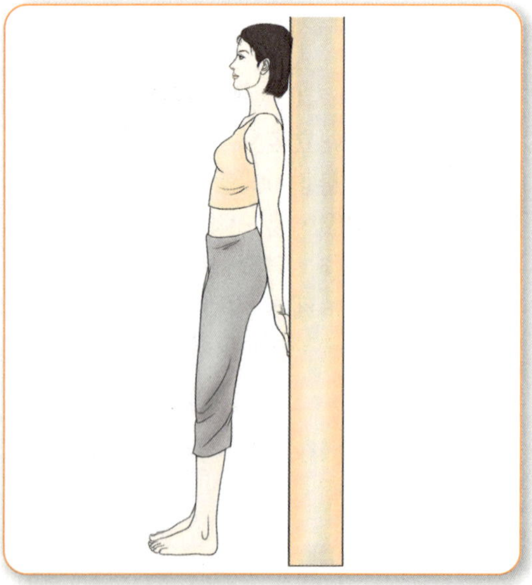

動作要領

採站立姿勢，背部倚牆而立，腳跟與牆壁保持 20 公分的距離。以手指抵住牆壁，然後將身體儘量向後靠近牆壁，之後恢復直立姿勢，如此反覆練習。

提示

身體離牆的距離可視個人能力調整，並隨著趾踝部筋肉力量的增強而增加。

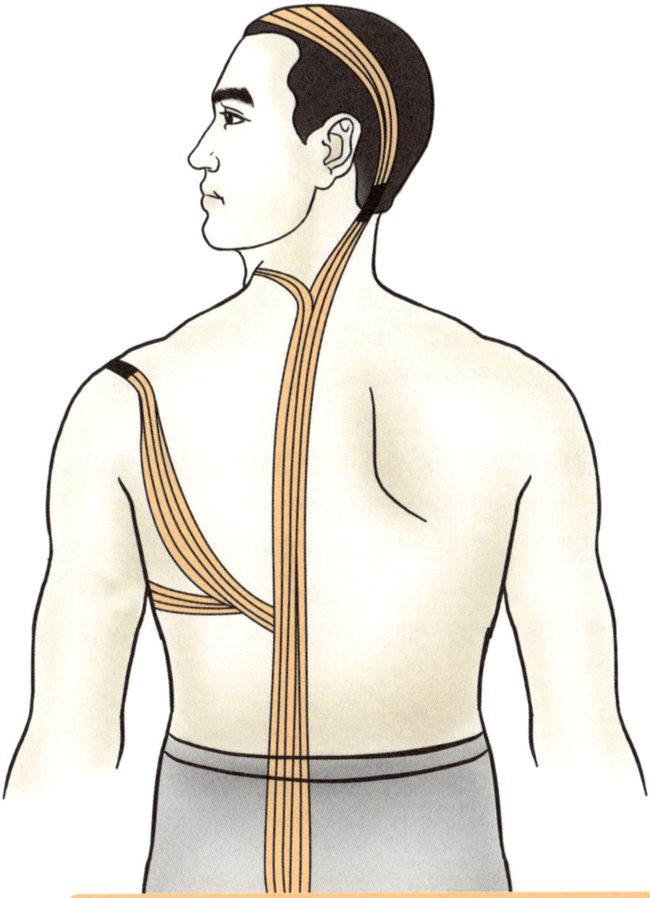

第四章

外科疾病經筋療法

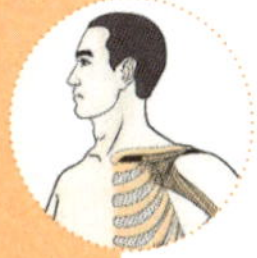

日常生活中，如果不小心跌倒損傷、長期姿勢不良，或過度使用筋骨，都是引起經筋病的主要原因。本章選擇了 12 種生活中常見的外科疾病，經筋療法治療外科經筋病有非常顯著的療效，並搭配簡單易懂的詳解圖示，方便讀者能夠快速掌握這些外科疾病的治療手法，從而進行自我診斷和治療。

033 偏頭痛

偏頭痛是一種常見的頭痛類型，通常會週期性發作。發作時，頭痛多半集中在頭部一側，呈現跳動或脹痛的感覺，常伴隨噁心、嘔吐、怕光、怕聲等不適。有些人還會在發作前或發作時，出現視力模糊、情緒低落、注意力不集中等精神方面的障礙，多數人在安靜、昏暗的環境中休息或睡一覺後，症狀會有所緩解。

致病原因

偏頭痛的確切病因目前尚不明確，但以下原因通常會引起偏頭痛。

1. 遺傳因素：根據調查，約 60% 的偏頭痛患者都有家族史，部分患者的家庭中有癲癇病人。
2. 內分泌失調：血管性偏頭痛好發於青春期的女性，且在月經期間發作頻繁，妊娠時停止發作，分娩後再發作，於更年期後逐漸減輕或消失。
3. 飲食不當：研究指出，經常食用乳酪、巧克力等刺激性食物或酗酒、抽菸的人，更容易罹患血管性偏頭痛。
4. 其他因素：工作壓力過大、情緒緊張、憂慮、抑鬱、失眠，甚至氣候變化等因素，也會誘發偏頭痛。

檢查筋結

先以拇指指尖在頭部由前往後、由左至右，依次有規律地將頭部表面按一遍，以尋找疼痛的筋結位置。點按時，患者感覺脹痛最明顯處即為筋結所在，但有時也可能找不到局部筋結。

足少陽經筋行經腋窩、乳旁而至頭部一側，偏頭痛在頭痛一側的乳房近腋窩處也會有敏感點，但有的患者不明顯，據此按揉也有利於迅速減輕頭痛。

治療方法

1. 按法：操作者以穩定有力的手法，用拇指或手的魚際舒緩筋結 5 ～ 10 分鐘。
2. 叩擊法：操作者以掌擊法或指擊法叩擊頭痛部位，操作面宜廣，以緩解頭痛。
3. 指推法：沿上側眉棱上以拇指指腹由內向外推抹，反覆 10 幾次即可。

預防措施

1. 制訂一個適合偏頭痛患者的食譜，要有營養概念，保持飲食平衡。
2. 有規律的鍛鍊，可以減少緊張和壓力。
3. 保持充足的睡眠時間，成年人一般每天需要休息 7 ～ 9 小時。
4. 避免處於工業廢氣環境，避免攝入過量的糖、咖啡因等。
5. 戒菸、控制飲酒量。

偏頭痛的經筋療法

檢查筋結

檢查筋結方法：通常偏頭痛的固定筋結點分布於頭部，尤其是雙側太陽穴和風池穴周圍。此外，偏頭痛在頭痛一側的乳房近腋窩處也會有敏感點，據此按揉也可迅速減輕頭痛。

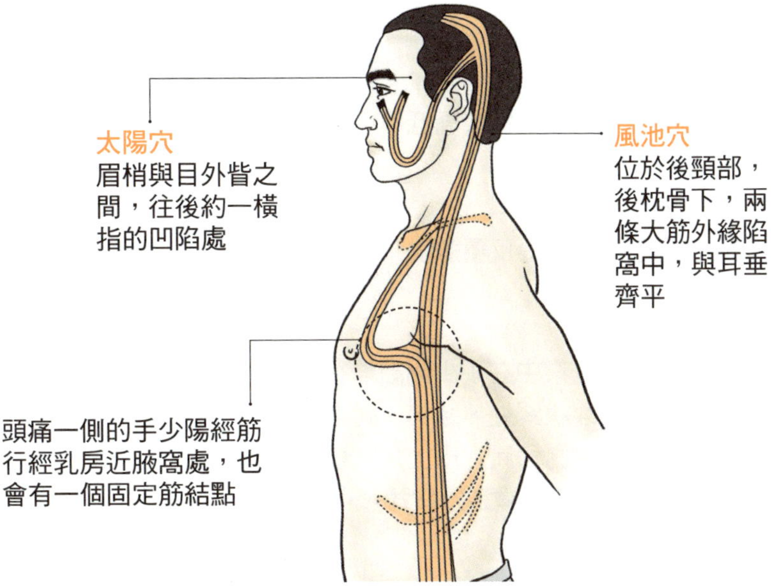
太陽穴
眉梢與目外眥之間，往後約一橫指的凹陷處
風池穴
位於後頸部，後枕骨下，兩條大筋外緣陷窩中，與耳垂齊平
頭痛一側的手少陽經筋行經乳房近腋窩處，也會有一個固定筋結點

穴位按摩輔助治療

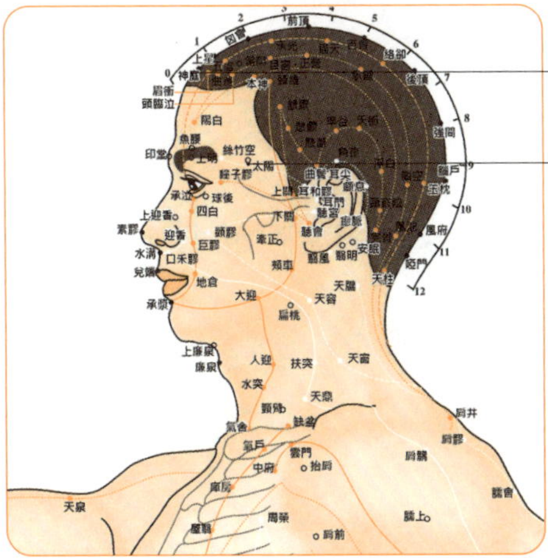
神庭穴
位於人體頭部，當前髮際正中直上 0.5 寸處
太陽穴
眉梢與目外眥之間，向後約一橫指的凹陷處

在採用經筋療法治療偏頭痛的同時，可以用穴位按摩法進行輔助治療。其具體方法：操作者用手指按揉患者的太陽穴和神庭穴，持續約 3 分鐘。

034 落枕

落枕又叫「失枕」，是一種常見疾病，冬春季多見，好發於青壯年。落枕的常見發病過程是入睡前並無任何症狀，起床後卻感到項背部明顯酸痛，頸部活動不靈活。這說明病起於睡眠之後，與睡枕及睡眠姿勢有密切關係。

致病原因

1. 睡眠時頭頸姿勢不當。
2. 枕頭墊得過高、軟硬不當或高低不平。
3. 頸部外傷或肌肉扭傷。
4. 頸部受風著涼。
5. 如為頸椎病引起，則會反覆落枕。

檢查筋結

落枕的筋結一般集中在手少陽經筋行經頸肩部的區域。檢查時，應觀察頸肩部的手少陽經筋有無索狀緊繃、結節。通常在頸肩部會觸摸到緊張痙攣的胸鎖乳突肌和斜方肌，肩胛骨內側和肩胛內上角常會有壓痛和酸脹感，這也是治療落枕的敏感區，對這些敏感的筋結區域進行按揉，可以緩解疼痛。

治療方法

1. 指按法：操作者用拇指端或指腹按壓頸部筋結區域 1～3 分鐘，動作要輕柔和緩，以患者能夠忍受為度。
2. 掌揉法：操作者放鬆手腕，以掌根施力於頸部筋結區域，用腕關節連同前臂做小幅度的旋轉運動。動作要輕柔，頻率為 120～160 次 / 分鐘，揉 5 分鐘左右。

預防措施

1. 枕頭的高度應符合人體的頸椎生理曲度，以中間低、兩邊高較佳。
2. 枕芯應選擇質地柔軟、通風好的填充物。
3. 養成良好的睡眠姿勢，可平臥或側臥。平臥時，最好在膕窩下墊枕頭，使膝蓋稍屈曲。
4. 如果患者本身患有頸部軟組織疾病而導致落枕反覆發作，則要及時治療相關疾病。

落枕的經筋療法

檢查筋結

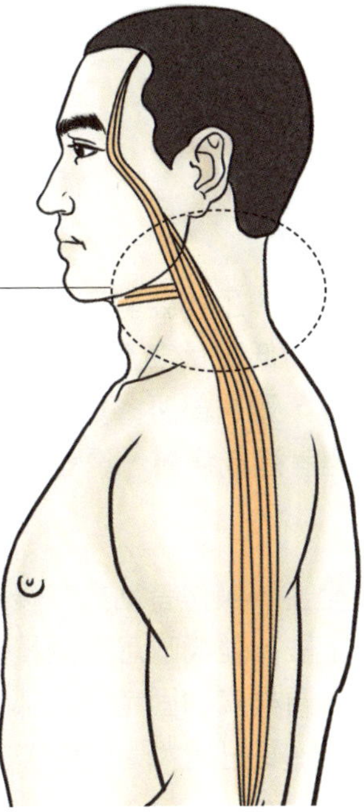

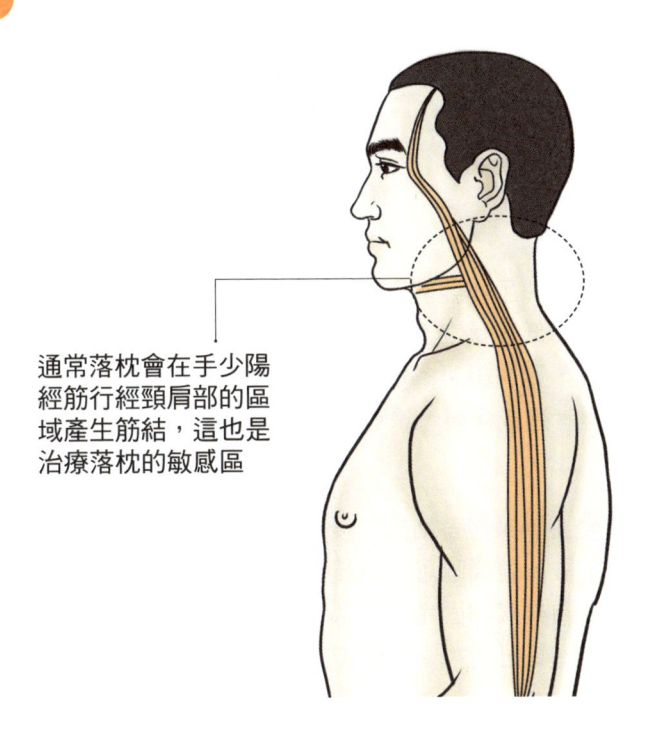

通常落枕會在手少陽經筋行經頸肩部的區域產生筋結，這也是治療落枕的敏感區

穴位按摩輔助治療

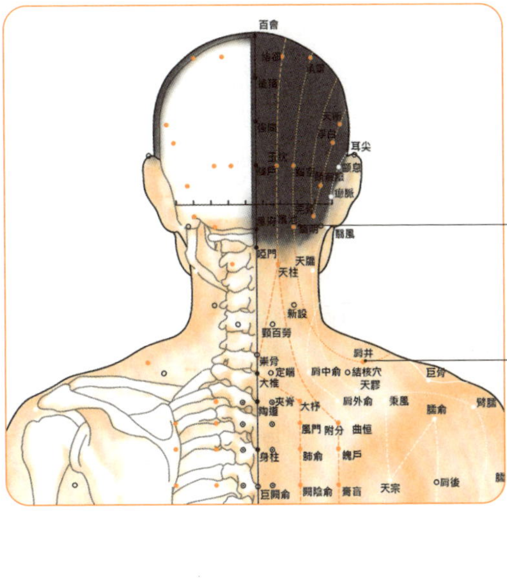

風池穴
位於後枕骨下，兩條大筋外緣凹陷處與耳垂齊平

肩井穴
大椎與肩峰端連線的中點上，前直對乳中

在採用經筋療法治療落枕的同時，可以用穴位按摩法進行輔助治療。其具體方法：操作者用手指按揉患者的風池穴和肩井穴，持續約3分鐘。

035 頸椎病

頸椎病又叫「頸椎症候群」，常見的症狀是頸部僵硬、活動受限，頭、頸、肩、背、手臂酸痛，酸痛可放射至頭枕部和上肢，有的患者還伴有頭暈、噁心等症狀。主要由於頸椎長期勞損、骨質增生或椎間盤突出、韌帶增厚，致使頸椎脊髓、神經根或椎動脈受到壓迫，引起各種功能障礙的臨床症候群。

致病原因

不良的睡眠姿勢、工作姿勢不當、不恰當的運動，都是頸椎骨關節退化病變的常見原因。尤其長期低頭伏案工作，會使頸椎長時間處於屈曲位，這樣頸椎椎間盤內的壓力就會增高，頸肩部肌肉持續緊繃，從而引發頸椎病。頸椎病會隨著年齡的增長逐漸嚴重，輕者造成病痛，重者可致殘。

檢查筋結

患者一般採坐姿，操作者站立其後，以兩手魚際部位或者用拇指、食指指腹檢查頸部、肩部和上肢，並囑咐患者緩慢轉動頭部並上下左右擺動，以查找具體筋結部位。一般來說，頸椎病的固定筋結部位通常會在足太陽經筋行經頸肩部的區域，所以在檢查的時候，要把足太陽經筋作為檢查重點。

治療手法

1. 撥法：操作者先用拇指或者食指點撥筋結 1 ～ 2 分鐘以鬆解筋結，出現麻脹感為宜，要注意仔細檢查足太陽經筋上的筋結。
2. 點法：操作者採用點法對手太陽經筋在腋下的結聚區域進行仔細點按，直至麻脹感傳導至手指指端 2 ～ 3 分鐘。
3. 叩擊法：操作者以叩擊法分別在患者的項背部和肩胛部位進行拍打、叩擊，反覆進行 3 ～ 5 次，使筋骨和肌肉得到舒展。
4. 拿法：操作者以雙手或者單手提拿患者頸後、頸部兩側和肩部的肌肉，反覆進行 3 ～ 5 次。

預防措施

1. 長期伏案工作者，應定時改變頭部姿勢，按時做頸肩部肌肉的訓練。在工作休息時，做頭部及雙上肢的前屈、後伸及旋轉運動，可緩解疲勞，加大頸肩部肌肉的韌度。
2. 避免高枕睡眠的不良習慣，高枕使頭部前屈，加大下位頸椎的應力，有加速頸椎退化病變的可能。
3. 注意頸肩部保暖，避免頭頸負重物，避免過度疲勞，坐車時儘量不要打瞌睡。

頸椎病的經筋療法

檢查筋結

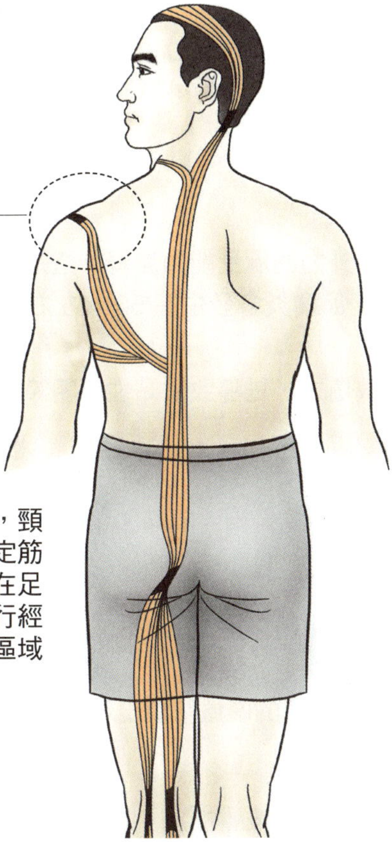

一般來說，頸椎病的固定筋結部位是在足太陽經筋行經頸肩部的區域

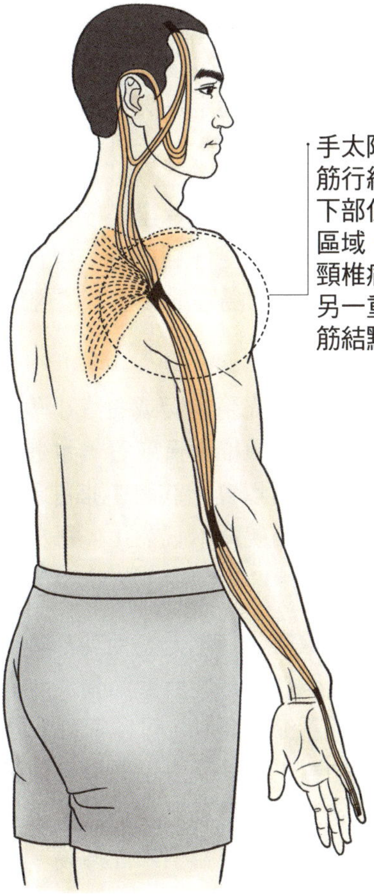

手太陽經筋行經腋下部位的區域，是頸椎病的另一重要筋結點

036 沾黏性肩關節囊炎

沾黏性肩關節囊炎是以肩關節疼痛和活動不便為主要症狀的常見病症，多見於 50 歲左右的中年人，故俗稱為「五十肩」。早期沾黏性肩關節囊炎常表現在肩關節間歇性疼痛，會因為天氣變化或勞累誘發，以後逐漸發展為持續性疼痛，並逐漸加重，晝輕夜重，夜不能寐，沾黏性肩關節囊炎如果不能獲得有效的治療，嚴重的話會影響肩關節的活動功能和日常生活。

致病原因

1. 肩部軟組織退化性病變會導致人體對各種外力的承受能力減弱，這是沾黏性肩關節囊炎發病的基本原因，也是沾黏性肩關節囊炎多發生在 50 歲左右中年人身上的主要原因。
2. 長期過度活動、姿勢不良等產生的慢性致傷力，是導致沾黏性肩關節囊炎的主要原因。
3. 肩部急性扭挫傷、拉傷後治療不當。
4. 上肢外傷後肩部固定過久，導致肩周軟組織繼發萎縮、沾黏。

檢查筋結

檢查筋結時，患者採坐姿，捏拿按揉肩部肌肉以探查筋結所在。由於經過肩部的經筋很多，所以要仔細檢查，以正確判斷哪條經筋受損。一般來說，沾黏性肩關節囊炎患者的手少陽經筋和手太陽經筋，經過肩部的區域常會出現筋結。

治療手法

1. 撥法：操作者先用指腹或者大小魚際對筋結部位按壓推撥，之後再用指尖或者指腹與局部肌肉纖維垂直或者一致進行撥揉。
2. 按法：操作者以食指或者中指在患者患側鎖骨中點上 0.3 寸處進行按壓，直至患側手臂遠端出現麻木感為止，每次操作 1 ～ 2 分鐘。

預防措施

1. 注意防寒保暖，特別是避免肩部著涼，以免寒邪侵襲，使肩部肌肉收縮功能產生障礙，而引發沾黏性肩關節囊炎。
2. 加強肩部關節的運動，可經常打太極拳、太極劍、槌球，或在家裡進行雙臂懸吊，使用拉力器、啞鈴或雙手擺動等運動，但要注意運動量。
3. 經常伏案工作或雙肩經常處於外展姿勢的人，應注意調整姿勢，避免長期不良姿勢造成的慢性勞損和積累性損傷。

沾黏性肩關節囊炎

檢查筋結

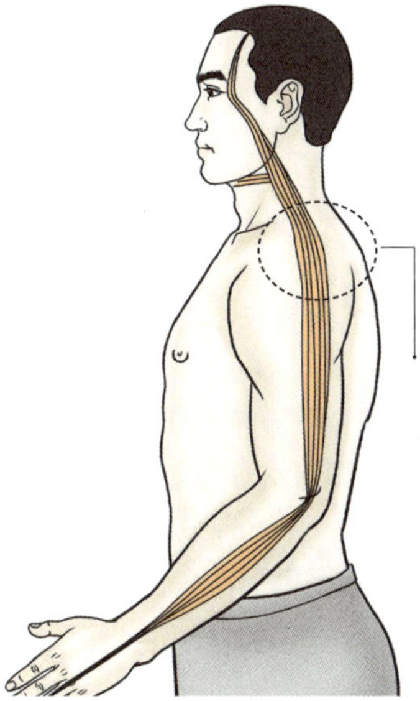

經筋療法的實踐證明，沾黏性肩關節囊炎患者常常會在手少陽經筋經過肩部的區域，產生筋結

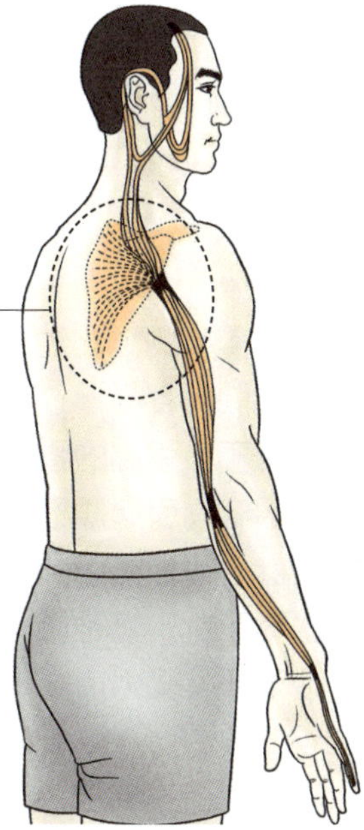

經過肩部的經筋很多，手太陽經筋在肩部的分布區域也是沾黏性肩關節囊炎常見的筋結區

穴位按摩輔助治療

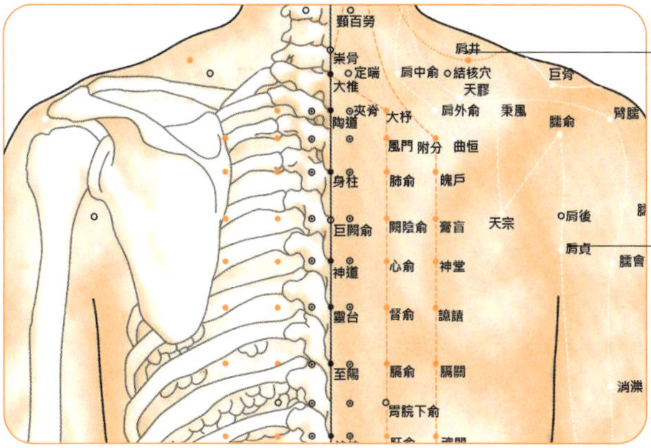

肩井穴

在肩上，前直對乳中，當大椎穴與肩峰端連線的中點

肩貞穴

位於肩關節後下方，肩臂內收時，腋後紋頭上1寸

在採用經筋療法治療沾黏性肩關節囊炎的同時，可以用穴位按摩法進行輔助治療。其具體方法：用手指按揉患者的肩貞穴和肩井穴，持續約3分鐘。

037 腰椎間盤突出

腰椎間盤突出是西醫的診斷病名，中醫可歸於「腰痛」、「腰腿痛」等範疇。腰椎間盤突出症是一個多發病、常見病，好發於 20～45 歲的青壯年，男性比女性多見。患者常有腰部扭傷史，而無外傷誘發因素的患者，一般發病較慢，有數週或數月的腰痛史，或有反覆腰痛史。一般會產生腰部疼痛，一側下肢或雙下肢麻木、疼痛等一系列臨床症狀。

◉ 致病原因

1. 腰椎間盤的退化性改變：隨著年齡的增長，腰椎間盤的水分喪失、彈性降低及結構鬆弛，容易導致腰椎間盤突出。
2. 姿勢不良引起的腰部損傷：長期的前傾坐姿、反覆的彎腰、下蹲時弓腰搬抬重物，都很容易引起腰椎間盤突出，所以腰椎間盤突出與從事的職業有密切關係。司機、會計、長期坐辦公室的人，都易患腰椎間盤突出。
3. 腰椎骶化、骶椎腰化、半椎體畸形、小關節畸形和關節突不對稱等。上述因素會使下腰椎受力改變，導致椎間盤內壓升高造成退化和損傷。

◉ 檢查筋結

檢查筋結時，患者採俯臥姿勢，操作者站立其旁，以拇指探查腰部、臀部和下肢遠端以檢查筋結。如果患者的症狀以大腿後側症狀為主，則應側重於檢查足太陽經筋；如果患者的症狀以大腿外側症狀為主，則應側重於檢查足少陽經筋。

◉ 治療手法

經筋療法治療腰椎間盤突出，先後採用肘按法、推法和搖法。

1. 肘按法：操作者用拇指按揉筋結，然後用肘部鷹嘴點按患部，每處施治 1～3 分鐘，以患者能夠忍受為度。
2. 推法：操作者用手掌大小魚際或掌根部在腰背部位，從上往下沿足太陽經筋進行推揉，反覆操作 10 次，再沿兩側髂脛束自上推按至膝下，反覆操作 5～6 次。
3. 搖法：患者採仰臥姿勢，雙髖雙膝屈曲，操作者扶住患者膝關節和踝部將腰骶部轉動 1～2 分鐘。

◉ 預防措施

1. 保持日常飲食均衡，注意補充蛋白質、維生素，防止肥胖，戒菸、限酒。
2. 工作中注意時間，姿勢正確，不宜久坐久站，劇烈活動前，先做準備活動。
3. 臥床休息宜選用硬板床，保持脊柱生理彎曲。
4. 避寒保暖。

腰椎間盤突出的經筋療法

檢查筋結

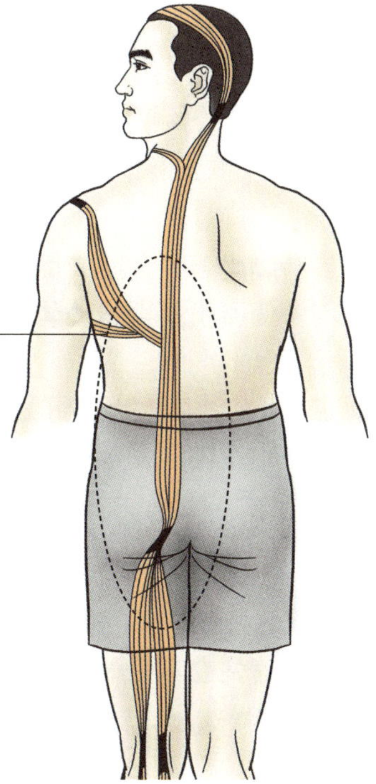

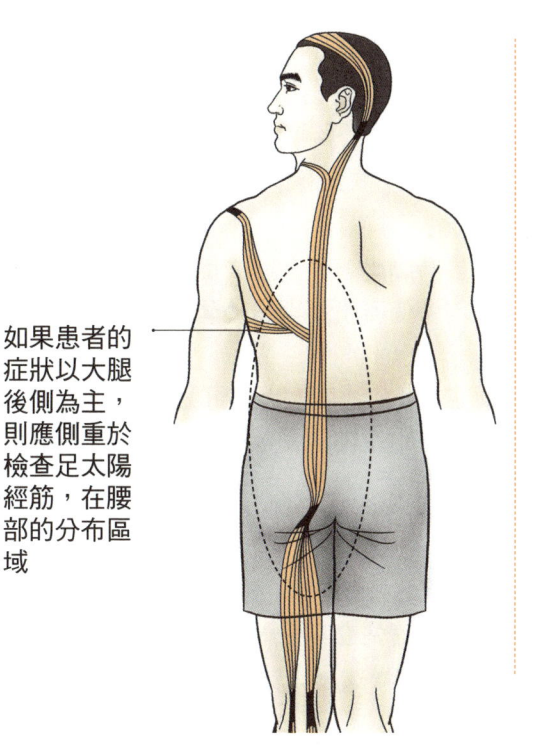

如果患者的症狀以大腿後側為主，則應側重於檢查足太陽經筋，在腰部的分布區域

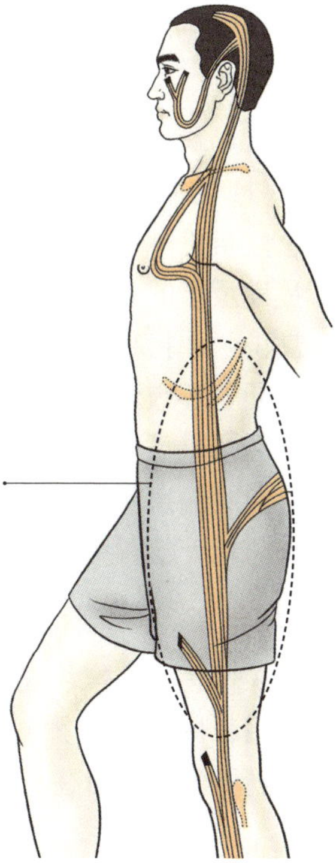

如果患者的症狀以大腿外側為主，則應側重於檢查足少陽經筋行經腰部的區域

穴位按摩輔助治療

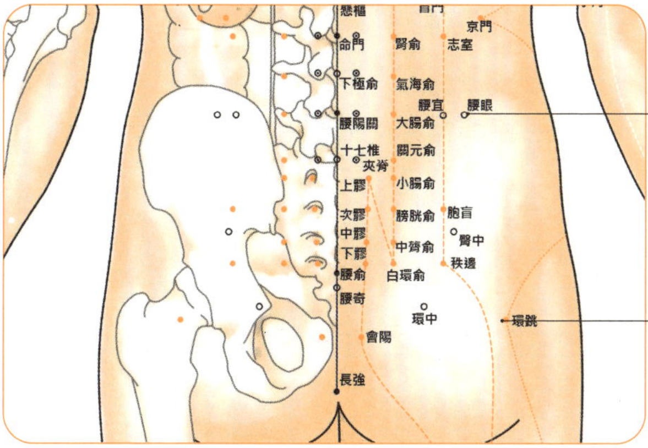

腰眼穴
位於第 4 腰椎棘突下，旁開約 3.5 寸

環跳穴
側臥屈股，股骨大轉子最凸點與骶管裂孔連線的外 1/3 與中 1/3 交點

在採用經筋療法治療腰椎間盤突出的同時，可以用穴位按摩法進行輔助治療。其具體方法：用手指按揉患者的腰眼穴和環跳穴，持續約 3 分鐘。

038 腰肌勞損

腰肌勞損又稱「功能性腰痛」，主要指腰骶部肌肉、筋膜等軟組織慢性損傷，是一種常見的腰部疾病。腰肌勞損的主要症狀為腰或腰骶部疼痛，反覆發作，疼痛會隨氣候變化或勞累程度而變化，時輕時重，纏綿不癒。腰肌勞損造成的疼痛性質多為鈍痛、酸痛或脹痛，疼痛範圍可局限於一個部位，也可散布整個背部。

致病原因

1. 急性腰扭傷後沒有徹底治癒，遷延日久引發腰肌勞損。
2. 長期反覆的過度腰部運動及過度負荷，如長時間坐著、久站或反覆從彎腰位到直立位、手持重物、抬物、肥胖，這些因素均會使腰肌長期處於緊繃狀態，久而久之便會導致慢性腰肌勞損。
3. 慢性腰肌勞損與氣候與環境也有關係，氣溫過低或溼度太大都可促發或加重。

腰肌勞損是局部軟組織損傷，而腰椎間盤突出是神經受壓迫導致的症狀。兩者的區別是，前者疼痛局限在腰部，後者疼痛會放射到臀部、大腿、小腿或腳。

檢查筋結

操作者以按揉手法對腰、腿、背部夾脊做廣泛探查，以檢查隱蔽勞損的肌筋。先讓患者採俯臥姿勢，雙手自然放於身旁，操作者站立其旁，從腰部起向下沿足太陽經筋檢查筋結所在，著重在腰部棘突、橫突兩旁尋找壓痛點。

治療方法

1. 滾法：操作者將手背近小指側部分固定於腰部，微屈四指，以腕部帶動前臂做前後旋轉運動，進行連續不斷的滾動，滾動要稍微帶些力道。
2. 按法：操作者以掌按法或者肘按法按壓腰部筋結，每處各 1 ～ 2 分鐘。按壓力道要稍大一些以疏散筋結。
3. 按腰扳腿：揉腰椎兩側的骶棘肌，進行按腰扳腿。一手按住患者腰部，另一手前臂及肘部托著患者一側小腿的上段，雙手協調配合，相對用力同時按壓腰部、托提下肢，反覆數次，兩側均做。

預防措施

1. 多運動，使肌肉、韌帶、關節囊經常處於健康狀態。
2. 工作時注意姿勢，長時間維持同一工作姿勢者，在工作一段時間後，必須休息一下，保護腰部。
3. 慢性病、營養不良、肥胖等患者，要多休息，加強治療；病後初癒、妊娠期、分娩後、月經期間的患者，應多休息，避免過度勞累。

腰肌勞損的經筋療法

檢查筋結

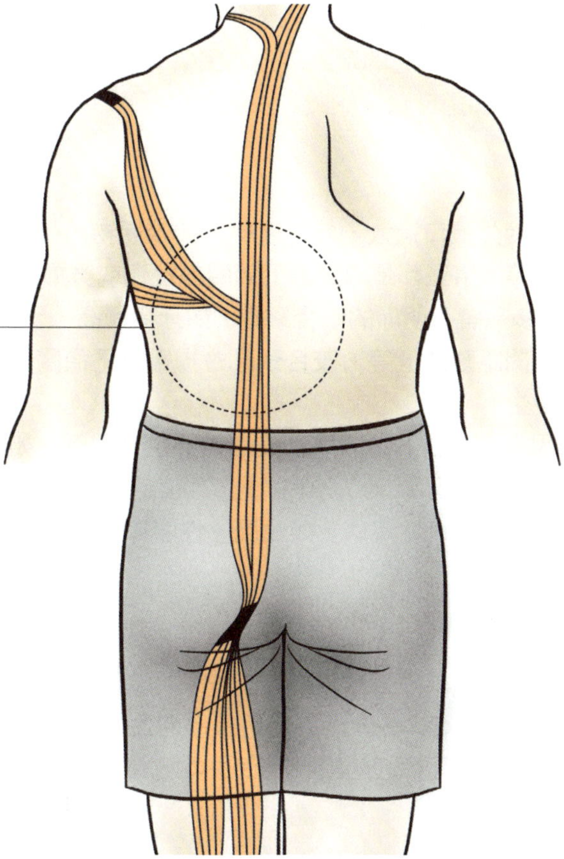

腰肌勞損的筋結一般存在於足太陽經筋行經腰部棘突、橫突兩旁的區域

穴位按摩輔助治療

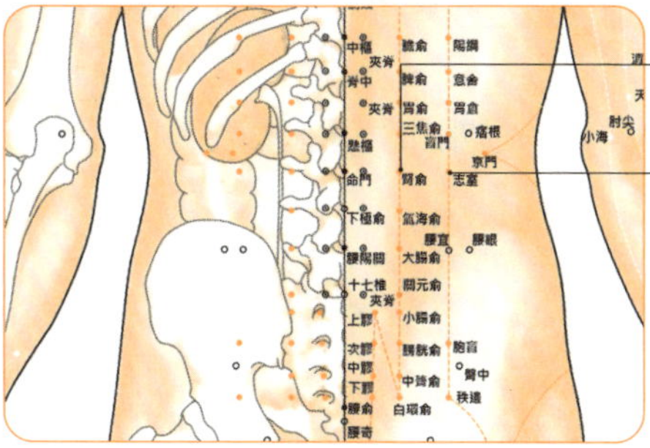

腎俞穴
背部，第 2 腰椎棘突，旁開 1.5 寸處

志室穴
腰部，當第 2 腰椎棘突下，旁開 3 寸處

在採用經筋療法治療腰肌勞損的同時，可以用穴位按摩法進行輔助治療。其具體方法：用手指按揉患者的腎俞穴和志室穴，持續約 3 分鐘。

039 顳下頜關節紊亂症候群

顳下頜關節紊亂症候群是口腔頜面部常見的疾病之一，好發於青壯年，以 20 ～ 30 歲患病率最高。其主要症狀為一側或者雙側顳下頜關節酸脹或疼痛，以咀嚼及張口時最明顯。常見的運動阻礙為張口受限，甚至說話不清晰，口角流涎。此外，還可能伴隨顳部疼痛、頭暈、耳鳴等症狀。

致病原因

1. 創傷因素：打哈欠張口過大、外力撞擊、突咬硬物、夜間磨牙、經常咀嚼硬食及習慣單側咀嚼等，這些都是導致顳下頜關節挫傷或勞損的因素。
2. 咬合因素：很多患者有明顯的咬合紊亂，如牙尖過高、牙齒過度磨損、磨牙過多、修復不良、頜間距離過低等。咬合紊亂會損害顳下頜關節內部結構功能的平衡，導致此病症發生。
3. 神經與心理因素：與顳下頜關節紊亂症候群也有關係，如患者有情緒急躁、精神緊張、容易激動等情況。
4. 全身及其他因素：系統性疾病，如類風溼性關節炎也會引起此病症。

檢查筋結

讓患者坐低凳，頭微向後仰，由操作者扶持固定或靠於椅背。操作者站患者對面，以雙手拇指、食指或中指按揉兩側下頜關節處，在使顳下頜關節放鬆的同時，檢查突出位置和筋結所在。手太陽經筋自頸部向上循行，出耳朵上側，蜿蜒於下頜、面部和眼角。所以，此病症的筋結一般在手太陽經筋行經顳下頜關節的部位。

治療手法

1. 滾法：操作者將手背近小指側固定於腰部，微屈四指，以腕部帶動前臂做前後旋轉運動，進行連續不斷滾動，並稍微帶些力道。
2. 關節復位：操作者雙手拇指用力向後下方推。同時，其餘四指向上托，如果聽到「喀」的一聲，即可復位。如未能完成，則重複以上步驟 2 ～ 3 次，必要時可將顳下頜關節左右推按 1 ～ 2 次即能復位。
3. 揉法：操作者以大魚際或小魚際部輕揉患側的顳下頜關節周圍及筋結處，用以疏通氣血，解除局部痙攣。

預防措施

1. 調整生活作息。
2. 均衡飲食，保持口腔清潔，適度運動。
3. 定期口腔檢查，能有效預防口腔及耳部產生惡性腫瘤風險。

顳下頜關節紊亂症候群的經筋療法

檢查筋結

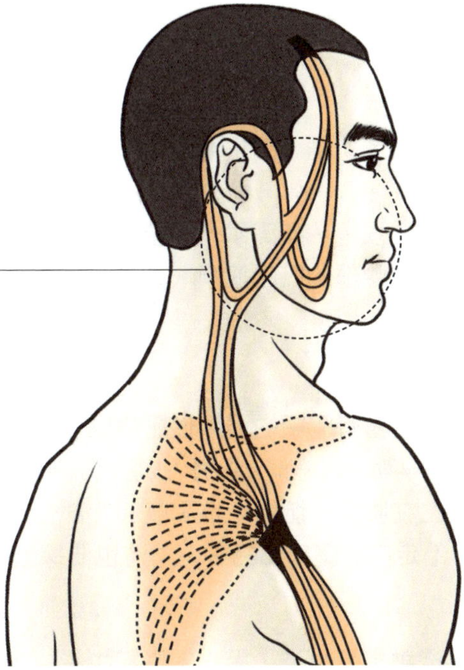

顳下頜關節紊亂症候群通常會在手太陽經筋行經顳頜關節的部位有固定筋結

穴位按摩輔助治療

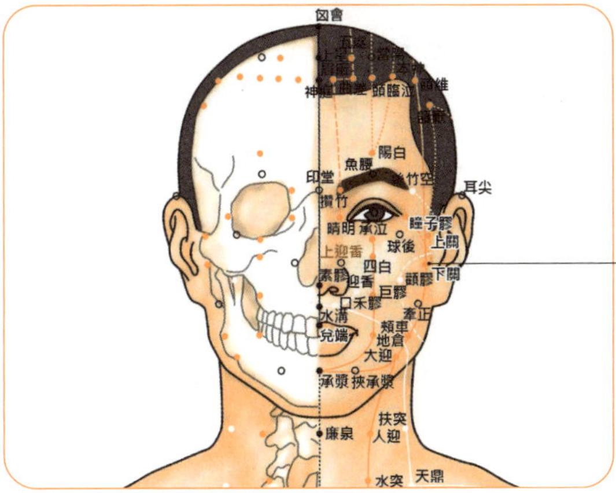

下關穴

在面部耳前方，位於顴弓與下頜交界所形成的凹陷處，張開口時隆起；採正坐或仰臥姿勢，閉口取穴

在採用經筋療法治療顳下頜關節紊亂症候群的同時，可以用穴位按摩法進行輔助治療。其具體方法：用手指按揉患者的下關穴，持續約3分鐘。

外科疾病經筋療法

040 急性腰扭傷

急性腰扭傷是腰部肌肉、筋膜、韌帶等軟組織過度拉扯而引起的急性撕裂傷，是常見的一種經筋疾病。腰扭傷後一側或雙側會立即發生疼痛，有時可能受傷一段時間後才出現疼痛及腰部活動受阻，靜止時疼痛稍輕，活動或咳嗽時較為疼痛。

致病原因

1. 腰扭傷：多因行走滑倒、跳躍、閃扭身軀、跑步而引起，多由肌肉、韌帶遭受拉扯所致，故損傷較輕。
2. 腰挫裂傷：較為嚴重的損傷，如高攀、提拉、扛抬重物的過程中太過用力或姿勢不對、配合不當，造成腰部的肌肉筋膜、韌帶、椎間小關節與關節囊的損傷和撕裂。

檢查筋結

扭傷早期，患者一般會有明顯的局限性壓痛點，找到壓痛點即找到損傷部位。所以，在急性腰扭傷的早期，以經筋查找手法確定筋結位置，對診斷治療非常重要。急性腰扭傷一般多發生在腰骶、骶髂、椎間關節等部位，檢查筋結時通常以探查足太陽經筋雙下肢和足部走向的壓痛點為主，同時也要探查肢體遠端的筋結。

治療手法

1. 滾法：患者採俯臥姿勢或者坐姿，操作者以拇指指尖或指腹尋找壓痛點，採用滾法在壓痛點周圍治療，並逐漸移至壓痛點。
2. 點法：操作者用拇指指端點按各壓痛點，手法宜輕柔和緩，以酸脹為度，並點按肢體遠端筋結點。
3. 按法：操作者用雙手掌相疊沿腰背部從上至下實施按法。
4. 推法：操作者在傷側順著骶棘肌纖維方向進行推按，來回 3 ～ 4 遍。

預防措施

1. 在劇烈運動前要做好暖身運動。
2. 體育運動時要保持正確的姿勢，用力適當，腰部用力要逐漸加強，動作要協調平衡，避免過度用力。

急性腰扭傷的經筋療法

檢查筋結

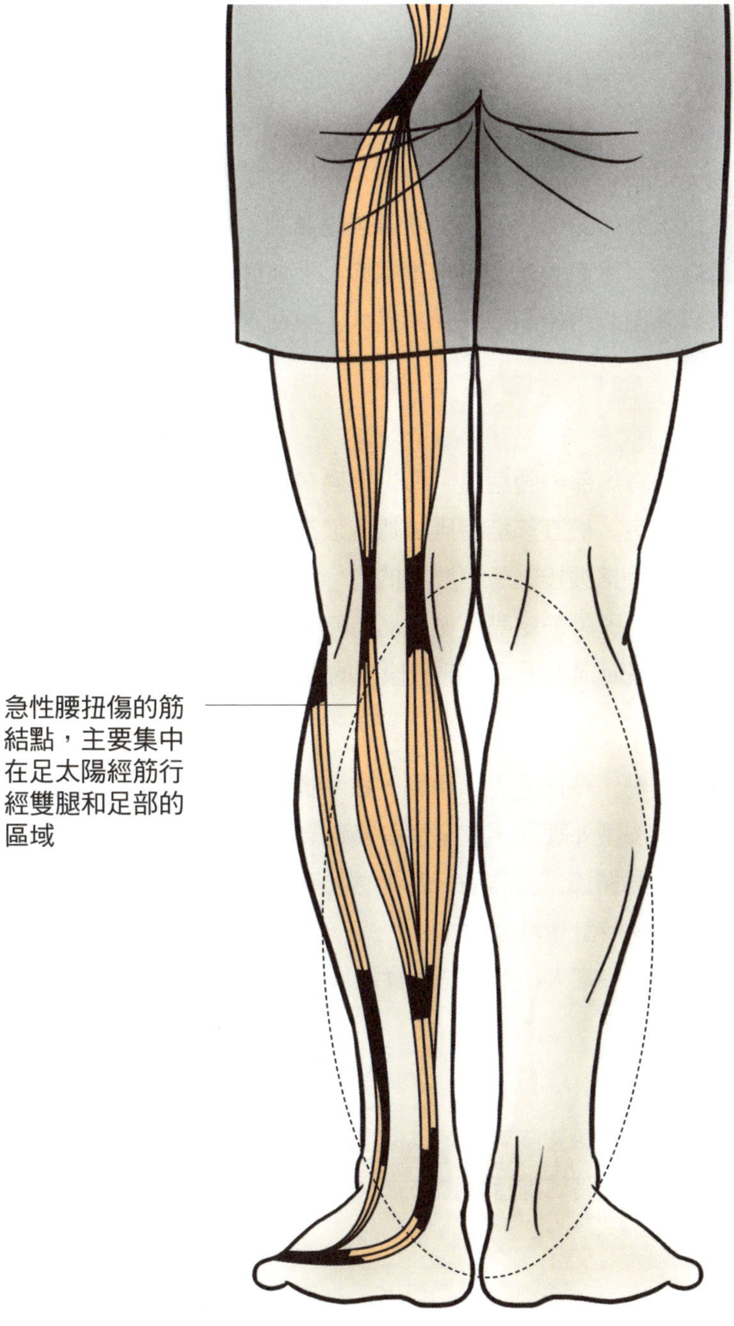
急性腰扭傷的筋
結點，主要集中
在足太陽經筋行
經雙腿和足部的
區域

041 踝關節扭傷

踝關節扭傷是十分常見的經筋疾病，其常見症狀為踝部明顯腫脹疼痛，不能著地，不能負重行走。輕者僅有部分韌帶纖維撕裂，重者會使韌帶完全斷裂或韌帶及關節囊附著處的骨質撕脫，甚至發生關節脫位。

致病原因

現代醫學認為，走在不平路面、高處跌下、跑跳時落地不穩等，是踝關節扭傷的主要原因，尤其以內翻損傷造成外側副韌帶拉傷撕裂，甚至斷裂的情況最常見。踝部包括踝關節和距骨下關節，是下肢承重關節。下坡時，踝關節呈蹠屈位，突然向外或向內翻，造成外側或內側副韌帶受力過大，致使踝關節失去平衡，而發生踝關節扭傷。

檢查筋結

患者的踝部通常會有局部瘀腫疤痕，應先透過 X 光檢查，排除骨折及韌帶嚴重撕裂導致的踝關節不穩定。檢查筋結時應依據疤痕來探查。患者採仰臥姿勢，操作者站在患者足下方，雙手指腹按壓患者雙腳的內、外踝部。檢查筋結時要比較兩側肌肉結構，腫脹或壓痛點即是筋結點。檢查筋結時要重點檢查足少陽經筋循行路線的踝部外側，中封穴和照海穴附近是踝部扭挫傷的固定筋結點。

治療手法

1. 按法：患者採側臥姿勢，傷肢在上，用點、按、揉、撥等方法按摩各筋結，以緩解疼痛。用拇指指端按壓外踝部，直至患者感到酸痛麻木為止。
2. 搖法：採用搖法以鬆動關節。操作者一手托住患者足跟，另一手握住踝關節處，使踝關節做順時針或逆時針環轉運動。
3. 揉法：在外踝部筋結以手掌大小魚際施行揉法，使筋骨離而複合。

預防措施

1. 下坡、下樓要注意。
2. 走不平坦的路或運動時，應穿高筒鞋，以保護踝關節。
3. 儘量少穿高跟鞋走不平的路或進行運動。

踝關節扭傷的經筋療法

檢查筋結

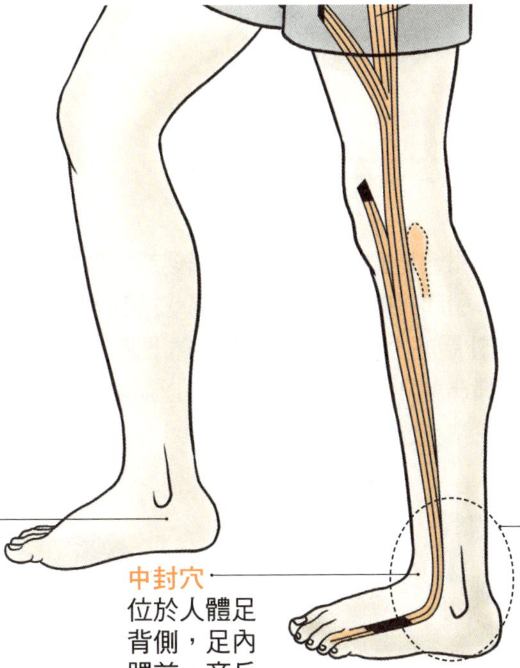

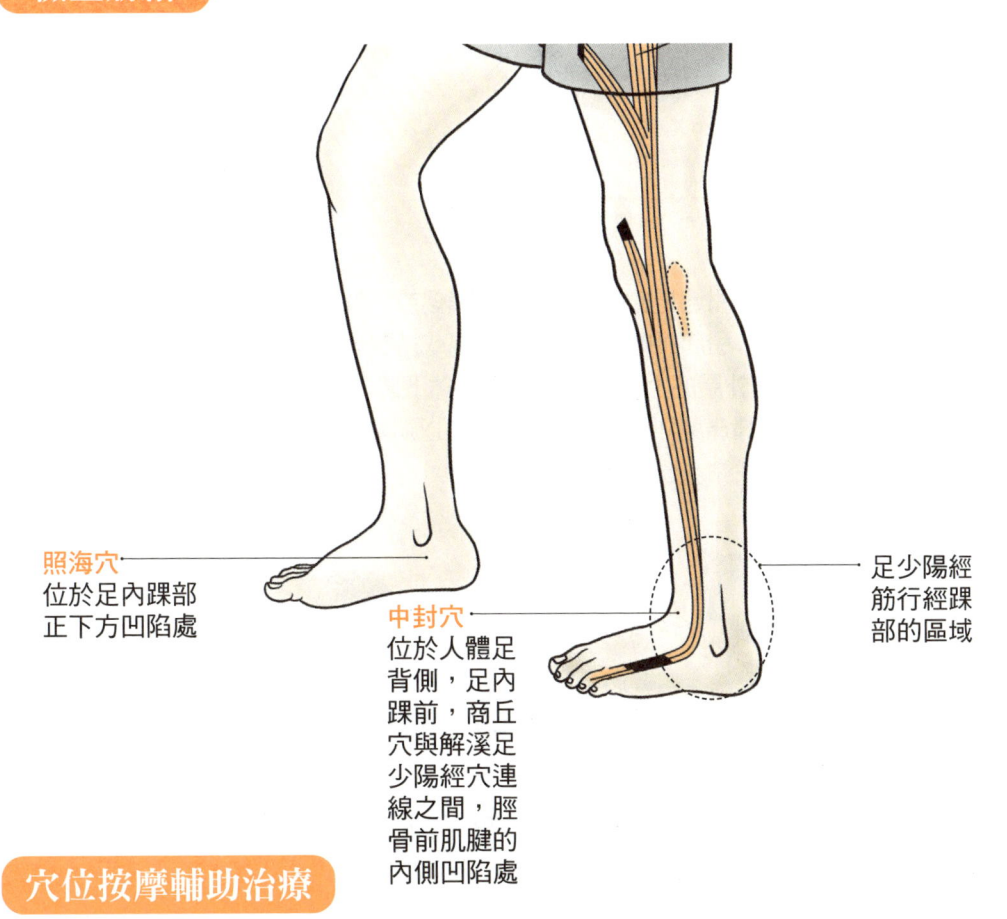

照海穴
位於足內踝部正下方凹陷處

中封穴
位於人體足背側，足內踝前，商丘穴與解溪足少陽經穴連線之間，脛骨前肌腱的內側凹陷處

足少陽經筋行經踝部的區域

穴位按摩輔助治療

解溪穴
足背與小腿交界處的橫紋中央凹陷處，位於拇長伸肌腱與趾長伸肌腱之間

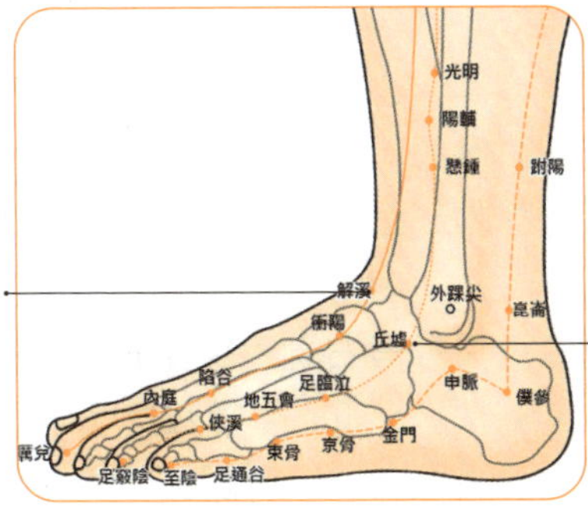

丘墟穴
在足背，外踝前下方，位於趾長伸肌腱的外側凹陷處

在採用經筋療法治療踝關節扭傷的同時，可以用穴位按摩法進行輔助治療。具體方法：用手指按揉患者丘墟穴和解溪穴，持續約 3 分鐘。

042 肩部扭傷

肩關節是人體活動範圍最大的關節，扭傷、挫傷、跌倒很容易引起肩部扭傷。肩部扭傷會發生於任何年齡，損傷的部位多見於肩部的上方或外上方，且多為閉合傷。肩部扭傷可併發脫位或骨折，也可能會引起肌肉或神經血管的損傷，導致氣血瘀滯、局部腫脹疼痛、功能障礙。如傷筋嚴重，瘀腫難以消除，會形成繼發性沾黏性肩關節囊炎。

致病原因

1. 肩關節過度扭轉，會引起肩關節囊、筋膜的損傷或撕裂。
2. 重物直接打擊肩部，引起肌肉或神經血管損傷或撕裂，致使瘀腫疼痛，功能障礙。
3. 上肢突然外展或已外展的上肢受外力作用突然下降，均可使岡上肌腱部分或全部斷裂。如損傷嚴重，腫痛劇烈，往往導致瘀腫難以消除，疼痛不易緩解，可能造成肩關節周圍軟組織廣泛沾黏，遷延難癒。

檢查筋結

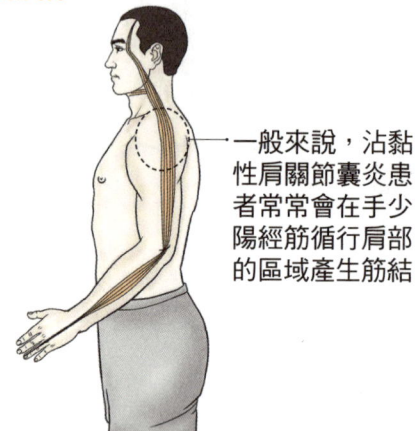

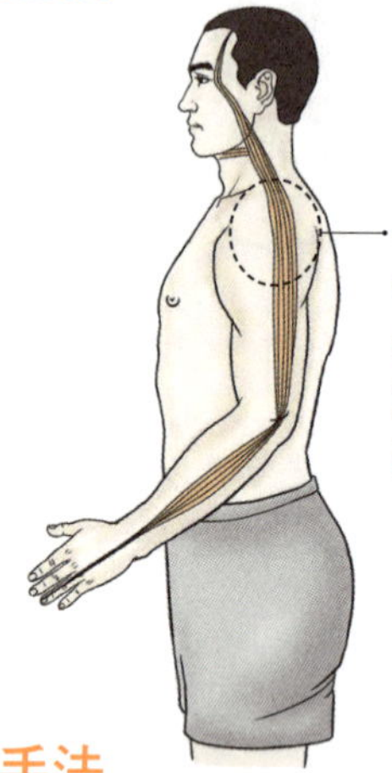

一般來說，沾黏性肩關節囊炎患者常常會在手少陽經筋循行肩部的區域產生筋結

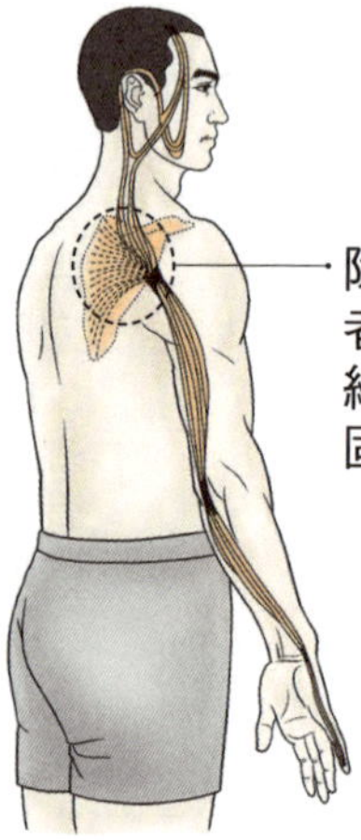

除了手少陽經筋，患者的手太陽經筋循行經肩部的區域，也有固定筋結點

治療手法

1. 按法：操作者沿著患者的頸部、肩部和背部，由上而下採用掌按法按揉筋結，每處按揉 2～3 分鐘，直至患者感到酸脹麻木。
2. 拿法：操作者採用拿法沿著肩前部、肩胛內部上角處和腋下拿彈手太陽經筋，以鬆解肌肉，緩解痙攣。
3. 搖法：操作者立於患者身後，右手虎口托住患者右腕，操作者屈肘內收帶動患者屈肘，由下向胸前上舉，再外旋、外展後放下，如此重複數次。
4. 外展牽抖：操作者雙手握患者側手腕，肩外展 60°，肘關節伸直做輕微牽拉抖動 10～20 次即可。

043 肱二頭肌短頭肌腱扭傷

肱二頭肌短頭肌腱扭傷，此病多發生在小孩，上肢劇烈活動的運動員也好發此病。中醫稱牽拉肩為「筋拉傷」或「筋出槽」，筋脈受損，經絡不通則痛；肌筋受損，功能失調。肱二頭肌短頭肌腱損傷後會出現肩部的疼痛，導致肩關節功能障礙，小孩會拒絕活動患肢、哭鬧；成年人會覺得肩部、上背部疼痛，嚴重者肩部肌肉痙攣，疼痛會呈持續性的鈍痛。

致病原因

1. 小孩的手臂在受到突然被拉扯時，肱二頭肌短頭腱會產生些微錯縫，進而產生損傷。
2. 成年人患肱二頭肌短頭肌腱扭傷多是由於動作不協調，在上臂做過度外展或後伸運動，如投擲重物時，肱二頭肌短頭腱在突然拉扯、扭轉外力的作用下，發生肌腱扭轉損傷，甚至發生喙突部位附著點的撕裂傷。

檢查筋結

檢查筋結時，患者採仰臥姿勢，全身放鬆。操作者站於患者一側，用兩手的食指和中指指腹在肩部輕輕按壓以查找筋結。在按壓患者肩部肌肉時，要比較兩側肌肉的結構，發生病變的軟組織一定會有筋結或者壓痛點存在。肩部是眾多經筋匯集的地方，要仔細檢查，正確判斷哪一條經筋受損。一般來說，肱二頭肌短頭肌腱扭傷患者手陽明經筋外，經過喙突的區域常會發現筋結，所以檢查時要著重探查手陽明經筋在肩部和臂部的循行部位。

治療手法

1. 撥法：操作者一手握住患側前臂，屈曲患者的肘關節，另一手拇指按壓於法喙突處，採用撥法沿著外下方彈撥肌筋。
2. 肩關節搖法：操作者在按壓的同時，再以搖肩法使上臂做各個方向的迴旋。
3. 掌推法：操作者在患部採用推法進行推滾，以理順經筋。

依以上步驟治療之後，多數患者會感覺疼痛銳減，但多數小孩不能自由拿物。對於症狀嚴重的患者，治療之後必須固定上肢，限制活動。

肱二頭肌短頭肌腱扭傷的經筋療法

檢查筋結

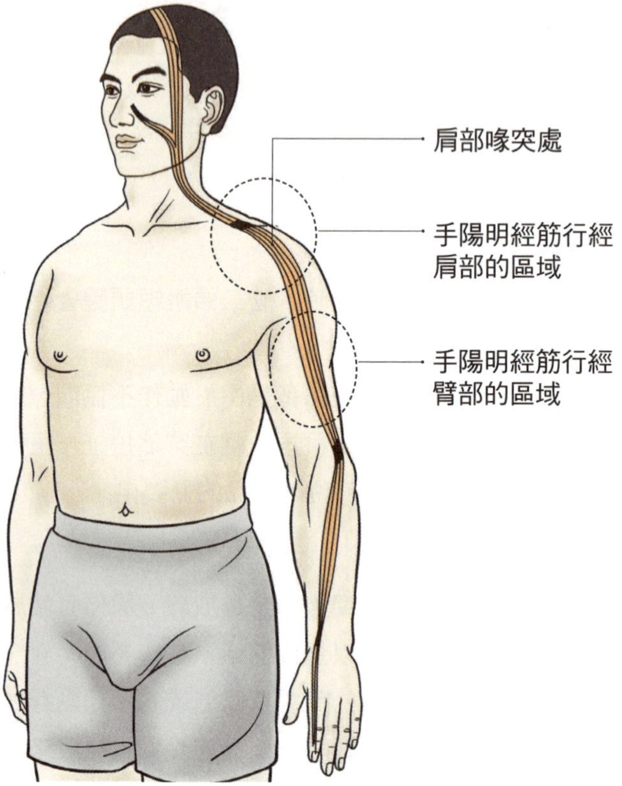

穴位按摩輔助治療

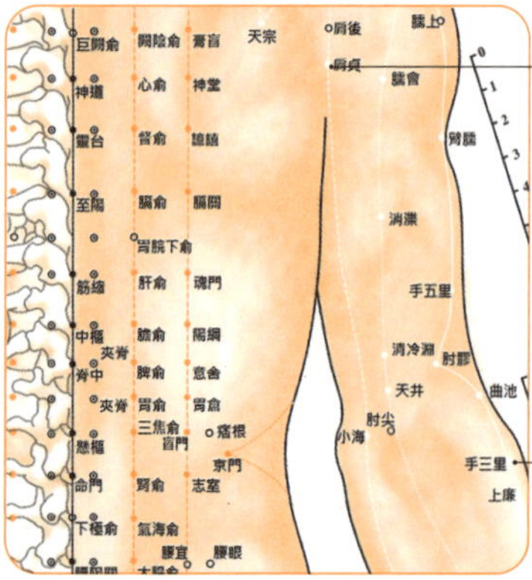

肩貞穴

位於肩關節後下方，手臂內收時，腋後紋頭上 1 寸

手三里穴

在前臂背面橈側，當陽溪穴與曲池穴連線上，肘橫紋下 2 寸

在採用經筋療法治療肱二頭肌短頭肌腱扭傷的同時，可以用穴位按摩法進行輔助治療。其具體方法：用手指按揉患者的肩貞穴和手三里穴，持續約 3 分鐘。

044 膝蓋滑囊炎

膝蓋滑囊炎是常見的經筋疾病，好發於中青年，其主要表現是膝關節腫脹、疼痛和活動受限。急性膝蓋滑囊炎疼痛往往逐漸發生，滑囊部位有局限性壓痛，痛點多位於關節附近骨突起處，活動時疼痛加劇，嚴重者夜間不能安睡，疼痛劇烈時，可沿肌肉放射至肢體遠端。如不及時治療，會導致慢性膝關節損傷。

◉ 致病原因

急性膝蓋滑囊炎多由外傷，如扭挫、碰撞等直接或間接損傷膝關節滑囊所致，可引起膝關節血腫或者挫傷。慢性膝蓋滑囊炎通常是因為膝關節持久用力，致使膝關節滑囊壁受到過度摩擦而導致的積累性損傷。不論是急性損傷還是慢性損傷，都會使膝關節滑囊滲出液增多，滑膜囊腫脹、沾黏，從而影響膝關節的正常活動。

◉ 檢查筋結

患者採仰臥姿勢，全身放鬆，操作者站於患側腳下方，以雙手拇指指腹按壓在患者膝關節，對稱探查筋結。檢查時，對稱比較兩側指腹下的肌肉結構，有病變的軟組織會有筋結或者壓痛點。足陽明經筋的一條分支經小腿前方行經膝關節，檢查筋結時，應著重檢查足陽明經筋在膝關節的循行區域。

◉ 治療手法

經筋療法治療膝蓋滑囊炎要先後用到揉法、撥法和按法。

1. 操作者以掌根或大小魚際在筋結處輕輕按揉 3 ～ 5 分鐘。
2. 操作者運用撥法對患處進行彈撥，力道要由輕到重，時間控制在 2 分鐘左右。
3. 操作者以指腹或者掌根輕按膝關節腫脹區域，然後再突然放手，以使滑囊液流動和吸收。

◉ 預防措施

1. 避免在潮溼處睡臥，膝關節不要太過勞累或負荷過重。
2. 休息是解決關節疼痛的首要方法，所以應讓關節得到充分休息。

膝蓋滑囊炎的經筋療法

檢查筋結

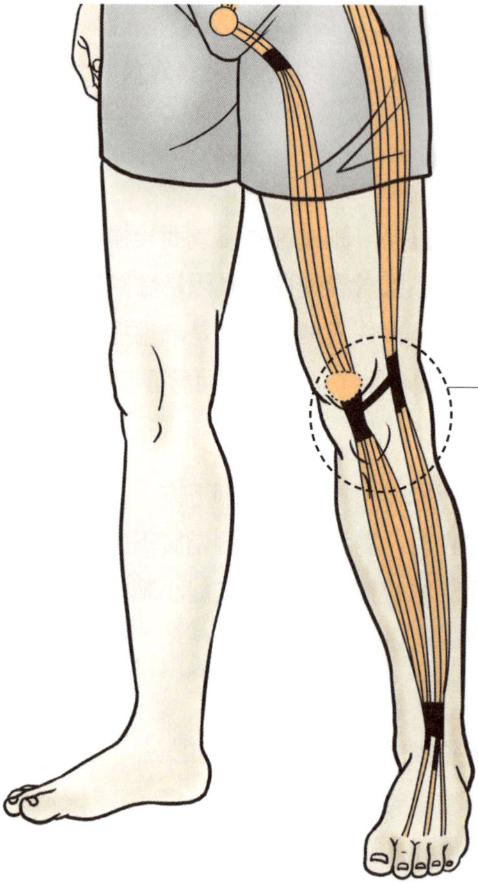

足陽明經筋的一條分支經小腿前方行經膝關節的區域，是膝蓋滑囊炎的固定筋結區

穴位按摩輔助治療

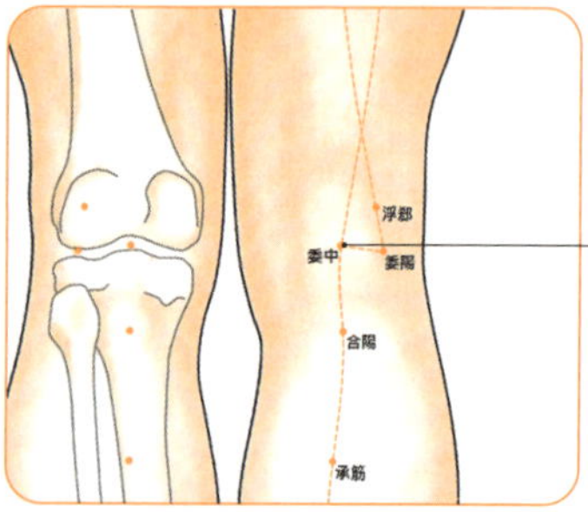

委中穴

位於膝後區，膕橫紋中點，位於股二頭肌肌腱與半腱肌肌腱的中間

在採用經筋療法治療膝蓋滑囊炎的同時，可以用穴位按摩法進行輔助治療。其具體方法：用手指按揉患者的委中穴，持續約 3 分鐘。

045 膝關節損傷

膝關節損傷是比較常見的經筋疾病，可以分為內側副韌帶損傷和外側副韌帶損傷。內側副韌帶損傷：輕者膝內側局部疼痛、腫脹、壓痛，重者局部腫脹、皮下瘀血、青紫、觸痛，以及膝關節功能活動受限。外側副韌帶損傷：膝關節外側有腫脹、疼痛、皮下出血和壓痛。二者均可引起膝關節外側穩定性不足。

致病原因

當膝關節呈半屈位時，兩側副韌帶會鬆弛，導致關節穩定性較差，如果突然受到側方的強大撞擊，超過韌帶能夠承受的最大極限，很可能引起膝關節外側或內側的副韌帶損傷。一般來説，韌帶的損傷可分為三種：第一種是韌帶扭傷，第二種是韌帶部分撕裂，第三種是韌帶完全撕裂。

檢查筋結

患者採仰臥姿勢，操作者站在患者小腿外側，以雙手拇指指腹按壓患者兩膝內側並對稱探查筋結。在正常狀態下，膝關節肌肉結構是對稱的，如果一側發生軟組織病變，就會出現筋結和壓痛點。檢查膝關節損傷的筋結點時，重點在於檢查足少陽經筋行經膝關節和大腿的區域。

治療手法

1. 揉法：患者採仰臥姿勢，操作者以手掌大小魚際揉按膝關節筋結，對於關節外間隙處有壓痛感的筋結點，需要長時間揉按。
2. 滾法：操作者用滾法在患者的膝關節周圍及大腿前部進行滾按，以舒解筋結，緩解疼痛。

除了以上方法外，鍛鍊股四頭肌也是治療膝關節損傷的有效方法，直腿抬高可促進血液循環，有利於關節積液吸收，輕度膝關節滑膜炎一般不必臥床休息，可短距離行走；若積液量多，應適當休息，將患肢抬高，在床上做膝關節功能運動。

預防措施

1. 控制體重，減少膝關節的負擔。
2. 避免長時間蹲下，因為蹲下時，膝關節的負重是自身體重的3～6倍。
3. 走遠路時不要穿高跟鞋，避免膝關節的磨損。
4. 做任何運動前要做好暖身活動，輕緩地舒展膝關節，讓膝關節充分活動以後，再做劇烈運動。
5. 天氣寒冷時應注意保暖，必要時戴上護膝，防止膝關節著涼。

膝關節損傷的經筋療法

檢查筋結

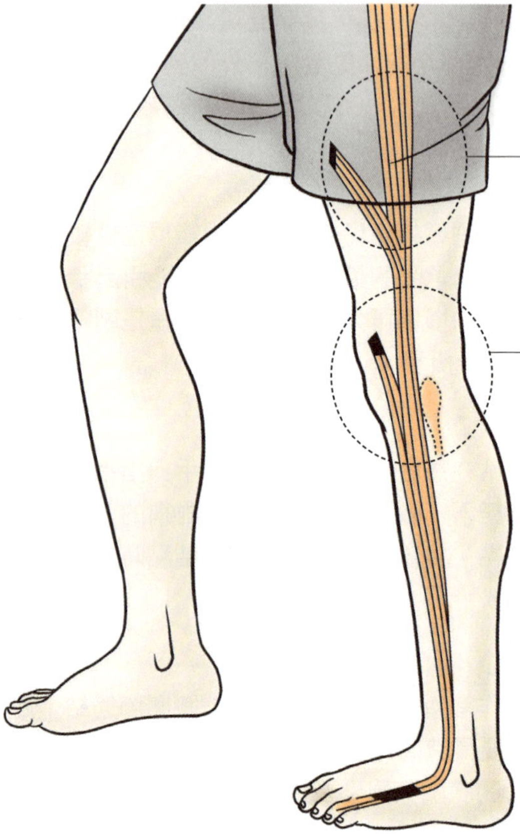

足少陽經筋行經大腿的區域，是膝關節損傷的一個重要固定筋結區

足少陽經筋行經膝關節外側的區域，是膝關節損傷的固定筋結區域

穴位按摩輔助治療

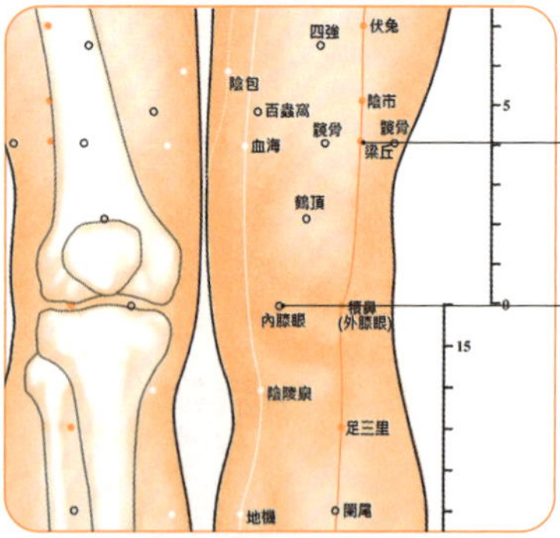

梁丘穴

伸展膝蓋用力時，筋肉凸出處的凹陷處

膝眼

在髕韌帶兩側凹陷處，內側的稱內膝眼（又稱「犢鼻穴」），外側的稱外膝眼

> 在採用經筋療法治療膝關節損傷的同時，可用穴位按摩法輔助治療。其具體方法：用手指按揉患者的梁丘穴和膝眼，持續約3分鐘。

046 足跟脂肪墊症候群

足跟脂肪墊症候群是中老年人常見的一種病，尤以女性居多。足跟脂肪墊症候群是由多種原因引起的足跟疼痛，多與受傷和退化性病變有關，常見於女性、肥胖者及老年人外，過度負重及長時間行走者，也是好發此症的高危險群。

致病原因

足跟疼痛有時與足部的脂肪墊受損有關，當我們行走、站立太久，或經常提重物、從事爬山等活動時，足跟因長時間承受壓力，就可能引發疼痛。另外，隨著年紀增長，足部血管彈性變差，血液循環變慢，再加上天氣變冷、足底受寒，也容易引起足跟疼痛。經筋學認為，足跟疼痛常與中醫上肝腎功能較弱、體內溼氣或氣血循環不良有關。肝主筋、腎主骨，若肝腎虧虛，筋骨容易失去滋養，再加上長期姿勢不良、過度使用或反覆受寒受溼，都會讓經絡不通、氣血受阻，進而引發不適。

檢查筋結

請患者採俯臥姿勢，雙手自然往上抬，全身放鬆。操作者站在患者足部下方，雙手用拇指與指腹按壓患者足跟的內外兩側。檢查時，比較足跟兩側的深層肌腱結構，如果有筋膜或是肌腱病變，通常會在深層出現筋結和壓痛點。足太陽經筋有一分支，從小趾經腳背延伸到腳跟，因此足跟痛的患者會在此區域出現筋結，建議應該對這個區域做仔細檢查。

治療手法

治療足跟疼痛需要先後採用揉按法和叩擊法。

1. 揉按法：請患者採取俯臥姿勢，患者側下肢屈曲，足底朝上。操作者在筋結處進行輕緩的揉按，以減輕患者疼痛。
2. 叩擊法：可以採用側擊法或指尖輕敲的方式，對患部叩擊 3 ～ 10 次，也可用木棒或木槌代替手部操作，但力道要適中，避免造成不適或瘀青。

預防措施

1. 選擇輕便柔軟，包覆性好的鞋子，使用海綿材質的跟墊，減少足跟壓力，預防足跟疼痛的風險。
2. 避免過度負重及用力，控制體重。
3. 老年人應特別注意鈣質補充，以預防骨質疏鬆。平時可選擇適度的活動方式，避免過度出力或搬重物，降低受傷風險。
4. 持續進行足部訓練，以增強肌肉、韌帶的力量和彈性，如赤腳在沙地上行走。
5. 睡前用溫水泡腳 30 分鐘，或是做足部簡單的按摩，促進局部血液循環。

足跟脂肪墊症候群的經筋療法

檢查筋結

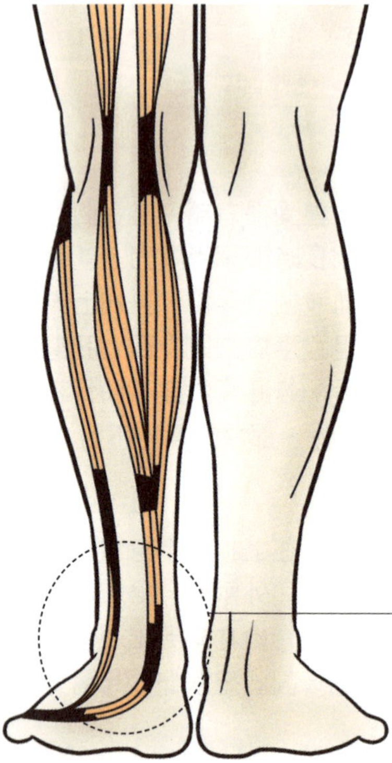

足太陽經筋在足跟的分布區域是足跟疼痛的固定筋結點產生區域

穴位按摩輔助治療

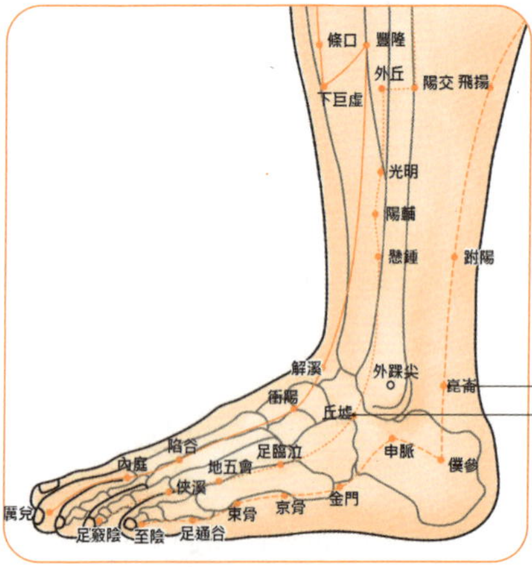

崑崙穴
在外踝後方，外踝尖與跟腱之間的凹陷處

丘墟穴
足外踝的前下方，當趾長伸肌腱的外側凹陷處

在採用經筋療法治療足跟疼痛的同時，可以用穴位按摩法進行輔助治療。其具體方法：用手指按揉患者崑崙穴和丘墟穴，持續約3分鐘。

047 網球肘

網球肘又叫「肱骨外上髁炎」，因為網球運動員易患此病而得名。此外，家庭主婦、水泥工、木工等長期反覆用力活動手肘的人，也容易罹患此病。網球肘通常是手腕、手臂重複用力動作或過度使用手肘所造成的疾病，當患者在用力抓握或是提舉物體時，會感到患部疼痛。

致病原因

1. 打網球時動作不正確，網球拍的大小不合適，或是拍線張力不佳，高爾夫握杆或揮杆技術不正確等。
2. 手臂肌肉過度使用，如打網球、羽毛球抽球、棒球投球。其他如刷油漆、划船，使用錘子、螺絲起子等工具，或者廚師切菜、剁肉等。
3. 年齡增大，肌肉柔韌性下降或肌肉施力不平均，也是導致網球肘發生的原因之一。

檢查筋結

患者採坐姿，操作者首先檢查患者第 2 和第 3 胸椎周圍，然後順著患者手陽明經筋和手太陽經筋循行路線進行檢查。通常手陽明經筋和手太陽經筋，經過頸側、肩、臂和手部，是網球肘的固定筋結區。

治療步驟

確認筋結位置後，要先後採用點法、揉法和推法進行治療。

1. 點法：患者採坐姿，操作者握拳，屈拇指或食指，以指端點按患者手陽明經筋區域內的筋結，以激發經脈之氣。
2. 揉法：操作者放鬆手腕，以手掌大魚際著力於筋結區，用手腕帶動前臂進行輕輕揉按，操作 3 ～ 5 分鐘。
3. 推法：操作者握拳，以食指、中指、無名指和小指的近節指間關節為施力點按壓於筋結區，緩慢向前推移。操作 3 ～ 5 分鐘，以患者能夠忍受為度。

預防措施

1. 多運動，增強身體肌肉力量，以吸收身體突發動作的能量。
2. 運動前要先熱身，然後牽拉前臂肌肉。
3. 從事需要前臂活動的運動時，要學會正確的技術動作。
4. 如果是網球愛好者，要請網球教練檢查擊球動作、球拍大小、網線張力及拍框的材質是否合適。

網球肘的經筋療法

檢查筋結

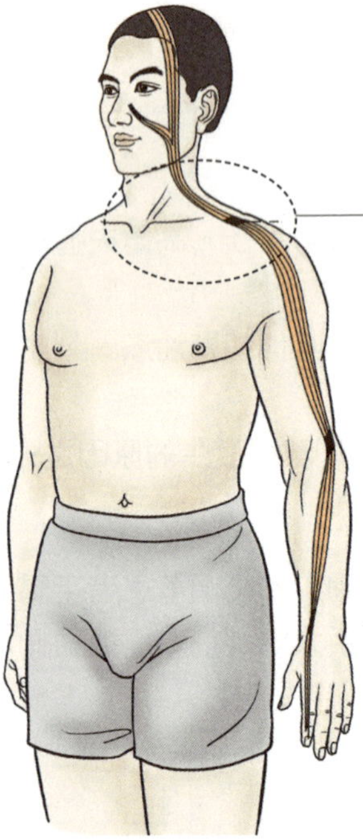

手陽明經筋經過頸肩部的區域，是網球肘的固定筋結區

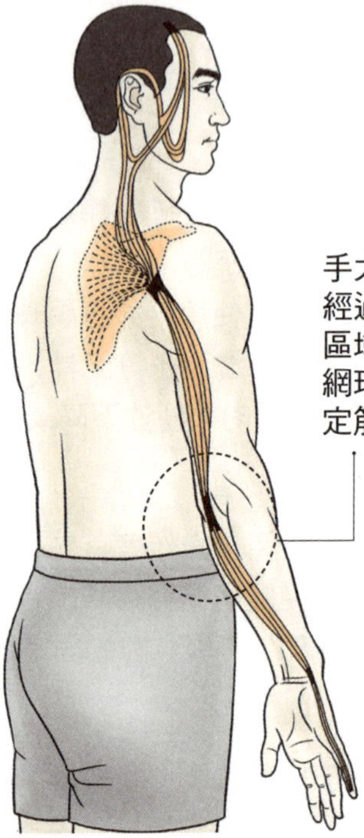

手太陽經筋經過肘部的區域，也是網球肘的固定筋結區

穴位按摩輔助治療

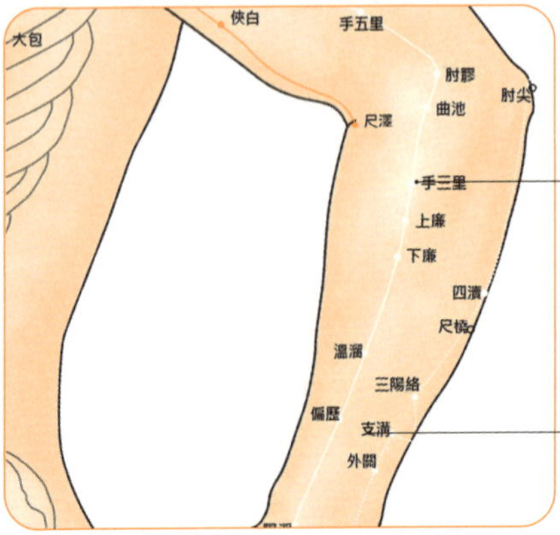

手三里穴

前臂背面橈側，位於陽溪穴和曲池穴連線上，肘橫紋下 2 寸

支溝穴

前臂背側，位於陽池穴與肘尖連線上，腕背橫紋上 3 寸，尺骨與橈骨之間

採用穴位按摩的方法進行輔助治療，對於治療網球肘有更好的療效。其具體方法：以手指按揉患者的手三里穴和支溝穴，持續約 3 分鐘。

048 肋軟骨炎

肋軟骨炎又稱「肋軟骨增生」，指發生在肋軟骨部位的慢性發炎症狀。肋軟骨炎好發於 25 ～ 35 歲女性，主要症狀為感覺胸部疼痛，深呼吸、咳嗽或活動時，患側上肢會感到疼痛，且疼痛往肩部或背部蔓延，導致無法舉起手臂，往往難以痊癒，影響病人的工作和學習。

致病原因

1. 肌肉拉傷或外傷：在搬運重物、快速扭轉身軀或因胸部擠壓等，使胸肋關節軟骨造成急性損傷。此外，免疫功能失調或是內分泌功能紊亂也會造成肋軟骨炎。
2. 病毒感染：傷風感冒引起的病毒感染，也會引起胸肋關節面軟骨水腫，從而導致肋軟骨炎。

檢查筋結

患者採俯臥姿勢，首先檢查患者第 2 至第 5 胸椎棘突周圍，然後順著患者足太陽經筋和足陽明經筋探查。通常足陽明經筋行經肋部的區域是肋軟骨炎的固定筋結區。

治療步驟

探查到患者的筋結之後，要先後採用揉法、推法和擦法進行治療。

1. 揉法：患者採仰臥姿勢，操作者放鬆手腕，以掌根施力於肋部筋結區，用手腕帶動前臂進行輕輕揉按，以患者能夠耐受為度。
2. 推法：以掌根或指腹為施力點按壓於筋結區，沿著經筋走向緩緩推移，反覆推按 5 ～ 10 次。
3. 擦法：操作者以手掌大魚際或小魚際緊貼患者筋結區的皮膚，做直線往返的摩擦，操作 3 ～ 5 分鐘，直至患者筋結區產生溫熱感。

預防措施

1. 避免感冒：肋軟骨炎多發於冬春或秋冬之交氣候轉變的季節，所以在天氣轉涼時，要先避免感冒。經常開窗通風，保持室內空氣新鮮，多參加體育活動，增強自身的抵抗力。平時注意保暖，防止受寒。身體出汗時不要立即脫衣，以免受風著涼。衣著要鬆軟、乾燥，避免潮溼。平常易感冒者，必要時可以接種流感疫苗。
2. 搬抬重物要謹慎：加強防護意識，搬抬重物姿勢要正確，不要太用力，要注意提防胸肋軟骨、韌帶的損傷。

肋軟骨炎的經筋療法

檢查筋結

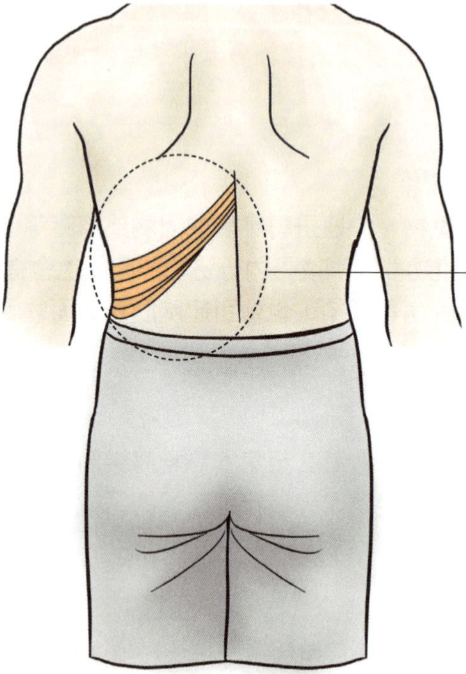

穴位按摩輔助治療

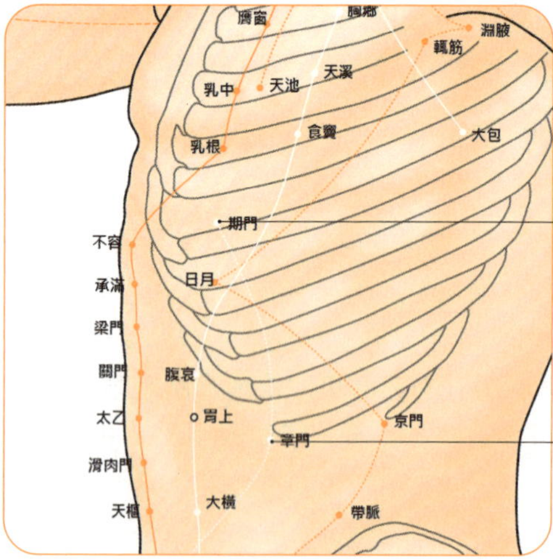

期門穴
在胸部，位於乳頭直下，第6肋間隙，前正中線旁開4寸

章門穴
位於人體側腹部，當第11肋游離端的下方

採用穴位按摩的方法進行輔助治療，對於治療肋軟骨炎有更好的療效。其具體方法：以手指按揉患者的期門穴和章門穴，持續約3分鐘。

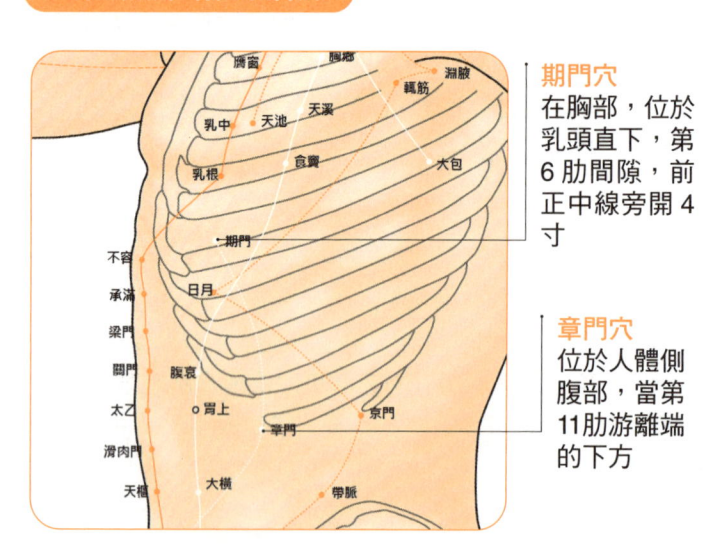

049 小腿抽筋

小腿抽筋也稱為「腓腸肌痙攣」，常發生在夜間、游泳或者運動時，通常是因為腓腸肌過度疲勞導致。發作時，會出現局部疼痛與肌肉緊繃，病人常會拖著腳尖走路，不敢整個腳掌踩地，不過此種情況並不需要特別治療也能自行緩解。如有長期過度使用或姿勢不良的患者，可能會出現小腿後面隱隱作痛，過度活動或勞累則會使病情加重，休息以後症狀即可減輕。

● 致病原因

1. 過度運動或激烈運動，導致腓腸肌處於緊繃狀態。
2. 經過劇烈運動產生的代謝物沒有及時排出體外，導致抽筋。
3. 中老年人在睡眠中腿腳著涼也可能會引起抽筋。
4. 中老年人和懷孕的女性常因缺鈣引發抽筋。

● 檢查筋結

患者採俯臥姿勢，然後操作者沿著患者足太陽經筋循行路線探查筋結。通常小腿抽筋的固定筋結位於足太陽經筋行經膕窩、腓腸肌和足跟的部位。

● 治療步驟

探查到患者的筋結之後，要先後採用點法、揉法和拿法進行治療。

1. 點法：患者採俯臥姿勢，操作者握拳，屈拇指或食指，以指端點按患者足太外陽經筋上的筋結區域。
2. 揉法：操作者放鬆手腕，以手掌大魚際著力於筋結區，用手腕帶動前臂進行疾輕輕揉按，操作 3 ～ 5 分鐘。
3. 拿法：操作者以大拇指和其餘四指將患者筋結區的肌肉稍微用力拿起來，再快速放下，如此反覆進行拿捏，操作 10 ～ 20 次。

● 預防措施

1. 注意鈣質的補充：青春期階段，鈣質相對缺乏，較易引起抽筋。
2. 晚上睡覺時易抽筋者，睡覺前在易抽筋的部位做伸展運動。
3. 睡覺時注意小腿的保暖，可以多穿些衣服使手腳有暖意。
4. 腳板過度下垂，即往足底方向下垂也有可能會誘發腓腸肌抽筋，所以，睡覺時要避免讓腳板過度下垂。
5. 適時補充維生素 D、維生素 E。

小腿抽筋的經筋療法

檢查筋結

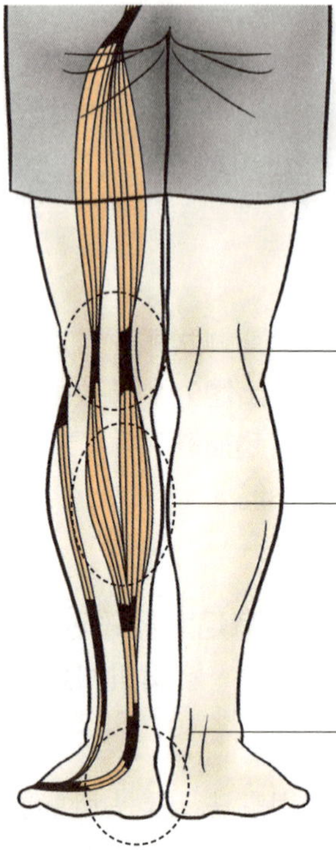

穴位按摩輔助治療

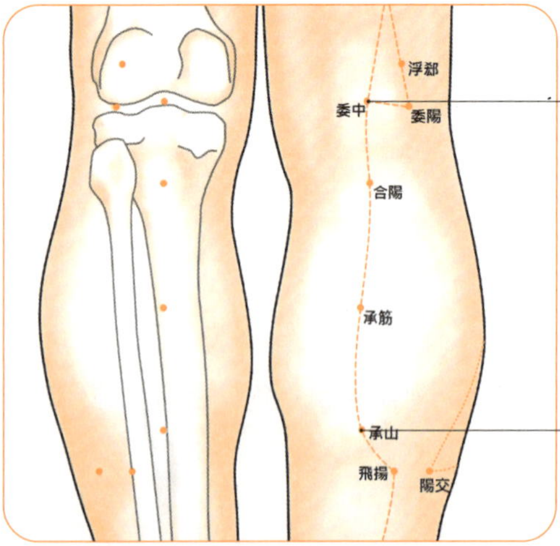

委中穴
膝後區，膕窩橫紋中點，於股二頭肌肌腱與半腱肌肌腱的中間

承山穴
在小腿後正中間，當伸直小腿或腳跟上提時，腓腸肌肌腹下出現尖角凹陷處

採用穴位按摩的方法進行輔助治療，對於治療小腿抽筋有更好的療效。其具體方法：以手指按揉患者的委中穴和承山穴，持續約 3 分鐘。

050 梨狀肌症候群

梨狀肌症候群也稱「深臀症候群」，是由梨狀肌的急、慢性損傷或病變所導致的病症。其症狀常表現為一側臀部劇痛，且可放射至腰骶部和下肢，行走時疼痛加重。梨狀肌損傷多見於中老年人或者體質較弱者，發病時常常伴有髖關節和骶髂關節的疼痛與病變。

致病原因

1. 外傷：閃、扭、跨越、站立、肩扛重物蹲下、負重行走及著涼等，都可能造成梨狀肌損傷。還有一些動作如下肢外展、外旋或由蹲位直立時，也可能使梨狀肌過度拉扯導致損傷。
2. 坐骨神經解剖異常：梨狀肌與坐骨神經的解剖關係發生變異，也可導致坐骨神經受壓迫或刺激，產生梨狀肌症候群。
3. 某些婦科疾病：部分婦科疾患，如盆腔、卵巢或骨盆腔發炎，以及骶髂關節炎時，也有可能波及到梨狀肌，影響梨狀肌附近的坐骨神經，而引發相應的症狀。

檢查筋結

患者採俯臥姿勢，操作者循著足太陽經筋和足少陽經筋在腰骶部、臀部和腿部的區域進行探查。通常梨狀肌症候群的固定筋結，會在足少陽經筋行經腰椎和骶髂關節的區域。

治療步驟

經筋療法治療梨狀肌症候群，要先後採用點法、揉法和擦法。

1. 點法：患者採仰臥姿勢，操作者握拳，屈拇指或食指，以指端點按患者的筋結區域，點按 3 ～ 5 分鐘。
2. 揉法：操作者放鬆手腕，手掌置於患者足少陽經筋在臀部的筋結區，用手腕帶動前臂進行輕輕揉按，以患者局部出現酸脹感為度。
3. 擦法：操作者以手掌大魚際緊貼患者筋結區的皮膚，做直線往返的摩擦，操作 3 ～ 5 分鐘，直到患者感到局部皮膚溫熱。

預防措施

1. 劇烈運動前要充分做好熱身活動，以拉開韌帶，避免造成傷害。
2. 久坐辦公室的工作人員每隔一段時間要活動一次，使腰骶部的血液得以流通。
3. 某些相關的婦科疾病如骨盆腔發炎、卵巢病變等要及時醫治。

梨狀肌症候群的經筋療法

檢查筋結

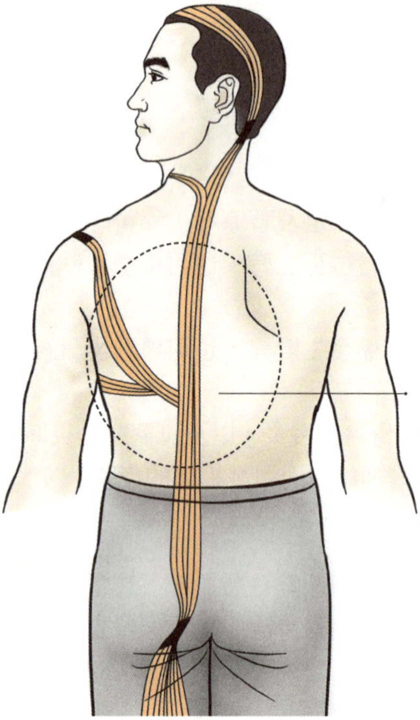

通常梨狀肌症候群的固定筋結會在足太陽經筋行經腰部的區域

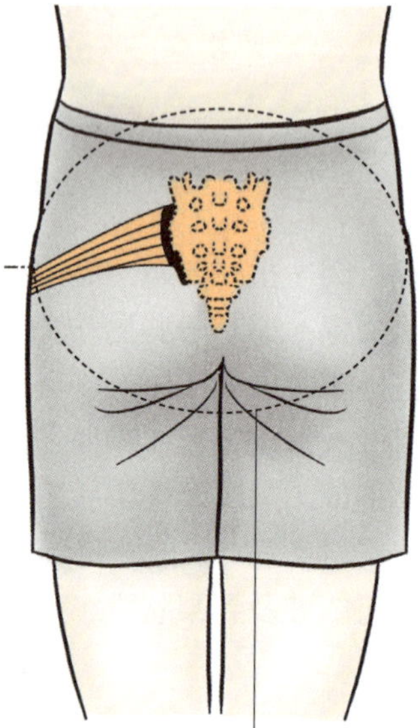

足少陽經筋行經腰椎和骶髂關節的區域也是梨狀肌症候群的固定筋結區域

穴位按摩輔助治療

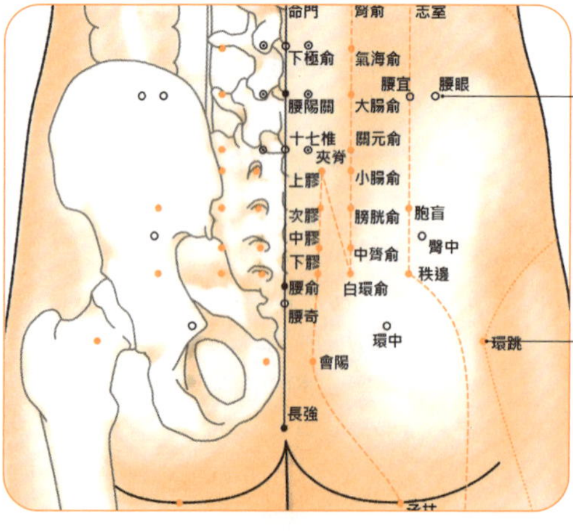

腰眼穴
第 4 腰椎棘突下，旁開約 3.5 寸凹陷中

環跳穴
股骨大轉子最高點與骶管裂孔連線的中外 1/3 交點處

> 採用穴位按摩的方法進行輔助治療，對於治療梨狀肌症候群有更好的療效。其具體方法：以手指按揉患者的環跳穴和腰眼穴，持續約 3 分鐘。

051 薦髂關節炎

薦髂關節炎通常與關節錯位或是慢性發炎有關。發作時，腰骶部位會劇烈疼痛，腰部無法靈活轉動，患者常常以未受影響的肢體負重。站立時，患者的軀幹會向患側傾斜，行走時多用手扶髖部減少不適。若為薦髂關節炎，其症狀以骶部疼痛為主，局部可能會有廣泛的壓痛感。

致病原因

1. 外傷：薦髂關節損傷多由外力創傷所致，如彎腰搬重物時姿勢不當、跌倒時臀部著地，或肩擔重物突然失足等。此外，當身體失去平衡，重心突然轉移，身體來不及及時調整姿勢，就會導致薦髂關節錯位，造成損傷。
2. 風寒溼熱侵襲，使筋肉氣血運行不順，經絡痺阻不通，導致薦髂關節炎發生。
3. 繼發性疾病：腰椎間盤突出、腰肌勞損、椎管狹窄、骨質增生、盆腔發炎等，若不及時治療，這些疾病都可能引起薦髂關節炎。

檢查筋結

患者採俯臥姿勢，操作者循患者足太陽經筋和足少陽經筋的循行路線進行探查。通常足太陽經筋行經腰骶部和下肢的區域，是薦髂關節病變的固定筋結區域。

治療步驟

查明筋結的具體位置之後，可先後採用肘按法、推法和擦法進行治療。

1. 患者採俯臥姿勢，操作者以屈肘的肘尖為作用點，按壓患者的筋結區域，要在患者能夠忍受的範圍內進行，前後按壓操作 10 餘次。
2. 操作者以掌根為施力點按壓於筋結區，沿著足太陽經筋在腰部的走向緩緩進行反覆推揉，操作 3～5 分鐘。
3. 操作者以手掌大魚際緊貼患者筋結區的皮膚，做直線來回摩擦，操作 3～5 分鐘，以患者筋結區產生溫熱感為度。

預防措施

1. 多運動，以增強腰骶部位的肌肉力量。
2. 活動時要注意身體姿勢，並加強對腰骶部位的保護，以免受傷或減少不適。
3. 注意腰骶部位的保暖，避免著涼。
4. 若有腰椎間盤突出、腰部肌肉拉傷、脊椎管狹窄、骨質增生等疾病，應該及早治療，以防病情惡化，連帶影響腰薦部的功能。

薦髂關節炎的經筋療法

檢查筋結

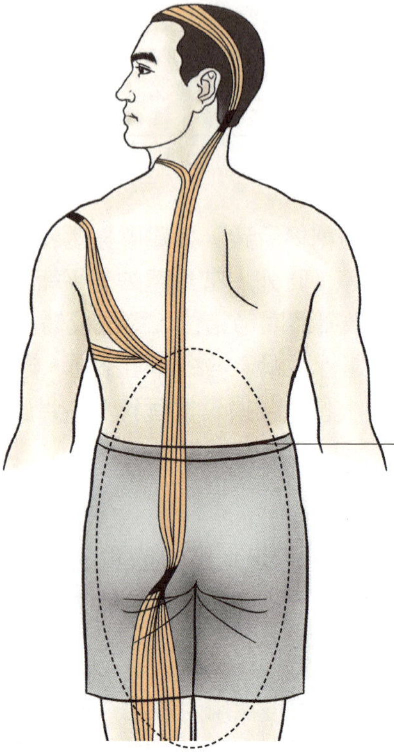

通常患者的足太陽經筋行經大腿至腰骶的部位，是薦髂關節炎的固定筋結區域

穴位按摩輔助治療

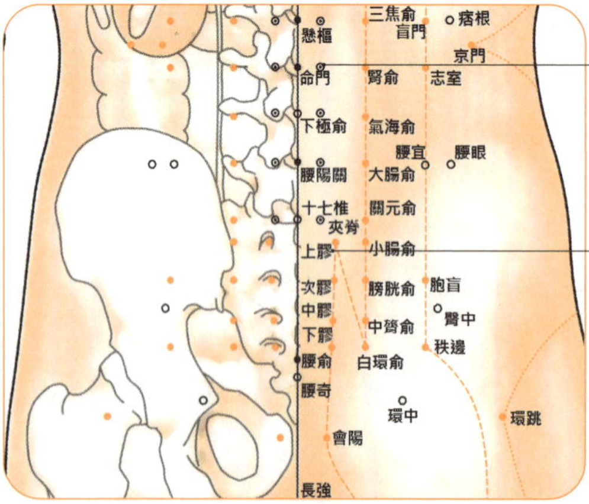

命門穴

在腰部，後正中線上，在第2腰棘突下凹陷處

上髎穴

在腰薦部，於髂後上棘與後正中線之間，第1腰薦後孔處

採用穴位按摩的方法進行輔助治療，對於治療薦髂關節炎有更好的療效。其具體方法：以手指按揉患者的命門穴和上髎穴，持續約3分鐘。

052 頸背部肌筋膜炎

頸背部肌筋膜炎指筋膜、肌肉、肌腱和韌帶等軟組織的無菌性炎症，常見症狀包含項背部酸痛不適、肌肉僵硬及板滯或有沉重的壓迫感，疼痛可能往單側或雙側背部與肩胛間放射。早上起床或天氣變化及著涼後症狀加重，活動後疼痛減輕，常反覆發作。急性發作時，局部肌肉緊繃、痙攣，頸背部活動會受限制。

致病原因

1. 肩部外傷沒有徹底治癒，遷延日久形成慢性肌筋膜炎。
2. 頸背部因過度勞累，導致肌肉疲勞及營養不良，進而引發頸背部肌筋膜炎。
3. 久臥於潮溼環境，寒邪凝滯氣血，使筋膜氣血運行不順，經絡阻滯，導致頸背部肌筋膜炎發生。正因為如此，項背肌筋膜炎患者對天氣變化特別敏感，症狀也容易因此受影響而加重。

檢查筋結

患者採俯臥姿勢，操作者沿著患者的手少陽經筋、手陽明經筋和手太陽經筋循行路線進行探查。項背肌筋膜炎的固定筋結區，通常位於患者的第 4 至第 7 頸椎棘突周圍。

治療步驟

查明筋結位置之後，要先後採用點法、滾法和揉法進行治療。

1. 點法：患者採坐姿，操作者握拳，屈拇指或食指，以指端點按患者頸肩部的筋結區域，以激發經脈之氣。
2. 滾法：操作者手背固定於患者筋結區，微屈四指，以腕部帶動前臂做前後旋轉運動，在患者的筋結區內進行連續滾動，操作 3 ～ 5 分鐘。
3. 揉法：操作者放鬆手腕，以掌根施力於筋結區，用手腕帶動前臂輕輕揉按，操作 3 ～ 5 分鐘。

預防措施

1. 加強頸背部功能的訓練，積極運動，如體操、打太極拳等，增強身體體能和頸背部肌肉的力量。
2. 避免過度疲勞，作息要規律，平時也要注意頸背部保暖，防止著涼與感冒。

頸背肌筋膜炎的經筋療法

檢查筋結

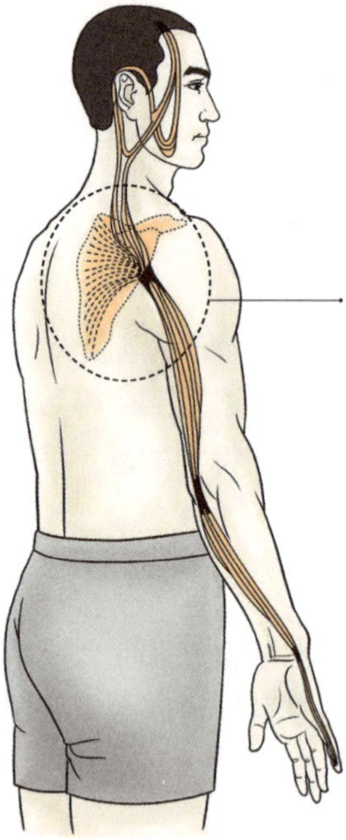

通常，手太陽經筋在患者背部的分布區域是頸背肌筋膜炎的固定筋結區

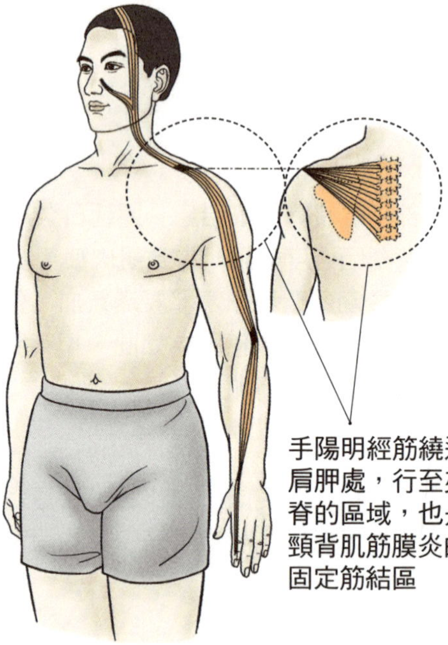

手陽明經筋繞過肩胛處，行至夾脊的區域，也是頸背肌筋膜炎的固定筋結區

穴位按摩輔助治療

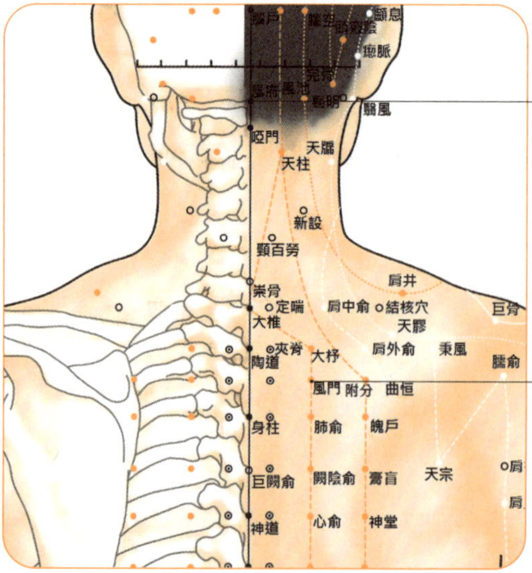

風府穴

位於後髮際正中直上 1 寸，枕骨下兩側斜方肌間的凹陷處

風門穴

位於背部，當第 2 胸椎棘突下，旁開 1.5 寸

採用穴位按摩的方法進行輔助治療，對於治療頸背肌筋膜炎有更好的療效。具體方法：以手指按揉患者的風府穴和風門穴，持續約 3 分鐘。

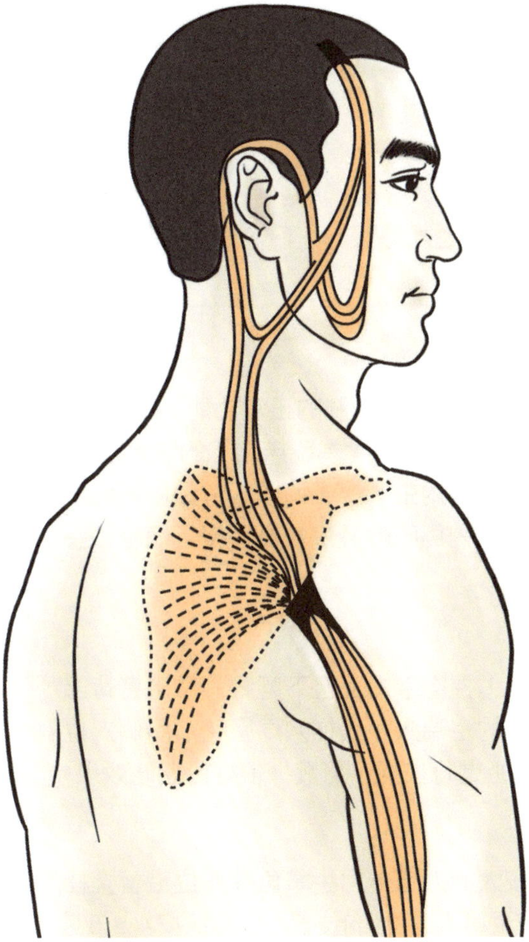

第五章

內科疾病經筋療法

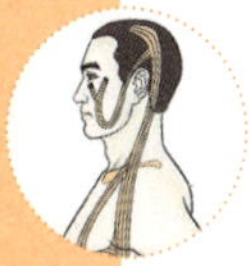

內科疾病主要包括胸腔內科、消化內科等多種疾病。本書涉及的內科疾病，主要是經筋錯亂或者經筋病變所導致的內科疾病，經筋療法對於這些內科疾病也具有較好的療效。本章精選了日常生活中常見的 12 種內科疾病，如咳嗽、胃痛、腹瀉、便祕等，並搭配簡單易懂的圖示，以便讀者能快速掌握內科疾病的治療手法。

053 咳嗽

咳嗽是肺系疾病的主要症狀之一。有聲無痰為咳，有痰無聲為嗽，痰與聲多並見，難以區分清楚，所以一般並稱為咳嗽。乾咳、喉嚨癢，咽喉乾痛是風燥傷肺；咳痰不利，痰液黏稠發黃，伴有鼻涕和口渴則是風熱犯肺；痰液清稀，伴鼻流清涕和惡寒是風寒束肺。

致病原因

1. 外感咳嗽多由風寒、風熱或風燥等外邪侵襲所致，影響肺的正常功能，肺氣上逆，生成痰液。此類咳嗽發病較急、病程較短，咳聲較重，為臨床常見的咳嗽類型。
2. 內傷咳嗽是因為飲食不節制，脾失所運，痰液內生，肺乾而咳，或是由於肝臟失調，肝火旺盛，氣火循經犯肺，引發咳嗽，內傷咳嗽發病較為緩慢，病程較長，患者通常伴有體虛的情況。

檢查筋結

患者採俯臥姿勢，操作者先以拇指觸診，握空拳由上至下輕輕叩擊患者背部，了解有無筋結。探查時，側重檢查位於頸椎的定喘穴和大椎穴周圍，這兩個穴位附近通常是咳嗽的固定筋結，在這兩個穴位附近進行按揉，可發揮很好的止咳效果。

治療手法

患者採俯臥姿勢，操作者在筋結上以較大的力道，用手掌魚際部位沿著脊柱兩旁的足太陽經筋，循行路線從枕骨往下推按至第12胸椎的位置，每側推按4～5遍。採用以上步驟緩解咳嗽之後，再先後採用點法、掌推法、擦法和拿法進行治療。

1. 點法：操作者屈曲雙手的拇指或食指的關節，放於患者頸椎兩側，從上到下點按1～3分鐘，以患者有明顯酸脹感為宜。
2. 掌按法：以掌推法依序推壓第1～5節胸椎位置，鬆動椎間，刺激脊神經。
3. 擦法：操作者以掌根或手掌魚際沿著胸骨由上往下摩擦，至局部微熱為度。
4. 拿法：操作者以拇指和其餘四指提拿頸肩部肌肉，有助於氣血循環，緩解局部發炎或緊繃的情況。

預防措施

1. 養成規律的作息，確保睡眠充足，持續運動提升身體的抵抗力，天氣變化時，要注意保暖，避免著涼。
2. 飲食方面應避免辛辣、刺激性的食物，可多攝取如生梨、金橘、鮮藕、荸薺、山楂、黃瓜、芝麻、核桃、蜂蜜及其他新鮮蔬果等，有助於潤肺，緩解不適。

咳嗽的經筋療法

檢查筋結

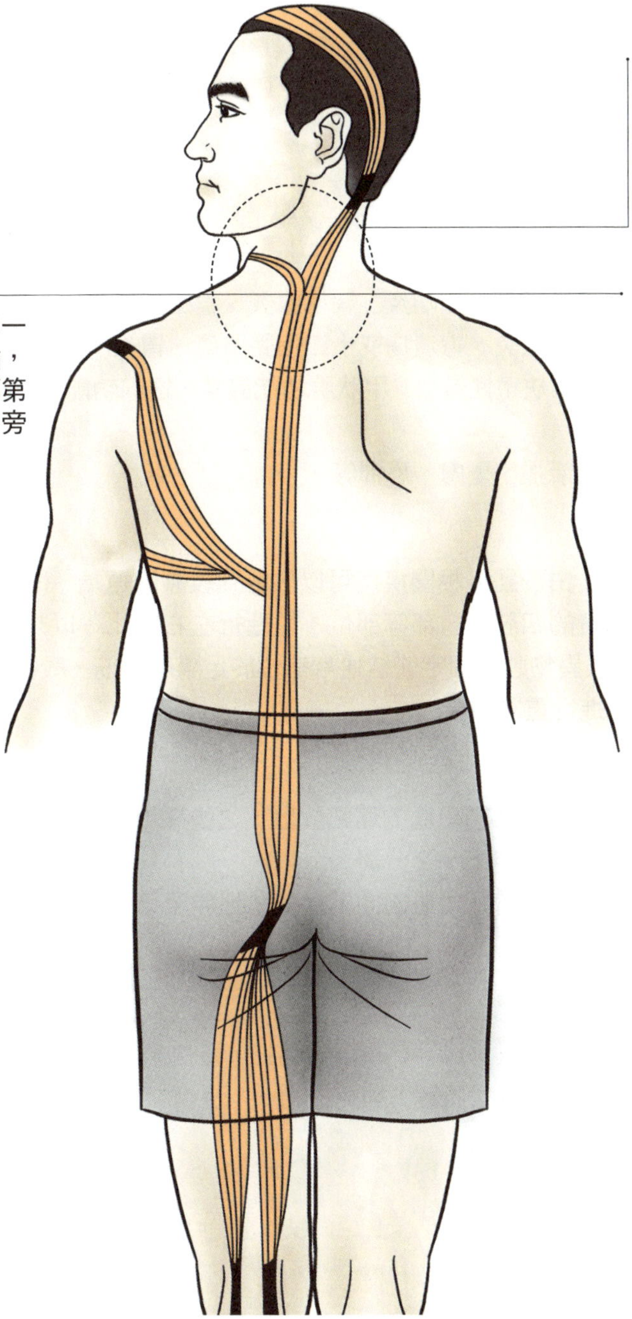

足太陽經筋行經頸椎的區域，是咳嗽的固定筋結產生區域

是咳嗽的其中一個固定筋結點，位於人體背部第7節頸椎下，旁開0.5寸

是咳嗽的另一個固定筋結點，位於頸部下端，第7節頸椎的棘突下方凹陷處

內科疾病經筋療法

054 咽喉異物感

咽部異物感是咽喉部位的不適，患者常常會感覺有東西卡住、喉嚨癢癢的、緊緊的，或者有黏黏的感覺、燒灼感，甚至感覺有東西在喉嚨上下移動，雖然實際上沒有異物，但是會讓人誤以為喉嚨被塞住，進而影響吞嚥或呼吸。還有部分患者會有頸部不適，感覺緊繃、呼吸不順及喉嚨緊緊的感覺。

致病原因

咽喉異物感的成因相當複雜，目前在醫學上仍在研究中，不過有研究指出，這種症狀與以下幾個因素有關。

1. 咽喉部與鄰近器官的疾病，如咽炎、扁桃腺炎、食道炎、鼻竇炎等。
2. 消化系統疾病，如食道炎、胃潰瘍或十二指腸潰瘍、胃炎、慢性闌尾炎等。
3. 某些全身性疾病，如缺鐵性貧血、甲狀腺功能異常、性腺功能異常、更年期症狀、糖尿病等。
4. 精神因素，如過度緊張、憂慮、恐懼等。

檢查筋結

患者採取坐姿，由於經筋相關疾病可以放射到肢體的遠端，所以操作者在檢查筋結時，要探查患者的四肢、肩部等部位，並進行左右對比，以判斷筋結的具體位置。一般來說，咽喉異物感的固定筋結通常都位於足陽明經筋，散布於頸部的部位，所以要對這些部位進行重點檢查。

治療手法

1. 指推法：先以輕柔的手法讓患處的筋結放鬆，之後採用指推法，用手指從枕骨往頭頂下方推按，反覆操作 1 ～ 2 分鐘。
2. 揉法：以魚際部位從枕骨下側肌肉向下揉按，延伸至第 7 頸椎棘突兩側，反覆進行揉按，直到患者頸部有微熱、微脹的感覺為止。

預防措施

1. 建議多補充水分，飲食以清淡、稀軟食物為主，避免辛辣和過於油膩的食物。
2. 養成規律的運動習慣，以增強體力與免疫力。
3. 保持愉快的心情。

咽部異物感的經筋療法

檢查筋結

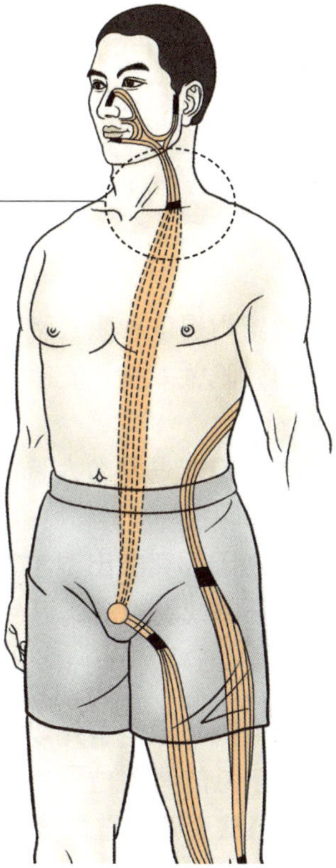

咽喉異物感的固定筋結，通常位於足陽明經筋，散布於頸部的部位

穴位按摩輔助治療

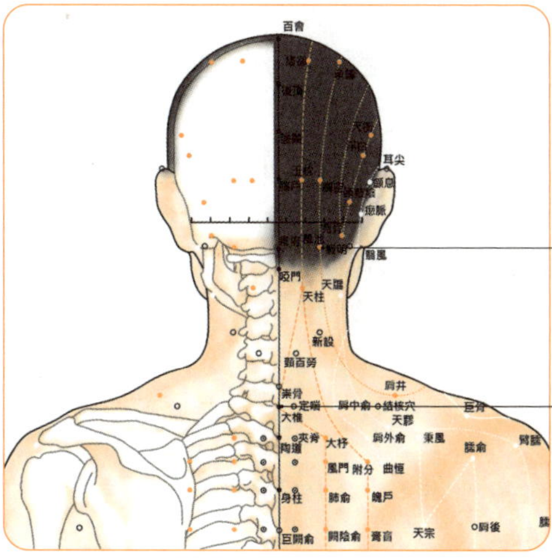

風池穴

位於後頸部，枕骨下方兩條大筋外側的凹陷處，約與耳垂平齊的位置

大椎穴

位於頸部下端，第 7 頸 椎 棘 突下凹陷處

在採用經筋療法治療咽喉異物感的同時，可以用穴位按摩法進行輔助治療。具體方法：用手指按揉患者風池穴和大椎穴，持續約 3 分鐘。

055 呃逆

呃逆就是打嗝，是指氣從胃中上逆，經過喉嚨時發出急促、短暫的聲音。這是一種常見的生理現象，通常是因為橫膈膜突然收縮所造成。健康的人也可能發生短暫的呃逆，多與飲食有關，特別是吃太快、太飽，攝取過熱或是過冷的食物、飲料、酒水等。有時天氣突然變冷或過度吸菸也會引起呃逆。

致病原因

1. 飲食因素：喝太多飲料會讓胃過度膨脹，稀釋胃液，影響消化，進而引發呃逆。例如：喝過多的碳酸飲料、吃飯太快、吃飯時話太多，都容易讓空氣一併吞進肚子裡，導致短暫性呃逆。
2. 情緒因素：當一個人感到焦慮或是壓力大時，呼吸會變得急促，常會不自覺的用嘴巴吸氣，也可能因此引起呃逆。
3. 疾病徵兆：如果沒有明顯誘因卻突然出現頻繁的呃逆，可能是某些器官產生疾病的徵兆，如胃部、腸道、肝臟或膽囊疾病等。

檢查筋結

患者採取坐姿或者俯臥姿勢，操作者先以拇指觸診和空拳叩擊的方式，檢查頸部下段和胸部上段，以了解筋結的具體位置。一般來說，呃逆的固定筋結常存在於足太陽經筋行經胸椎的部位，檢查時要重點檢查這一個區域。

治療手法

1. 擦法：患者採俯臥姿勢，操作者以擦法沿著左右肋弓進行摩擦，直到局部有溫熱感或微脹感為宜。
2. 拿法：操作者用拇指和食指拿捏脊柱兩旁的肌肉，沿上頸段至上胸段，操作 2～3 分鐘。
3. 按法：操作者用魚際部位，沿脊柱兩側的足太陽膀胱經的走向進行按揉，每側反覆做 4～5 遍。
4. 叩擊法：操作者以空拳叩擊胸椎棘突及其周圍 1～3 分鐘。

預防措施

1. 用餐時要細嚼慢嚥，避免狼吞虎嚥。
2. 保持情緒穩定，盡量讓自己心情放鬆、愉快。
3. 若出現持續性打嗝，且無明顯原因，建議盡早就醫檢查，因為有時可能是胃部、橫膈膜、心臟、肝臟或其他器官引起的疾病。

呃逆的經筋療法

檢查筋結

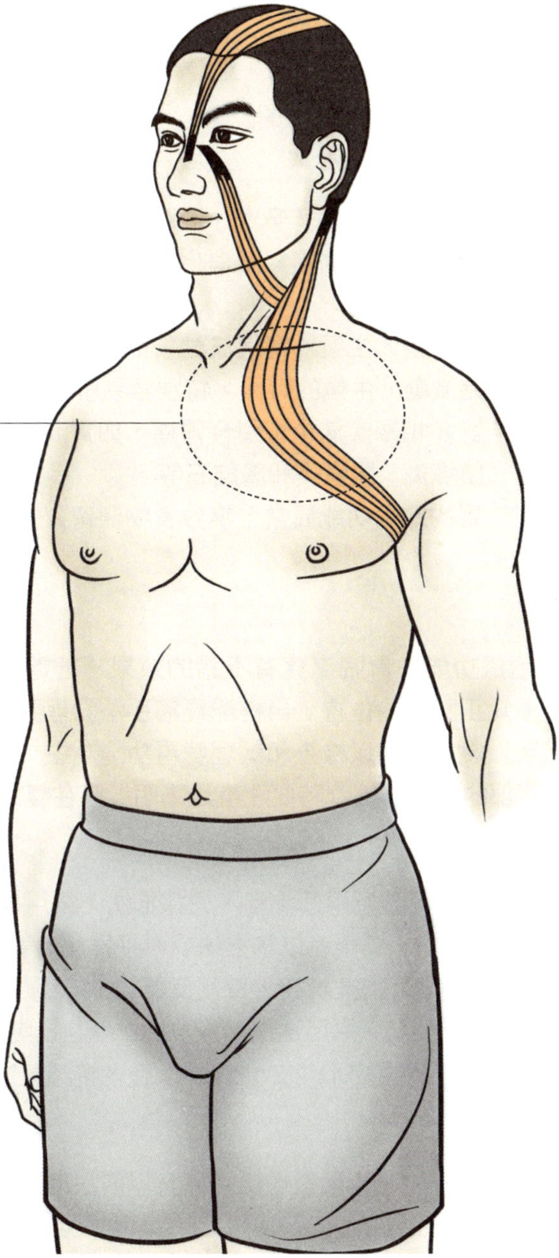

一般來說，呃逆的固定筋結在足太陽膀胱經行經胸前的部位

056 胃痛

胃痛又稱「胃脘痛」，是指心窩或胃部附近出現反覆性或間歇性的疼痛。胃痛常伴隨其他症狀，如打嗝、脹氣、噁心、嘔吐、腹瀉、胸悶等。如果伴隨胸悶、燒心、吐酸水或頻繁打嗝等症狀，可能是食道疾病；假如伴隨空腹疼痛、飽脹餓痛、打嗝有酸味，甚至吐血等症狀，可能是胃潰瘍。

致病原因

1. 飲食因素：飲食不當，如吃太多辛辣、油膩、刺激性的食物，或經常暴飲暴食、飲酒過量，都會導致胃痛、腸脹氣或消化不良。若食物不乾淨，則會引發腸胃道感染，造成急性胃痛。
2. 精神因素：憂鬱、煩惱、生氣、情緒波動，都會導致肝氣鬱結，進而導致胃痛，所以有些人在情緒激動、生氣的時候，特別容易引發胃痛。
3. 其他相關疾病：許多相關疾病也會引發胃痛，如胃潰瘍和十二指腸潰瘍、胃食道逆流、胃下垂、胰臟炎、膽囊炎和膽結石等。
4. 胃的蠕動異常：胃的蠕動功能異常，導致食物滯留胃中過久，也會引發脹胃不適或胃痛的症狀。

檢查筋結

經筋療法治療功能性胃脘疼痛有不錯的效果。若胃痛是由胸椎小關節錯位引起，應先檢查並矯正胸椎的位置，再搭配經筋手法調理脾胃功能；如果檢查發現，胸椎棘突並無明顯後凸，應以檢查和調理脾胃功能為主。胃痛的固定筋結常在足陽明經筋循行於腹部的區域，檢查時要注重足陽明經筋在腹部循行區域。

治療手法

經筋療法治療胃痛可分為兩個步驟，先採推法，後用揉法。

1. 推法：患者採俯臥姿勢，操作者以掌推法或拳平推法沿著脊柱兩旁的足太陽經筋，從枕骨向下推按至第 12 胸椎棘突，每側反覆 4 ～ 5 遍。
2. 揉法：患者改為仰臥姿勢，採用揉法治療。操作者在足陽明經筋行經腹部的區域，使用魚際或者掌根輕輕揉按 1 ～ 2 分鐘，以患者腹部感覺溫熱為宜。

預防措施

1. 調整不良的飲食習慣，注重營養均衡。飲食以清淡為宜，避免油膩、辛辣及刺激性食物，多吃軟的、溫熱的食物，少吃堅硬、粗糙難消化的食物。
2. 飲食應定時定量，每日三餐或加餐均應安排在固定時間，注意用餐時間的間隔要適當。急性胃痛的病人，應採取少量多餐，避免吃零食以減輕胃的負擔。

胃痛的經筋療法

檢查筋結

檢查筋結方法：操作者先以空拳由上至下叩擊患者胸椎，以了解有無疾病筋結。

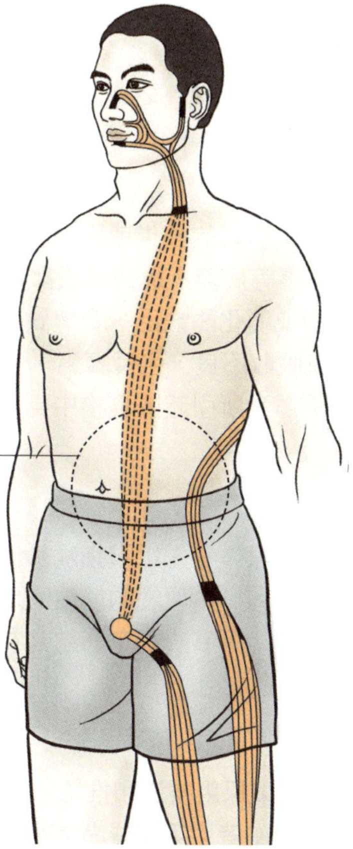

穴位按摩輔助治療

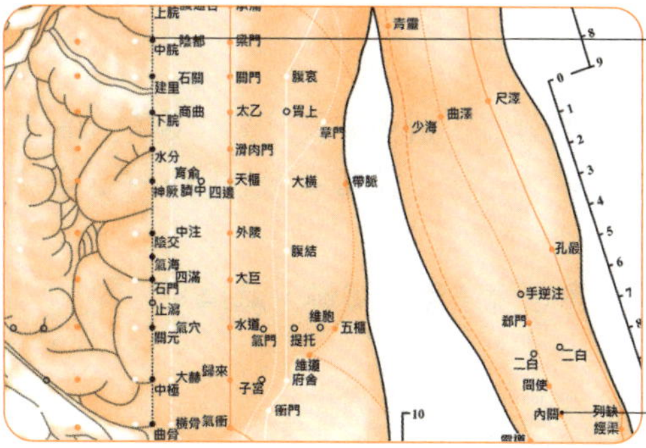

中脘穴

位於人體上腹部，前正中線上，肚臍上4寸

內關穴

在前臂掌側，於曲澤穴與大陵穴的連線上，腕橫紋上2寸，掌長肌腱與橈側腕屈肌腱之間

在採用經筋療法治療胃痛的同時，可以用穴位按摩法進行輔助治療。其具體方法：用手指按揉患者中脘穴和內關穴，持續3分鐘左右。

057 腹瀉

腹瀉是一種常見症狀，是指患者排便次數變多、糞便稀薄、水分含量增加，糞便中有時還含有未消化的食物或膿血、黏液。腹瀉常伴隨排便急迫感、肛門不適、失禁等症狀。腹瀉可分為急性和慢性兩種。急性腹瀉發病快，病程持續2～3週；慢性腹瀉病程則持續2個月以上，或間隔期約2～4週，而且容易反覆發作。

致病原因

1. 腸道發炎和腫瘤：腸道感染引起的發炎或腸道腫瘤，如結腸癌及直腸癌等，會造成腸黏膜浸潤、糜爛和潰瘍等病變，這些症狀都會導致腹瀉。
2. 消化不良：腸道菌群失衡或消化酶缺乏，會導致食物分解異常，腸道無法好好消化與吸收，進而引起營養吸收不良，引發腹瀉。
3. 食物中毒：如葡萄球菌腸毒素所引起的食物中毒、河豚毒素中毒及肉毒桿菌毒素中毒等。

檢查筋結

患者採坐姿或俯臥姿勢，操作者先以拇指觸診，再以空拳輕敲檢查頸椎和腰椎關節是否有輕度錯位，並確認有無病理性的筋結。足太陰脾經筋從肚臍處往上至腹腔，結於肋骨，並分布於胸中。腹瀉的固定筋結常在足太陰經筋沿腹部的區域，所以檢查筋結時應特別注意這一區域。

治療手法

經筋療法治療腹瀉，應先後採用按法和推法。

1. 按法：患者採仰臥姿勢，操作者以手掌或者大小魚際按揉腹部脹痛處或條塊狀的筋結，反覆按揉10次左右。
2. 推法：操作者用掌推法或拳平推法，沿著小腿內側足太陰經筋循行路線推按，以酸脹為宜，操作約3分鐘。

預防措施

1. 注意食品衛生是非常重要的一件事，生熟食要分開，避免交叉汙染；剩菜剩飯要儘快保存，食用前，一定要完全加熱。食用螺、貝殼、螃蟹等海鮮時，一定要煮熟。
2. 不喝生水，生活中應防止飲用水被汙染；注意環境清潔，滅蠅、滅蟑。
3. 避免腹部著涼。
4. 平常應多運動，加強腰部和腎臟的保養，提升體力與免疫力。
5. 儘量避免與腹瀉的病人接觸，尤其是不要共用餐具。

腹瀉的經筋療法

檢查筋結

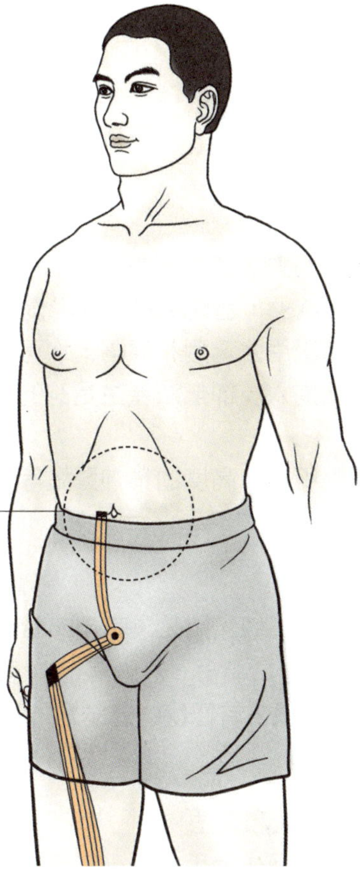

腹瀉的固定筋結常在足太陰經筋循行於腹部的區域

穴位按摩輔助治療

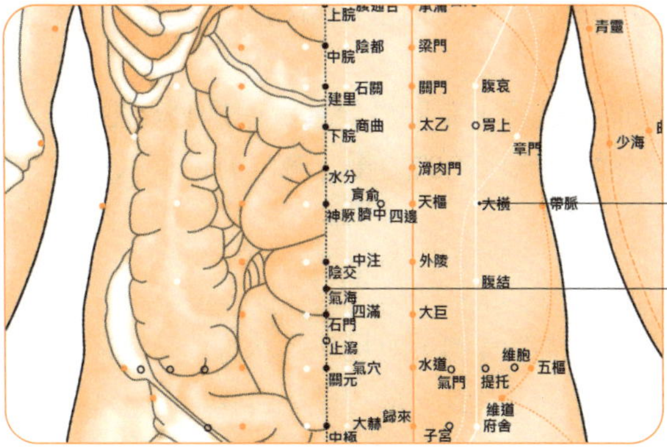

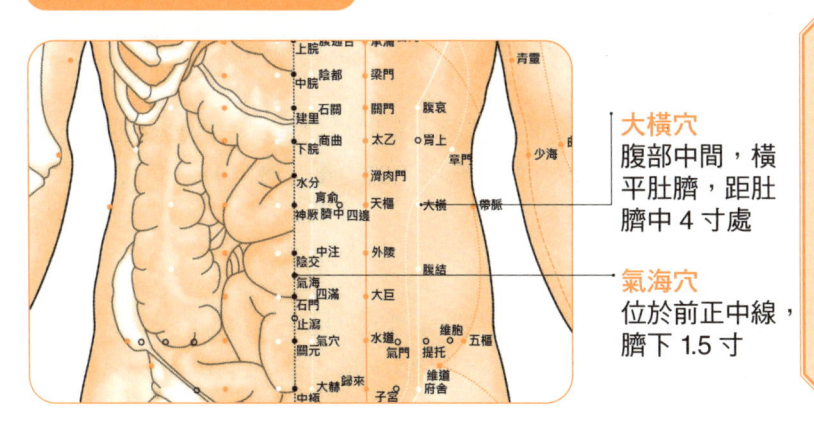

大橫穴
腹部中間，橫平肚臍，距肚臍中 4 寸處

氣海穴
位於前正中線，臍下 1.5 寸

在採用經筋療法治療腹瀉的同時，可以用穴位按摩法進行輔助治療。其具體方法：用手指按揉患者大橫穴和氣海穴，持續約 3 分鐘。

058 便祕

便祕是一種很常見的臨床症狀，主要表現是大便次數減少，間隔時間拉長，或糞便乾燥，排出困難。常伴隨腹脹、腹痛、食慾不振、打嗝和反胃等症狀。慢性便祕患者多無明顯症狀，但有時會感到頭暈、頭痛、容易疲勞，這些可能是神經官能症的表現。

致病原因

1. 不良的飲食習慣會讓食物對腸道的刺激不足，如吃太少、太細碎，缺乏大量粗纖維食物，會讓腸道刺激減少，造成腸道蠕動變慢最後引起便祕。
2. 排便姿勢不正確、經常服用強瀉劑和灌腸，均可能造成直腸對排便的反射敏感性下降，以致於雖有糞便進入，卻無法產生足夠的神經刺激，導致無法產生排便反應。
3. 不良的生活習慣、睡眠不足、高度的精神緊張等，也可能造成結腸蠕動異常和痙攣性收縮，引起便祕。

檢查筋結

患者採坐姿，操作者先以拇指觸診，再用手掌輕輕按揉患者腹部，尋找筋結位置。由於足陽明經筋從陰部進入腹部，沿腹部正中線兩側往上，最後連接到缺盆穴，所以在足陽明經過的腹部區域常有便祕的筋結點，檢查時要特別注意這些部位。

治療手法

治療便祕要先後使用揉法和拿法。

1. 揉法：患者採仰臥姿勢，操作者手放於患者腹部筋結區域，從右下腹開始揉按，沿著腹部往上揉至右肋下，再向左側揉至左肋下，然後往下揉至恥骨部位，手法從輕到重，持續約 20 分鐘。
2. 拿法：操作者沿脊柱兩側用手指捏起患者表皮，力道以微痛為準，從骶部一直捏至頸部下方，反覆操作 10 餘次。

該手法最好在餐後平常習慣排便的時間進行，有助於促進大腸蠕動產生便意。另外，便祕者還可以長期做提肛運動，加強盆底肌肉的力量，減輕便祕症狀。

預防措施

1. 養成按時排便習慣。
2. 多吃韭菜、芹菜、菠菜、大棗、芝麻和胡桃等食物，並且多喝水。
3. 養成運動習慣，增強人體腹部和會陰部肌肉的力量，幫助排便順暢。

便祕的經筋療法

檢查筋結

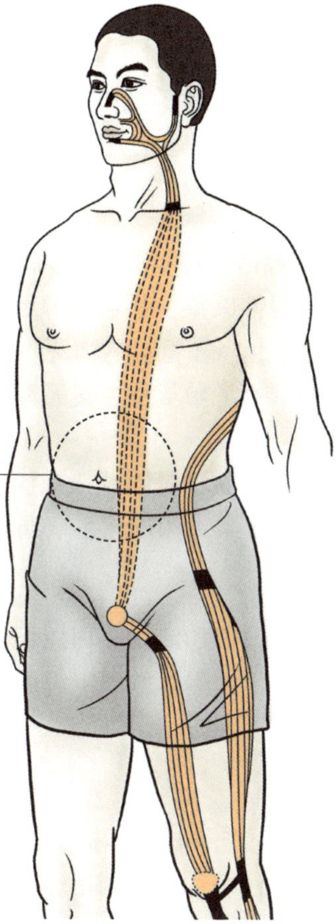

患者的足陽明經筋分布於腹部區域，常常會有便祕的筋結點

穴位按摩輔助治療

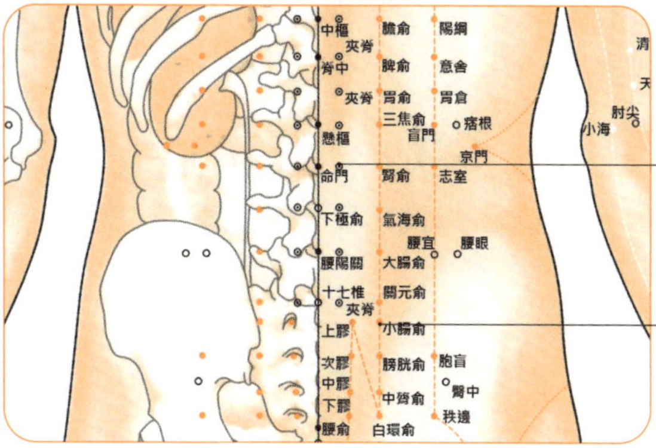

命門穴

位於背部後正中線上，第 2 腰椎棘穴下凹陷處

小腸俞穴

位於第 1 骶椎棘突下，距離背部正中線旁開約 1.5 寸的位置

在採用經筋療法治療便祕的同時，可以用穴位按摩法進行輔助治療。其具體方法：用手指按揉患者命門穴和小腸俞穴，持續約 3 分鐘。

059 持續低燒

持續低燒是指口腔體溫在 37.3 ～ 38℃之間波動。持續兩週以上的低燒，而不是間斷發燒。引起低燒的原因很多，需要依據臨床症狀仔細檢查，找出病因，對症下藥。

◉ 致病原因

1. 感染性低燒：感染性低燒占持續低燒的 40% 左右，如慢性膽道感染、慢性尿路感染、慢性腎盂腎炎等慢性感染，都可能導致持續低燒。此外，像中耳炎、鼻竇炎這類慢性感染，也會引起持續低燒的情況。
2. 非感染性發燒：肝炎、肝硬化、類風溼性關節炎、紅斑性狼瘡、甲狀腺功能亢進等，也會引起持續低燒。
3. 功能性發燒：這類的發燒症狀不是因感染或疾病所引起，常見包括生理性發燒、季節變化引起發燒、環境因素，和神經系統調節功能異常所產生的功能性發熱。

◉ 檢查筋結

患者採坐姿，操作者先以拇指觸診，再以拇指指尖從頭部前方往後檢查是否有筋結。持續低燒的患者會在手太陽經筋經，經由臉部的區域出現筋結，因此要將這一區域作為檢查重點。

◉ 治療手法

經筋療法治療持續低燒，先後採用指推法、揉法和拿法。

1. 指推法：患者採坐姿，操作者用雙手拇指從印堂穴至髮際處反覆推按，以患者感到發熱為止。
2. 揉法：操作者以雙手的魚際線在患者太陽穴及其附近輕緩地揉按，持續約 5 分鐘。
3. 拿法：囑咐患者放鬆頸部肌肉，採用拿法提拿患者肩部肌肉 5 ～ 8 分鐘。

◉ 預防措施

持續低燒應注意以下幾點：

1. 多休息：患者不適合從事服務、教育等與他人接觸的工作，直到低燒治癒。
2. 補充營養：發燒代表身體產熱增加，會消耗比較多的能量，所以患者需要及時補充營養，如肉類、牛奶、雞蛋、綠色蔬菜等。
3. 要多運動，以增強體能，提升身體的抵抗力。

持續低燒的經筋療法

檢查筋結

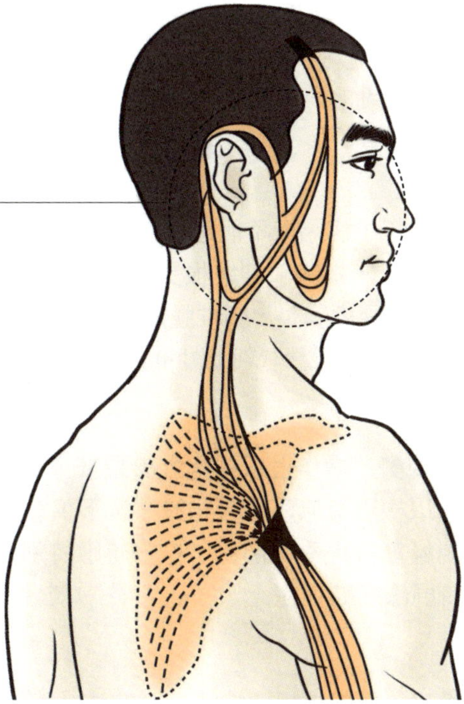

持續低燒的患者，常會在手太陽經筋經過頭部的區域產生筋結

穴位按摩輔助治療

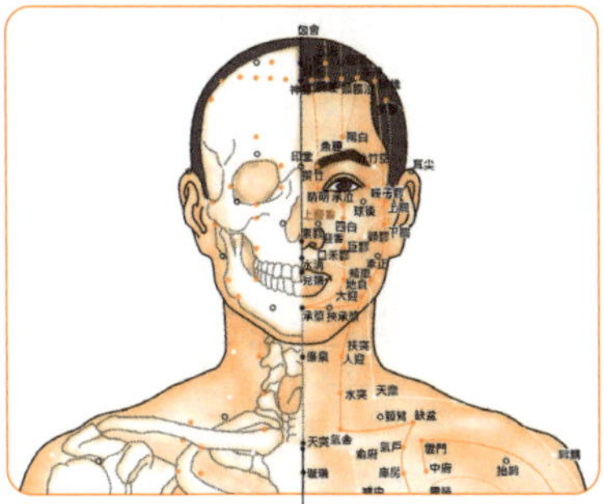

天突穴
位於頸部前正中線上，在胸骨上窩的中央凹陷處

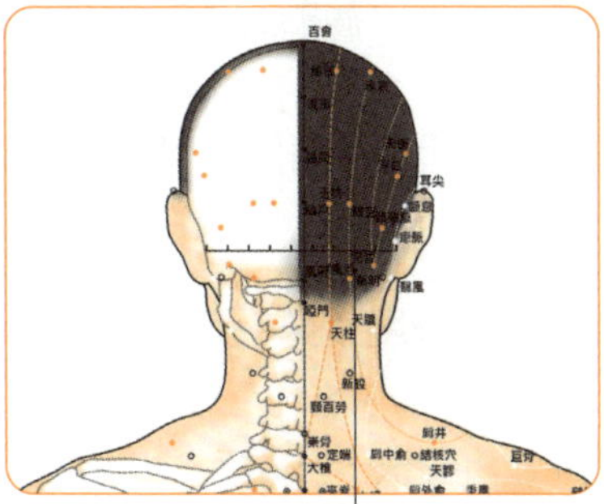

風池穴
位於後頸部，枕骨下方，兩側大筋外緣凹陷處，約與耳垂齊平

除了按揉手太陽經筋在面部的筋結，按摩天突穴和風池穴進行配合治療，對持續低燒也有良好的療效。

060 肋骨痛

肋骨痛是指一側或兩側胸脅部感到疼痛，是臨床上很常見的病症。範圍是指從腋下一直到第十二根肋骨。肋骨痛時，痛感通常會從背部往前沿著肋骨間隙蔓延，感覺像刺痛或燒灼感。咳嗽、深呼吸或打噴嚏時，疼痛會變得更明顯，檢查時，胸椎旁和肋骨間隙會有明顯壓痛點。

致病原因

1. 肋軟骨炎：好發於青壯年，病因尚不明確。
2. 肋間神經痛：是一種症狀，指胸部神經根受到不同原因的損害，如胸椎退化、胸椎結核、胸椎損傷、胸椎硬脊膜炎、胸椎腫瘤、僵直性脊椎炎等疾病，以及肋骨、縱隔、胸膜病變，這些都可能壓迫或刺激肋間神經，導致神經發炎，造成疼痛。

檢查筋結

患者採坐姿或俯臥姿勢，操作者以拇指觸診頸椎，然後再用空拳沿著頸椎和胸椎從上到下輕輕叩擊，以檢查有無筋結。一般情況下，筋結會在第 6 至第 9 節胸椎旁。另外，因為足少陽經筋行經季脅部位，檢查時應特別注意腋下至季脅區域的足少陽經筋，確認是否有局部筋結存在。

治療手法

經筋療法治療肋骨痛，要先後採取按法、肘按法、擦法和叩擊法。

1. 按法：患者採俯臥姿勢，操作者以掌根沿著脊柱兩側足太陽經筋循行路線按壓至第 12 胸椎棘突，每側操作 4 ～ 5 遍。
2. 肘按法：以肘部為施力點，在患者背部第 7 至第 9 節的胸椎棘突推揉 1 ～ 2 分鐘。
3. 擦法：以魚際線在患者感到疼痛的肋部採用擦法進行摩擦，直到感覺局部發熱為宜。
4. 叩擊法：手握空拳，輕輕叩擊患者胸椎棘突及其周圍，時間控制在 1 ～ 3 分鐘。

預防措施

1. 久坐者要注意坐姿，避免過度疲勞，工作與休息時間比例要搭配，多吃蔬菜、水果、瘦肉等食物。
2. 注意情緒管理，保持心情愉快、放鬆。
3. 注意飲食，避免喝酒、吃辛辣、油膩與生冷不潔的食物。
4. 注意保暖，避免著涼。
5. 有胸椎疾病者要及早接受治療，避免發生肋間神經痛。

肋骨痛的經筋療法

檢查筋結

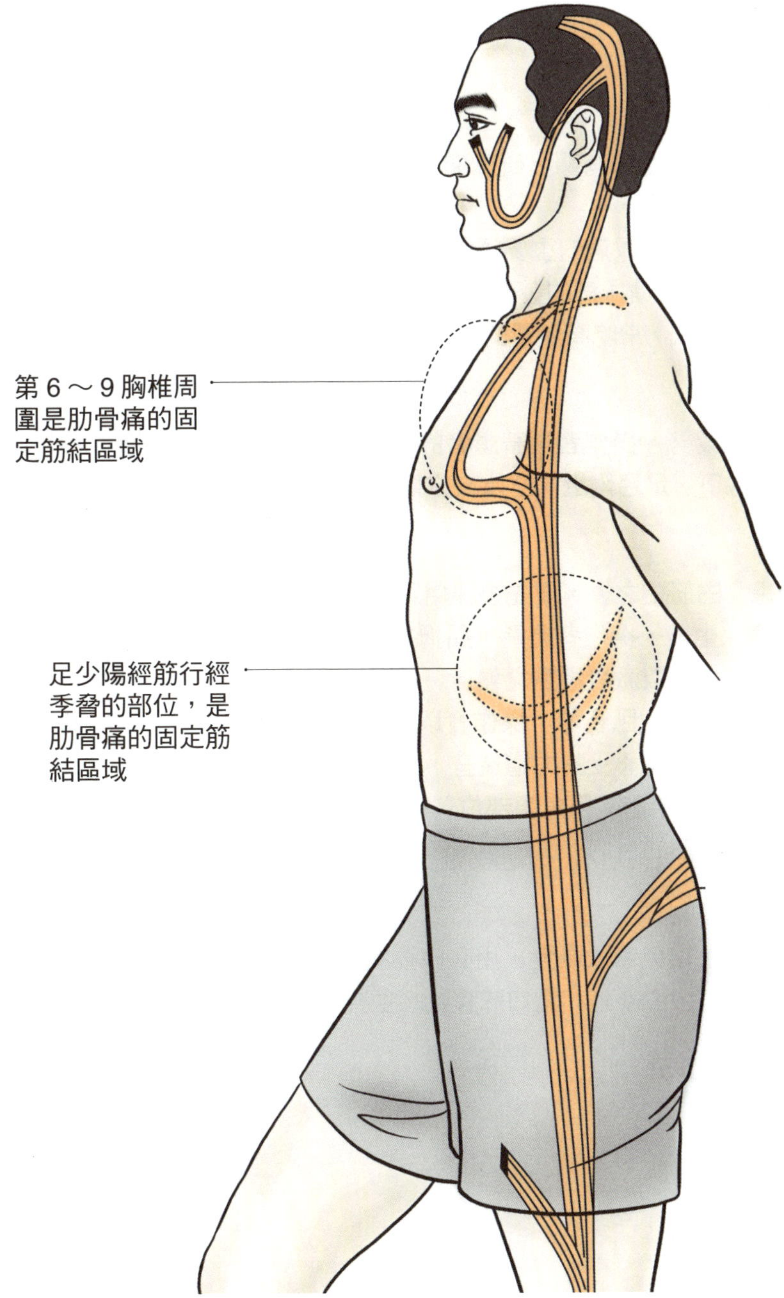

第 6 ～ 9 胸椎周圍是肋骨痛的固定筋結區域
足少陽經筋行經季脅的部位，是肋骨痛的固定筋結區域

061 糖尿病

糖尿病是一種以血糖過高為特徵的代謝疾病。血糖升高是由於胰島素分泌不足、胰島素作用不良，或兩者同時存在所引起的。長期血糖過高會導致各種器官造成慢性損害，特別是眼睛、腎臟、心臟、血管和神經其功能受損。

致病原因

1. 遺傳因素：與基因遺傳有關。研究顯示，有糖尿病家族史的人，其罹患糖尿病的風險比一般人還要高。
2. 肥胖因素：肥胖是糖尿病的重要誘因之一。
3. 年齡因素：年齡也是糖尿病的發病因素之一，許多糖尿患者在55歲以後開始發病。
4. 不健康的生活方式：常吃高熱量的食物，缺乏運動，也會增加罹患糖尿病的機率。

檢查筋結

患者採俯臥姿勢，操作者順著患者的足太陰經筋走向進行探查。檢查時，要特別注意患者內踝下、足弓附近、三陰交穴附近，這些區域是糖尿病的固定筋結區。

治療手法

探查到患者的筋結之後，要先後採用點法、肘按法和揉法進行治療。

1. 點法：患者採坐姿，操作者握拳，屈拇指或食指，以指端點按患者小腿內側三陰交穴周圍的筋結，以激發經脈之氣。
2. 肘按法：患者改為俯臥姿勢，操作者以肘部於患者胸椎棘突周圍的筋結，緩緩進行推按，以患者能夠忍受的力道為宜，反覆操作約 3 ～ 5 分鐘。
3. 揉法：操作者放鬆手腕，用魚際部位置於筋結區，以手腕帶動前臂進行輕輕揉按，以達到疏筋、理筋的目的。

預防措施

1. 生活要有規律，避免暴飲暴食。用餐時要細嚼慢嚥，多吃蔬菜，適量攝取全穀雜糧，飲時要清淡，忌辛辣和重口味食物，並控制鹽分攝取量。
2. 多運動，少熬夜。
3. 戒菸、限制飲酒。

糖尿病的經筋療法

檢查筋結

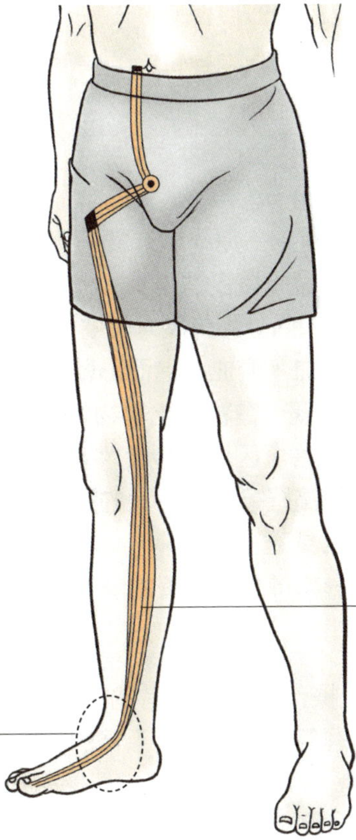

足太陽經筋行經內踝下和足弓的區域，是糖尿病的固定筋結點

三陰交穴是糖尿病的固定筋結之一，位於小腿內側，足內踝上緣大約四指寬，踝尖正上方脛骨邊緣凹陷處

穴位按摩輔助治療

陰陵泉穴

在小腿內側，脛骨內側髁下緣與脛骨內側緣之間的凹陷處

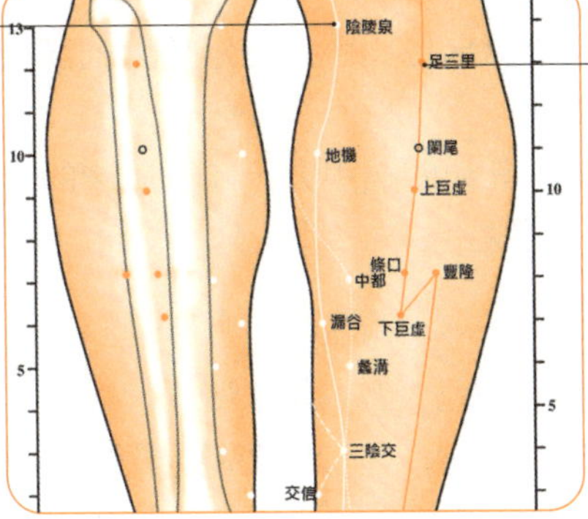

足三里穴

在小腿外側，犢鼻下3寸，犢鼻穴與解溪穴連線上

採用穴位按摩的方法進行輔助治療，對於糖尿病有很好的療效。其具體方法：以手指按揉患者的足三里穴和陰陵泉穴，持續約3分鐘。

062 慢性鼻炎

慢性鼻炎是鼻黏膜及黏膜下層組織長期發炎所引起的疾病。其主要特點是：鼻子的發炎症狀持續三個月以上，或反覆發作，久治不癒，即使在症狀較輕的時候，也無法恢復正常，這類鼻炎通常沒有特定的病原菌，常見症狀包含鼻塞、分泌物增多，鼻黏膜腫脹或增厚等問題。

致病原因

1. 局部性疾病：急性鼻炎反覆發作或治療不徹底會演變成慢性鼻炎；如慢性鼻竇炎、慢性扁桃腺炎等，長期刺激也會引發慢性鼻炎。
2. 全身性疾病：一些慢性疾病，如內分泌失調、長期便祕、腎臟病和心血管疾病等，可能導致鼻黏膜長期或頻繁充血、瘀血，進而影響鼻子的健康。
3. 環境因素：在水泥、菸草、煤塵、麵粉或化學物質等環境中的工作者，鼻黏膜易受物理和化學物質的刺激與損害，因而引發慢性鼻炎。此外，長期處於溫度及溼度急劇變化的環境中，也會提高罹患慢性鼻炎的風險。
4. 維生素缺乏：如缺乏維生素 A 或維生素 C。
5. 過度抽菸、飲酒過量，都會影響鼻黏膜血管的舒張，提高鼻炎的發生率。

檢查筋結

患者採坐姿或俯臥姿勢，操作者檢查患者的手陽明經筋和手太陰經筋循行部位。通常慢性鼻炎會在手太陰經筋經過頸肩、手臂的部位有固定筋結。在患者頸椎棘突旁，第 4、5 節胸椎棘突旁，以及雙側風池穴周圍，也會有固定筋結存在。

治療步驟

經筋療法治療慢性鼻炎，要先後採取點法、揉法和撥法。

1. 點法：患者採坐姿，操作者握拳，屈拇指或食指，以指端點按患者風池穴附近的筋結區域，以刺激經氣運行、疏通經絡。。
2. 揉法：操作者放鬆手腕，以手掌的魚際部位於手太陰經筋上的筋結區，用手腕帶動前臂輕輕揉按，操作 3 ～ 5 分鐘。
3. 撥法：操作者用拇指固定筋結部位，其他四指用力，順著肌肉的走向，或與肌肉方向成一定角度，進行撥動約 10 次左右。

預防措施

1. 戒菸酒，注意飲食與環境衛生，避免粉塵對鼻腔的刺激。
2. 避免長期使用去鼻塞劑，以免導致藥物性鼻炎，讓鼻塞更嚴重，更難治。
3. 積極治療急性鼻炎，感冒鼻塞時，不可用力擤鼻子，以免引起鼻腔感染。

慢性鼻炎的經筋療法

檢查筋結

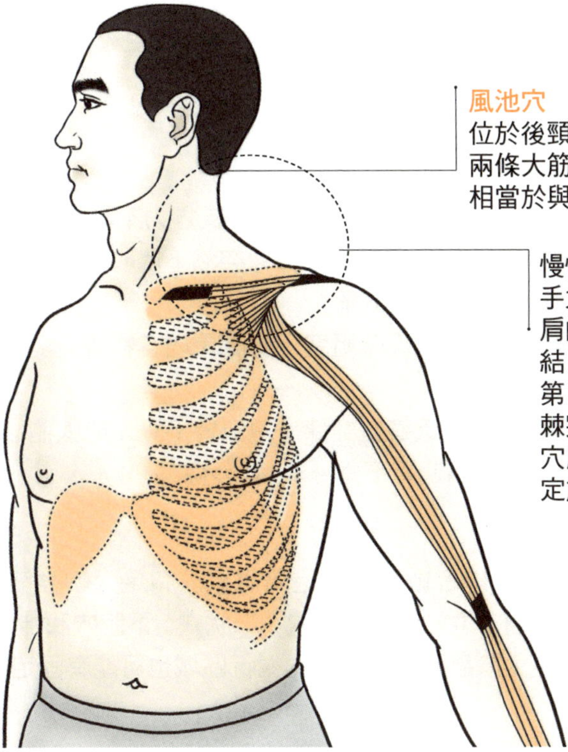

風池穴
位於後頸部，枕骨下，兩條大筋外緣凹陷處，相當於與耳垂平齊

慢性鼻炎患者會在手太陰經筋經過頸肩的部位有固定筋結。另外，患者的第 4 和第 5 節胸椎棘突旁和雙側風池穴周圍，也會有固定筋結

穴位按摩輔助治療

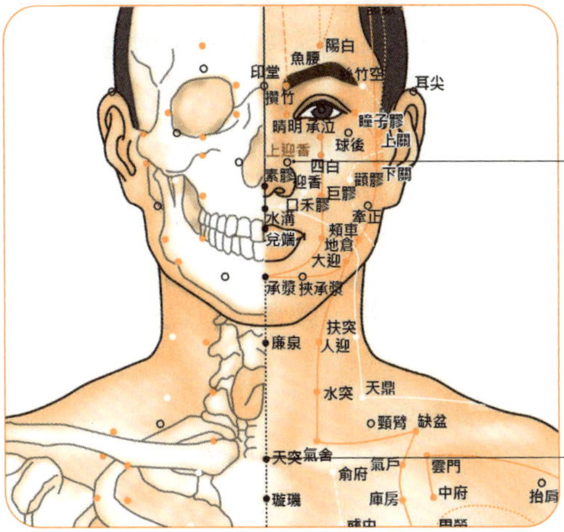

上迎香穴
在面部鼻翼軟骨與鼻甲交界處，近鼻唇溝上端處

天突穴
頸部，當前正中線上，胸骨上窩中央

採用穴位按摩的方法進行輔助治療，對於治療慢性鼻炎有更好的療效。其具體方法：以手指按揉患者的上迎香穴和天突穴，持續約 3 分鐘。

063 胃下垂

胃下垂是指胃的位置異常下移，常見原因是橫膈膜的支撐力不足、內臟韌帶鬆弛，腹內壓降低、腹肌鬆弛等，當站立時，胃的大彎下緣可能會下垂到接近或進入骨盆腔，而胃小彎的最低點會降到髂骨連線。此種情況也常伴隨十二指腸位置改變。

致病原因

1. 體質因素：體質瘦弱無力者，胃壁肌力較差，支撐力不足，易使胃變長。
2. 腹壓因素：在腹壁肌肉彈性降低或腹腔壓力突然下降時，如妊娠分娩、腹水大量排泄之後，會導致胃及其他內臟下垂。
3. 十二指腸潰瘍或幽門病變造成部分阻塞，會讓胃內容物排空變慢，導致胃部長期擴大，日久會導致胃下垂。
4. 長期缺乏運動，腹部肌肉缺乏適當訓練，導致胃下垂；吃太飽之後，立刻從事劇烈運動或粗重工作，也會引起胃下垂。

檢查筋結

患者採仰臥姿勢，操作者循著患者足陽明經筋和足太陰經筋循行路線進行檢查。胃下垂的固定筋結通常位於患者上脘穴、中脘穴、下脘穴和神闕穴周圍，此外，患者的足陽明經筋和足太陰經筋，在下肢的循行區域也可能有固定筋結。

治療步驟

檢查到筋結之後，先後採用點法、掌揉法和擦法進行治療。

1. 點法：患者採仰臥姿勢，操作者以指端點按患者的上脘穴、中脘穴、下脘穴和神闕穴周圍，手法要輕柔，以患者能夠耐受為佳，操作 3～5 分鐘。
2. 掌揉法：操作者放鬆手腕，以掌根施力於腹部筋結區，用手腕帶動前臂進行輕輕按揉，操作 3～5 分鐘。
3. 擦法：操作者以手掌魚際部位緊貼患者筋結區的皮膚，直線來回摩擦約 3～5 分鐘，以患者筋結區產生溫熱感為宜。

預防措施

1. 宜少量多餐，切忌暴飲暴食。避免吃辛辣、刺激的食物，飲食應以易消化、營養豐富的食物為主。
2. 飯後不要馬上進行粗重工作和劇烈活動，可適當散步。
3. 保持心情樂觀，勿暴怒、鬱悶；平常要積極運動，如散步、打太極拳等。
4. 患有慢性消化系統疾病者，應積極治療，避免誘發胃下垂。

胃下垂的經筋療法

檢查筋結

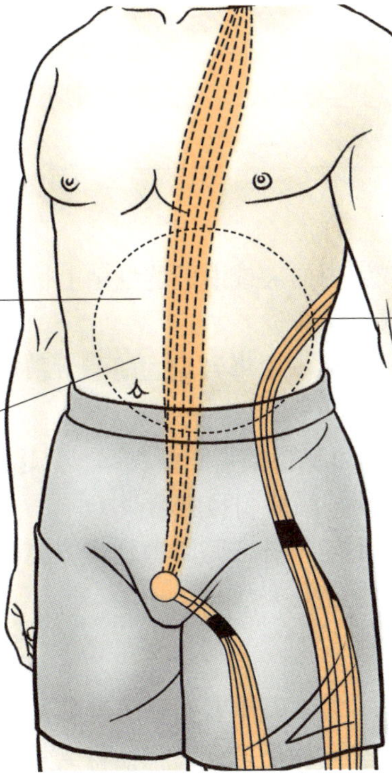

上脘穴
位於上腹部，前正中線上，從肚臍往上約 5 寸的地方

下脘穴
位於上腹部，前正中線上，從肚臍往上約 2 寸的位置

胃下垂患者的足陽明經筋行經腹部的區域有固定筋結。另外，患者胸腹部上脘穴、中脘穴、下脘穴和神闕穴周圍，也會有固定的筋結

穴位按摩輔助治療

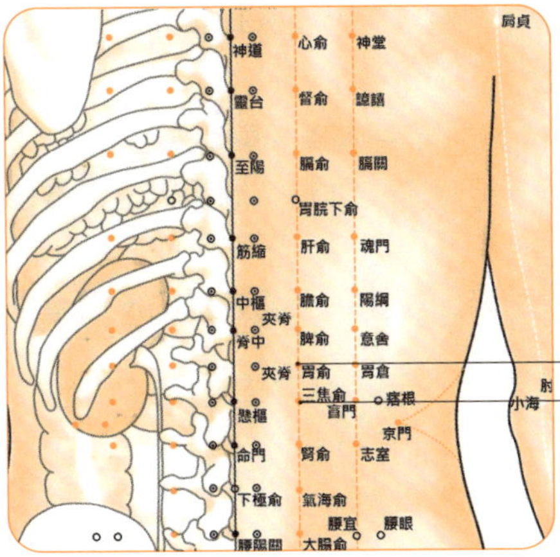

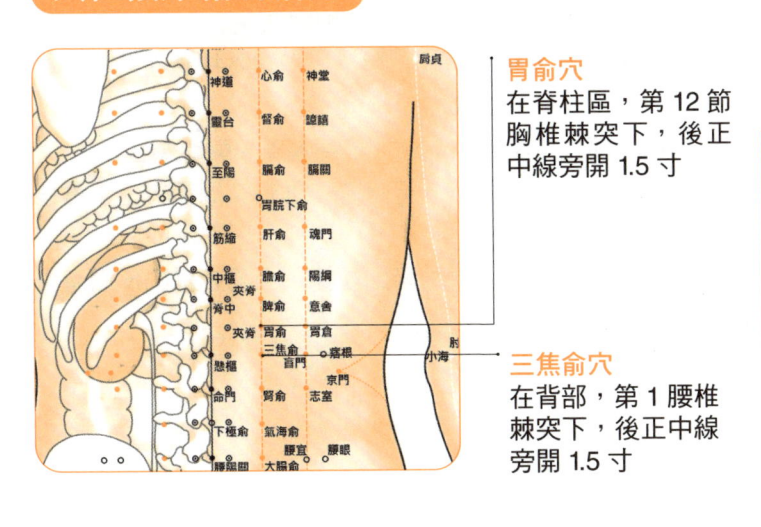

胃俞穴
在脊柱區，第 12 節胸椎棘突下，後正中線旁開 1.5 寸

三焦俞穴
在背部，第 1 腰椎棘突下，後正中線旁開 1.5 寸

採用穴位按摩的方法進行輔助治療，對治療胃下垂有更好的療效。其具體方法：以手指按揉患者的胃俞穴和三焦俞穴，持續約 3 分鐘。

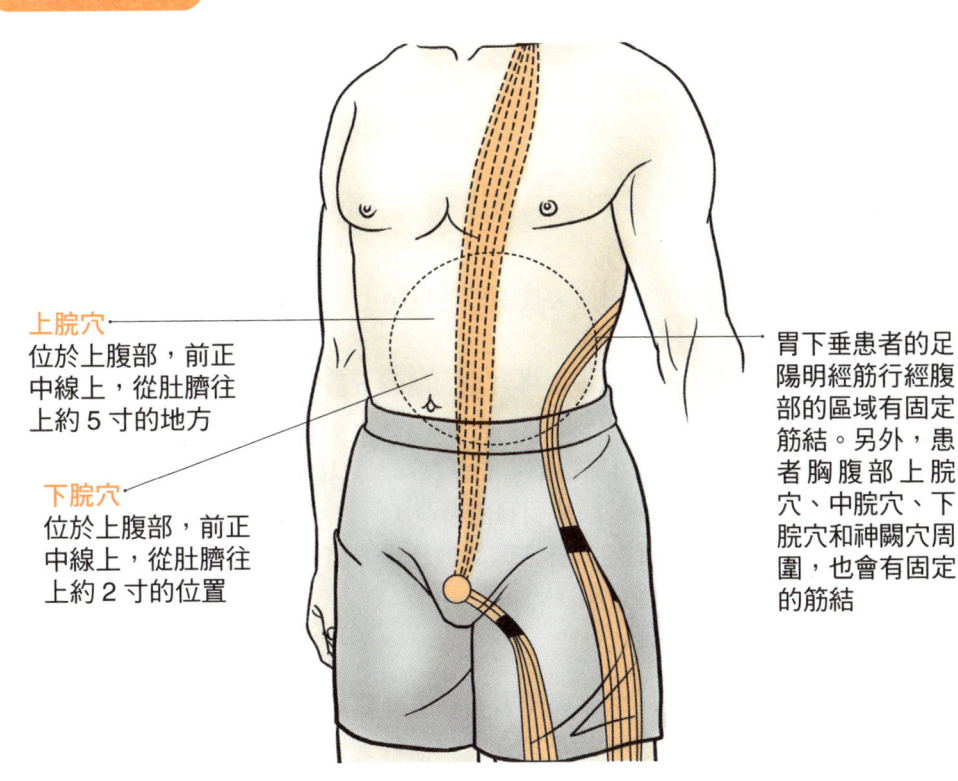

064 膽囊炎

膽囊炎是一種常見的疾病，發病率較高。根據症狀不同，又可分為急性和慢性兩種類型，且常與膽結石同時存在。急性膽囊炎常見於膽結石，或寄生蟲堵住膽囊頸部，導致劇烈的右上腹痛或絞痛，疼痛通常突然發作，非常嚴重。若是膽管沒有被堵住的非梗阻性急性膽囊炎，右上腹通常不會劇烈疼痛，反而是呈現持續性脹痛。

致病原因

1. 感染：來自腸道、膽道，或經由血液或淋巴的細菌上行至膽囊，引發膽囊炎。此外，真菌、寄生蟲感染也會導致膽囊炎。
2. 代謝紊亂：膽固醇代謝紊亂時，會導致膽固醇酯沉積於膽囊黏膜，引起輕度膽囊炎。
3. 血管病變：膽囊壁血管病變可能會損害膽囊黏膜，引起膽囊濃縮功能下降或喪失，長期下來，膽囊壁會纖維化，最終引發膽囊炎。
4. 膽囊收縮異常：膽囊收縮不佳，排空時間會延長，膽囊變大，因而造成膽囊壁增厚和纖維化，並且伴隨慢性發炎。

檢查筋結

患者採坐姿或俯臥姿勢，然後操作者循著患者腰背部位的足太陽經筋和足少陽經筋循行區域進行探查。患者第 6 至第 9 節胸椎棘突旁會有固定筋結點，另外，在患者背部的肝俞穴和膽俞穴，及其周圍也可能有筋結或條狀物。

治療步驟

經筋療法治療膽囊炎，要先後採取點法、按法、推法和擦法。

1. 點法：患者採俯臥姿勢，操作者握拳，屈拇指或食指，以指端點按患者背部肝俞穴和膽俞穴附近的筋結區域，操作 3 ～ 5 分鐘。
2. 按法：操作者用手掌掌根或魚際部位按壓筋結區域，至患者局部酸麻為止。
3. 推法：操作者以肘部施力進行推按，在患者第 6 至第 9 胸椎棘突周圍，上下推按 1 ～ 3 分鐘。
4. 擦法：操作者以魚際緊貼患者筋結區皮膚，直線來回摩擦，至筋結區的皮膚產生溫熱感為止。

預防措施

1. 注意飲食：食物以清淡為宜，少吃油膩和炸、烤類的食物。
2. 避免長時間靜坐不動，平常要多走動、多運動。

065 眩暈

眩暈是因身體對空間位置感知發生障礙，而產生一種動態或位置感知錯覺，它涉及多個學科。絕大多數人一生中均經歷此症。據統計，眩暈症占內科門診病人的 5%，占耳鼻喉科門診病人的 15%。眩暈可分為真正的眩暈和假性眩暈。

致病原因

1. 腦栓塞：輕度的腦栓塞會引起眩暈，使患者出現頭暈目眩、一側肢體麻木或無力等症狀，多為突發性。
2. 甲狀腺機能低下症：患者會因為血壓低、心臟輸出血量減少、血流遲緩，導致腦組織缺氧出現眩暈。

檢查筋結

患者採坐姿或仰臥姿勢，操作者先以拇指指尖在患者頭部由前至後、由左至右查找筋結。眩暈的固定筋結與頭痛類似，常在雙側太陽穴、雙側風池穴及周圍找到壓痛點，但眩暈的筋結範圍比頭痛更廣泛，治療時應擴大範圍。

眩暈常在手陽明經筋行經頭面和頸肩的部位有固定筋結，探查筋結時要仔細檢查手陽明經筋行經頭面部的部位。

治療手法

探查到具體的筋結之後，以拇指點按各筋結 2～3 分鐘。等筋結得到舒緩之後，再先後採用按法、叩擊法和揉法進行治療。

1. 按法：操作者採用按法對風池穴、百會穴及其周圍進行按壓。
2. 叩擊法：操作者用指尖在患者頭部和額部輕輕叩擊，持續 2～3 分鐘。
3. 揉法：操作者沿著患者頸部兩側肌肉上下進行反覆捏揉，直至患者感到局部腫脹為止，操作 3～5 分鐘，以促進腦部血液循環。

預防措施

1. 飲食調養：以營養豐富和新鮮清淡為原則，多食用蛋類、瘦肉、蔬菜及水果。
2. 精神調養：胸懷寬廣，精神樂觀，心情舒暢，保持情緒穩定。
3. 作息方面：要多休息，保持充足的睡眠。

眩暈的經筋療法

檢查筋結

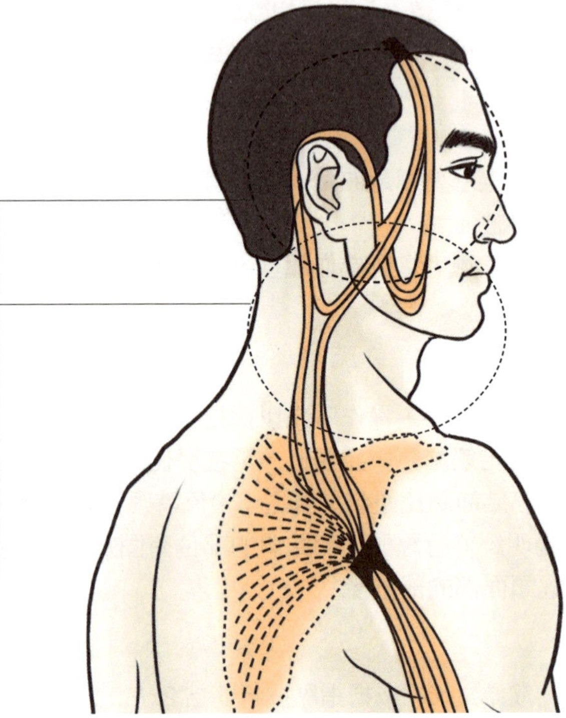

眩暈常在手陽
明經筋行經頭
面和頸肩的部
位有固定筋結

穴位按摩輔助治療

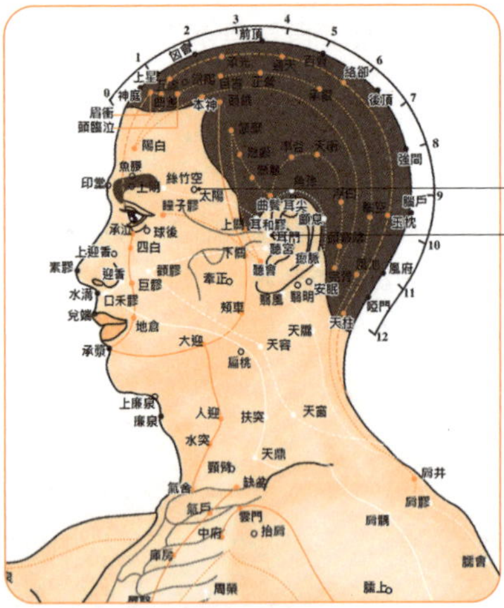

太陽穴
眉梢與目外角之間，向後約一橫指的位置

耳門穴
在耳屏的小凹陷前方，下頜骨髁狀突後緣，張口時凹陷處

除了重點治療手陽明經筋在頭部的循行區域，對耳門穴和太陽穴周圍進行按揉也可以有效地治療眩暈。

066 失眠

失眠是指患者對睡眠時間或感到品質不佳，進而影響生活或工作的一種主觀體驗。失眠的症狀包括入睡困難、時常覺醒及晨醒過早等，會引起人的疲勞感、不安、全身不適、無精打采、反應遲緩、頭痛、記憶力不集中等症狀，可分為原發性和繼發性兩類。

致病原因

1. 原發性失眠通常缺少明確病因，或在排除可能引起失眠的病因後仍遺留失眠症狀，主要包括精神生理性失眠、特發性失眠和主觀性失眠三種類型。
2. 繼發性失眠包括由於軀體疾病、精神障礙、藥物濫用等引起的失眠，以及與睡眠呼吸紊亂、睡眠運動障礙等相關的失眠。失眠常與其他疾病同時發生，有時很難確定這些疾病與失眠之間的因果關係，故近年來提出共病性失眠的概念，用以描述同時伴隨其他疾病的失眠。

檢查筋結

患者採坐姿或者仰臥姿勢，操作者站立其側，在頭部檢查筋結位置。失眠常在足太陽經筋和足少陽經筋位於頭面部和頸部的循行區域有筋結，要在這些區域仔細循經檢查。

治療手法

找到具體筋結之後，以輕柔的手法進行點按，以筋結區域出現酸脹感為宜，隨後採用推法和拿法進行治療。

1. 推法：患者採坐姿，操作者採用指推法沿著患者眉骨進行推抹，來回 8 ～ 10 次。
2. 拿法：操作者採用拿法對患者頸椎至肩膀部位的肌肉進行反覆提拿揉捏，操作 5 ～ 8 分鐘，以改善患者的腦部血液循環。

預防措施

1. 足部保暖：保持足部溫暖能提高睡眠品質，睡前用溫水泡腳或者睡覺時穿厚襪子都可以改善睡眠。
2. 不開窗：引起人們過敏的物質和影響睡眠的噪音，常常透過窗戶進入臥室，應該關上窗戶睡覺。
3. 睡姿：睡覺時最好右側臥，以免造成心臟受壓而出現失眠。枕頭不要過高或過低，一般以睡者的一肩（約 10 公分）為宜，床鋪的硬度宜適中。

失眠的經筋療法

檢查筋結

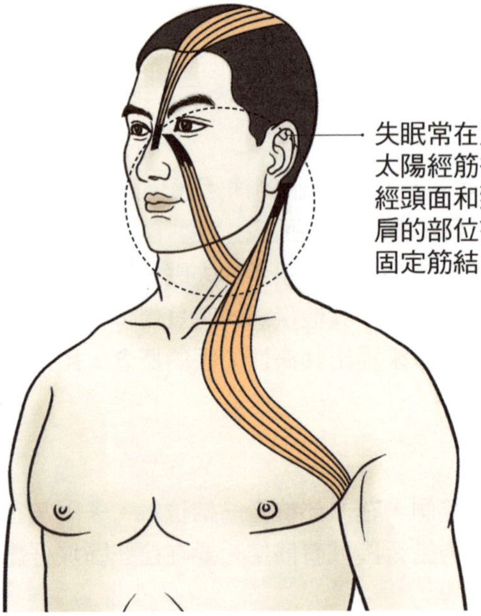

失眠常在足太陽經筋行經頭面和頸肩的部位有固定筋結

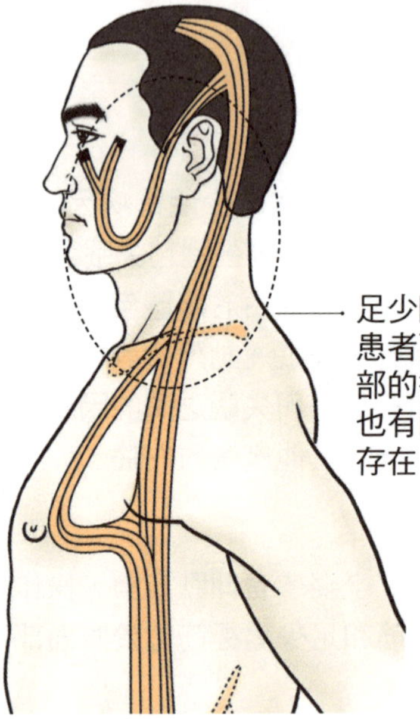

足少陽經筋在患者面部和頸部的循行區域也有固定筋結存在

穴位按摩輔助治療

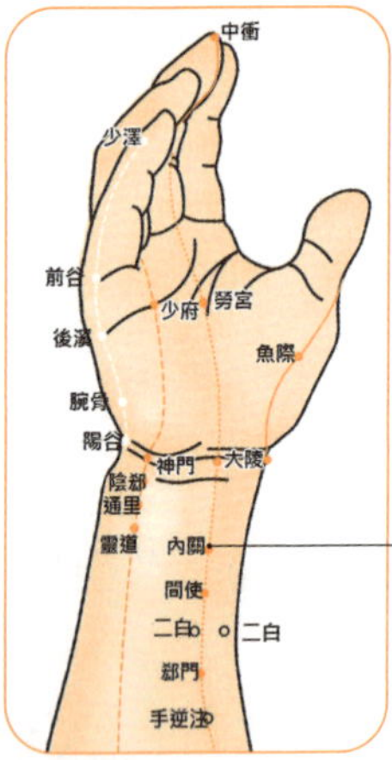

內關穴
在前臂掌側，於曲澤穴與大陵穴的連線上，腕橫紋上2寸，掌長肌腱與橈側腕屈肌腱之間

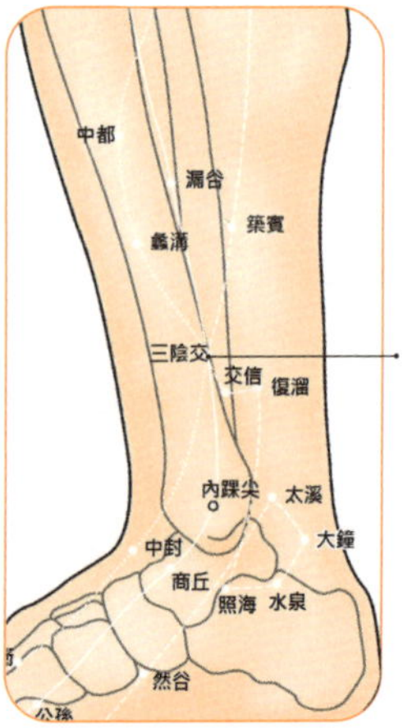

三陰交穴
小腿內側，當足內踝尖上3寸，脛骨內側緣後方

除了重點治療足少陽經筋在頭面部的筋結區域，對患者的內關穴和三陰交穴周圍進行按揉，也對治療失眠有顯著效果。

067 顏面神經麻痺

顏面神經麻痺俗稱「顏面神經炎」（即顏面神經癱瘓）、「歪嘴巴」「吊線風」，是以面部表情肌群運動功能障礙為主要特徵的一種疾病。它是一種常見病、多發病，不受年齡限制。一般症狀是口眼歪斜，患者往往連最基本的抬眉、閉眼、鼓嘴等動作都無法完成。

致病原因

1. 中樞性顏面神經麻痺：位於顏面神經核以上至大腦皮層之間的皮質延髓束，通常由腦血管病、顱內腫瘤、腦外傷、炎症等引起。
2. 周邊型顏面神經麻痺：①感染性病變，多由潛伏在顏面神經感覺神經節病毒被啟動引起；②耳源性疾病，如中耳炎；③自身免疫反應；④腫瘤；⑤神經源性；⑥創傷性；⑦中毒，如乙醇中毒，長期接觸有毒物等。

檢查筋結

患者採坐姿，操作者以手指輕輕按揉頭面部和頸肩部肌肉，以探查筋結位置。一般情況下，面癱患者常常在手陽明經筋行經咬肌、耳前和手腕部的區域以及合谷穴周圍有固定筋結。

治療手法

找到筋結之後，患者採坐姿或者仰臥姿勢，操作者分別採用點法、揉法和指擊法進行治療。

1. 點法：操作者以拇指指尖或者指關節點按患者頸部後側肌肉的凹陷區，持續 3 ～ 4 分鐘。
2. 揉法：操作者用手掌大魚際對患者面部肌肉沿著順時針方向進行揉按，反覆操作 10 餘次，直至局部充血並產生熱脹感為止。
3. 指擊法：操作者屈曲手指，用指端輕輕叩擊患者面部，操作約 1 分鐘。

預防措施

1. 避免面部受風，注意保暖。天冷出門行走或坐車時，應避免寒風直接對面部襲擊，尤其是清晨和夜晚，應防止面部遭遇強冷風侵襲。
2. 天熱時不能讓風扇或空調的冷風直吹面部，年老體弱、過度勞累及喝醉之後更要注意。天氣變化時，要注意預防感冒，因為感冒病毒是面癱的誘因之一。

顏面神經麻痺的經筋療法

檢查筋結

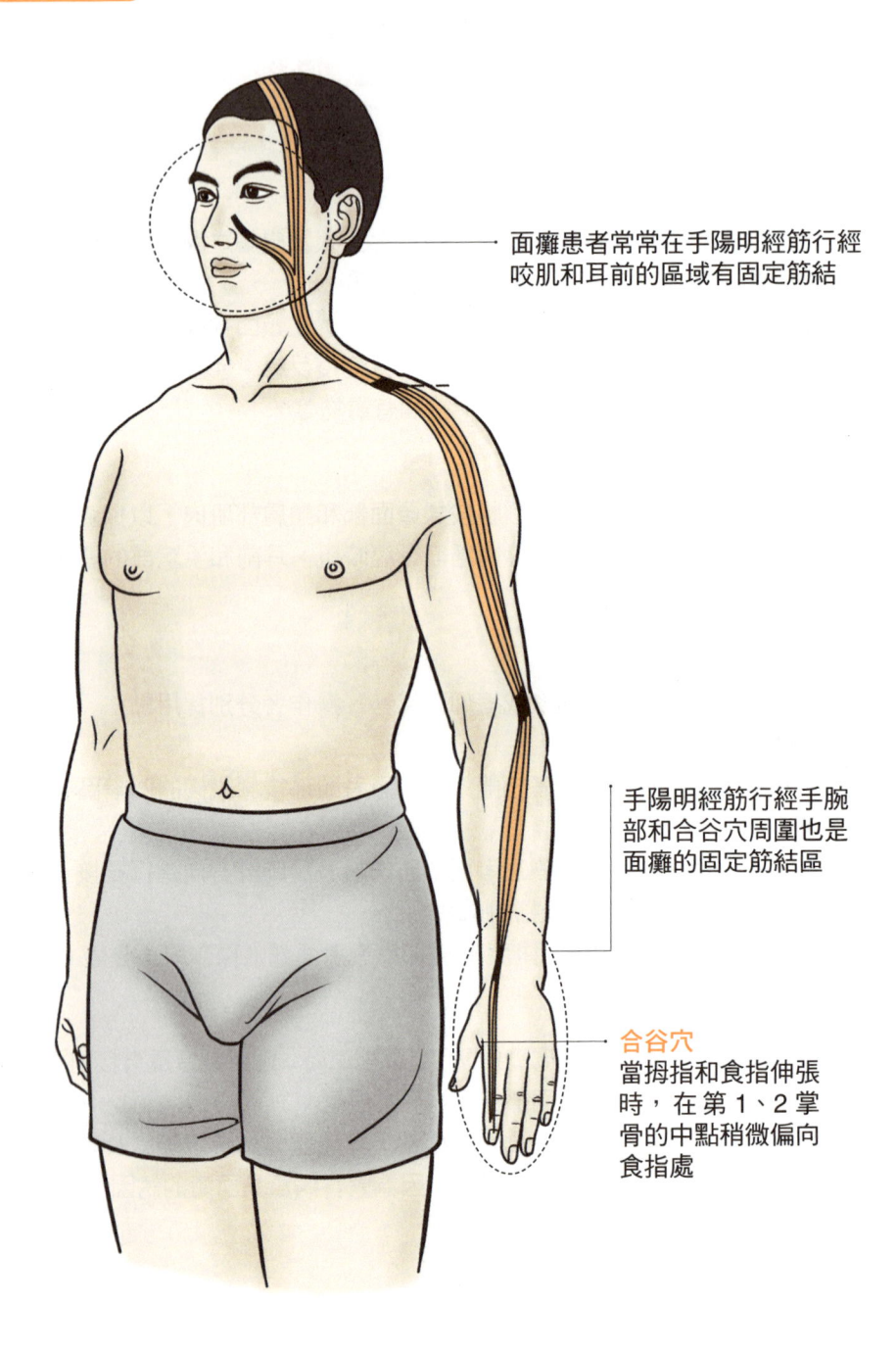

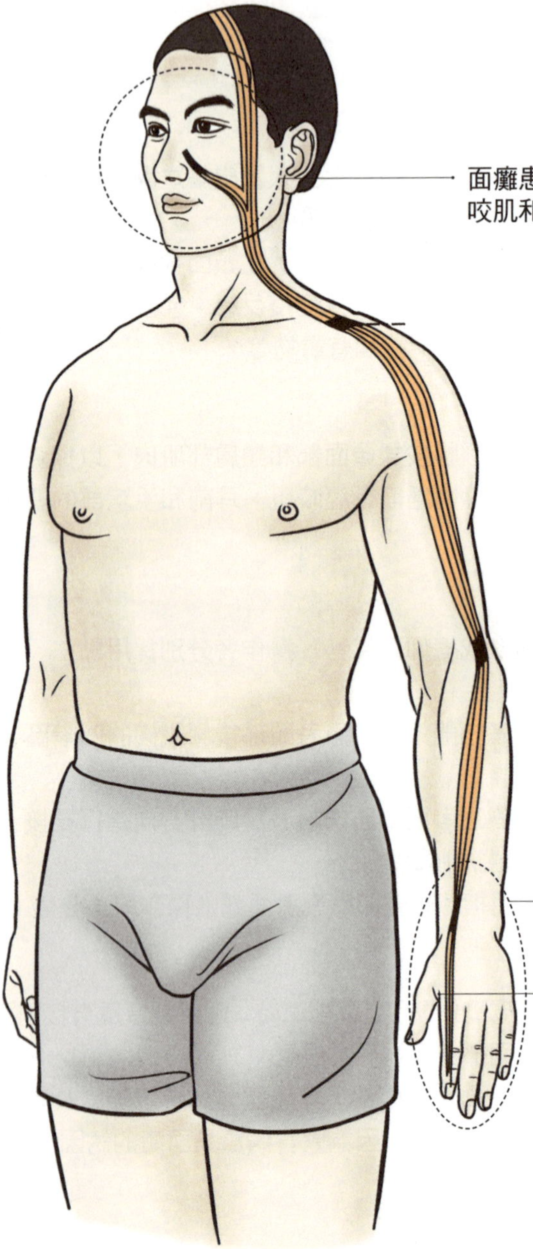

068 耳鳴耳聾

耳鳴指病人自覺耳內鳴響，如聞蟬聲、轟鳴聲、潮聲。耳聾是指不同程度的聽覺減退，甚至完全消失。耳鳴會伴有耳聾，耳聾亦可由耳鳴發展而來。二者臨床表現和伴隨的症狀雖有不同，但在病因病機上卻有許多相似之處，均與腎臟有著密切關係。

致病原因

1. 過度疲勞、睡眠不足和情緒過於緊張也會導致耳鳴耳聾的產生。
2. 耳部疾病或全身性疾病，如高血壓、糖尿病或貧血也會產生耳鳴耳聾症狀。
3. 使用了耳毒性藥物如「慶大黴素」「鏈黴素」或「卡那黴素」等，也會出現耳鳴耳聾現象。

檢查筋結

患者採坐姿，操作者以拇指指尖在患者頭部由前至後、由左至右查找筋結。一般情況下，耳鳴耳聾患者會在足陽明經筋行經頭耳部的區域有固定筋結，要重點檢查這些區域。

治療手法

探明筋結之後，先對雙手指節筋結、「四彎」（兩肘和兩膝）和枕部進行按揉，以舒解筋結。之後，採用點法、鳴天鼓手法和拿法進行治療。

1. 點法：操作者以拇指指端或手指指關節，對足陽明經筋行經頭耳部的區域進行點按，手法宜輕柔，持續 5 ～ 6 分鐘。
2. 鳴天鼓手法：患者自己以雙手掌捂耳，食指壓於中指之上，以食指彈響腦骨，由後往前，每次彈 3 ～ 5 分鐘。
3. 拿法：對頸椎兩側肌肉從上向下提拿捏揉，並揉捏肩部肌肉，反覆操作 10 餘次。

預防措施

1. 避免噪音汙染，在高強度噪音環境中工作要注意佩戴防護耳罩、耳塞等。不要長時間、大音量地使用隨身聽或耳機。
2. 避免精神緊張和疲勞，適當調整工作節奏，放鬆情緒；戒菸戒酒，少喝咖啡。
3. 多吃含鋅食物，如魚肉、牛肉、各種海鮮產品、蘋果、橘子、核桃、黃瓜等。

耳鳴耳聾的經筋療法

檢查筋結

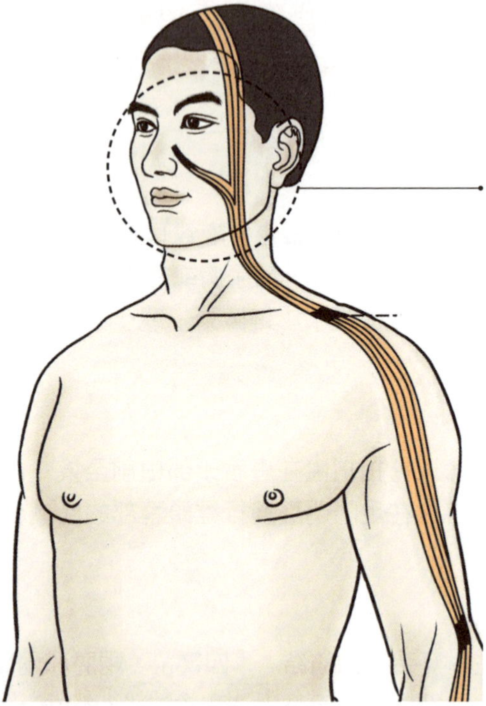
耳鳴耳聾患者會在
足陽明經筋行經頭
耳部的區域有固定
筋結存在

穴位按摩輔助治療

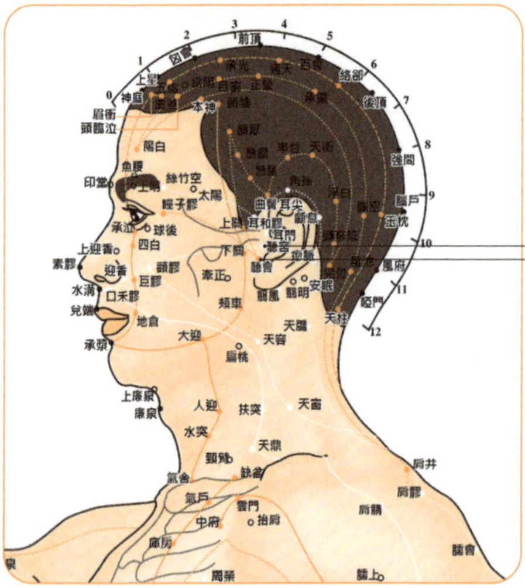

聽宮穴

在面部，耳屏正中與下頷骨髁狀突之間的凹陷處

聽會穴

耳屏小凹陷的前方，下頷骨髁狀突的後緣，張口時凹陷處

在進行經筋療法治療之後，可以採用穴位按摩法進行配合治療。其具體方法：用手指分別對聽宮穴、聽會穴按揉約 3 分鐘即可。

069 視力異常

本書所指的視力異常，是由腦神經、血管或頸椎損傷等導致的功能性視力異常，包括視物模糊、眼脹、眼前有雲霧、閃光點、飛蚊症、近視、複視等現象。嚴重視力異常患者僅有光感或失明，並伴有眼脹、畏光、流淚、眼灼熱感、頭暈、頭痛、失眠、多夢、食慾欠佳等症狀。

致病原因

1. 腦供血不足、用眼過度、學習或工作時間過長、閱讀姿勢不正等因素，導致睫狀肌過度疲勞，進而引起視力異常。
2. 感染風寒溼邪，引起自律神經功能紊亂。
3. 相關疾病因素：角膜炎、白內障等眼病，糖尿病、頸椎病、高血壓等全身性疾病發作時，可能短時間或者長時間影響視力。眼睛本身衰老也會導致視力異常。
4. 飲食因素：缺乏維生素 A 時，眼睛往往感到乾澀，容易疲勞，嚴重時眼白表面乾燥、皺縮，甚至導致角膜潰瘍。

檢查筋結

患者採坐姿，操作者以按揉的手法探查患者雙手指指節、「四彎」和枕骨部位，並左右對比，以判斷有無筋結。一般來說，視力異常會在患者足太陽經筋經過頭顳部、眼眶周圍的部位有固定筋結，要重點檢查這些區域。

治療手法

探明筋結位置之後，要先後採用點法、推法和叩擊法進行治療。

1. 點法：以拇指指尖或者食指指關節點按眼眶周圍和額眉部，操作 3 ～ 4 分鐘。
2. 推法：操作者以拇指指腹在患者頭頂沿水平方向用力推按，持續片刻，以患者眼部出現麻脹酸痛感為止，時間控制在 3 ～ 4 分鐘。
3. 叩擊法：操作者屈曲四指，反覆叩擊患者頸部上段後側和兩側，操作 10 餘次。

預防措施

1. 適量補充各類營養成分，包括綠色蔬菜與含有維生素 A、維生素 C 及蛋白質的食物。
2. 保持充足睡眠，及時休息。
3. 避免長時間近距離用眼，在電腦前或久坐辦公者應每隔 30 分鐘走動一次，向遠處眺望以放鬆眼球。

視力異常的經筋療法

檢查筋結

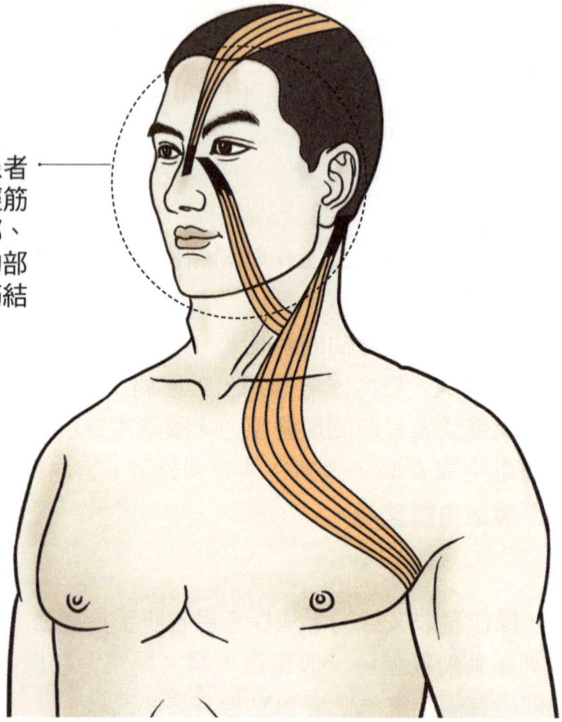

視力異常患者的足太陽經筋經過頭顳部、眼眶周圍的部位有固定筋結

穴位按摩輔助治療

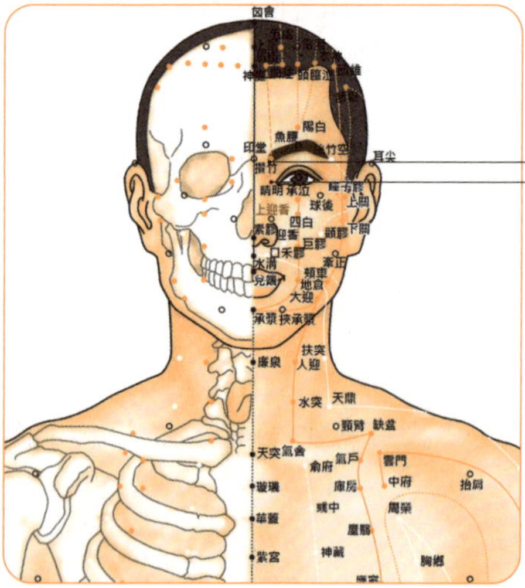

攢竹穴
位於面部，眉頭凹陷中，額切際處

睛明穴
位於面部，目內眥上方凹陷處

> 採用經筋療法治療之後，可以採用穴位按摩法進行輔助治療。其具體方法：以手指對患者的攢竹穴和睛明穴進行按揉，時間約 3 分鐘。

070 三叉神經痛

三叉神經痛是最常見的腦神經疾病，以一側面部三叉神經分布區內反覆發作的陣發性劇烈痛為主要表現，女性略多於男性，發病率可隨年齡而增長。三叉神經痛多發生於中老年人，右側多於左側。該病主要在頭面部三叉神經分布區域內，發病驟發驟停、閃電樣、刀割樣、燒灼樣、頑固性、難以忍受的劇烈性疼痛。

致病原因

1. 局部刺激：三叉神經所支配的組織器官發炎，如鼻竇炎、齒源性炎症等，會使神經發炎、纖維化，進而引起三叉神經痛。
2. 血管壓迫：基底動脈和小腦上動脈壓迫三叉神經根時，會引起疼痛。這是三叉神經痛比較常見的病因。
3. 顳頜關節紊亂：可使三叉神經周圍的肌群痙攣、肌肉協調失常，進而引發三叉神經痛。

檢查筋結

患者採坐姿，操作者循著患者的手太陽經筋、手少陽經筋和手陽明經筋探查。通常，三叉神經痛患者的固定筋結，會在手太陽經筋行經頸部和面部的區域，要重點對這些區域進行檢查，尤其要檢查患者第 2、3、4 頸椎。

治療步驟

探明筋結位置之後，要先後採用揉法和拿法進行治療。

1. 揉法：患者採坐姿或仰臥姿勢。操作者以手掌大魚際或小魚際，輕輕揉按患者面部手陽明經筋的循行區域，直至局部產生酸脹感為止。
2. 拿法：患者採仰臥姿勢，操作者以拇指和食指輕輕將患者筋結部位的皮膚拿起，然後再迅速放下，反覆進行 8～15 次。

預防措施

1. 飲食要有規律，宜選擇質軟易嚼的食物，不宜食用刺激性、過酸過甜及熱性食物；飲食要營養豐富，平時應多吃含豐富維生素及有清熱解毒作用的食物；食物以清淡為宜，多吃新鮮水果、蔬菜及豆製品。
2. 吃飯、漱口、刷牙、洗臉時動作要輕柔。
3. 注意頭面部保暖，不用太冷或太熱的水洗臉。
4. 應保持情緒穩定，不宜激動，不宜熬夜，保持充足的睡眠。
5. 適當參加體育運動，鍛鍊身體，強化體力。

071 高血壓

高血壓指以體循環動脈血壓（收縮壓和 / 或舒張壓）增高為主要特徵（收縮壓≥ 140mmHg，舒張壓≥ 90mmHg），會伴有心、腦、腎等器官的功能或器質性損害的臨床症候群。高血壓是常見的慢性病，也是心腦血管病主要的危險因素。

致病原因

1. 遺傳因素：大約 60% 的高血壓患者有家族史。
2. 精神和環境因素：長期精神緊張、激動、焦慮，受噪音或不良視覺刺激等因素，也會引起高血壓。
3. 生活習慣因素：膳食結構不合理，如過多的鈉鹽、低鉀飲食、大量飲酒、攝入過多飽和脂肪酸，均會使血壓升高。

檢查筋結

患者採坐姿或仰臥姿勢，操作者以揉捏的方法檢查患者的足少陽經筋，並左右對比，以判斷有無筋結。高血壓通常會在足少陽經筋經過頸部、頭顳部和耳後等部位的區域有固定筋結，檢查時要注意對以上區域的探查。

治療手法

探查到具體筋結之後，要按照先頭頸、後四肢的順序對筋結進行揉按。然後分別採用推法、揉法、拿法進行治療。

1. 推法：患者採坐姿，操作者以雙手拇指指腹輕輕推按患者眉弓，至耳後為止。反覆數次之後，再從眉弓向上推按患者額頭，操作 3 ～ 5 分鐘。
2. 揉法：操作者以手掌大魚際揉按患者頭頂，在患者百會穴周圍用力，揉按至患者出現麻脹感為止。
3. 拿法：操作者以大拇指和其餘四指對患者頸椎兩側的肌肉進行提拿揉捏，操作 5 ～ 6 分鐘。

預防措施

1. 合理膳食：平時要注意避免暴飲暴食，儘量不吃或少吃高脂肪食物、高膽固醇食物和甜味食品。
2. 適量運動：適當進行以大肌群節律性運動為特徵的有氧代謝運動，如步行、慢跑、游泳、騎車、爬樓、登山、健身操等運動。
3. 戒菸限酒：菸酒過量會刺激心腦血管，誘發各種心腦血管疾病，平時要戒菸、限酒。
4. 精神方面：保持樂觀輕鬆的心態，避免不良刺激因素，適當釋放壓力。

高血壓的經筋療法

檢查筋結

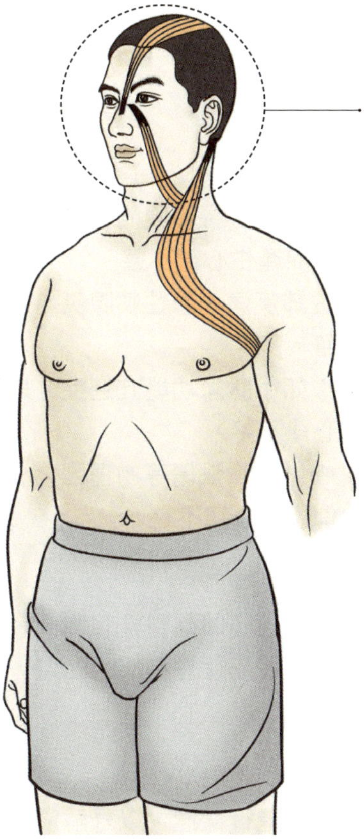

高血壓通常會在足少陽經筋經過頸部、頭顳部和耳後等部位的區域有固定筋結

穴位按摩輔助治療

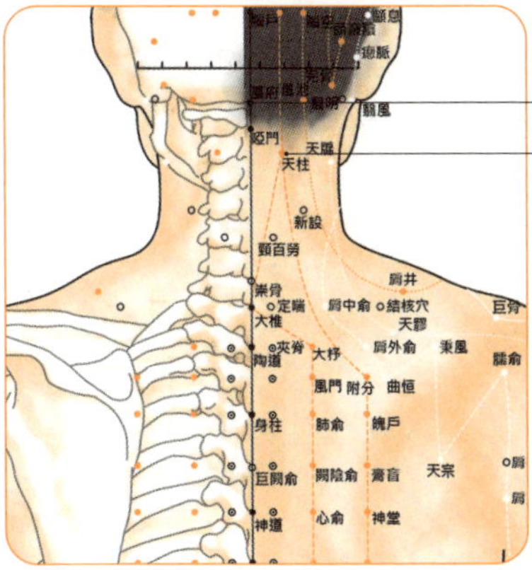

風府穴
位於後髮際正中直上1寸，兩斜方肌之間的凹陷處

天柱穴
斜方肌外側凹陷處，後髮際正中旁開約0.6寸處

在實施經筋療法之後，可以採用穴位按摩法配合治療，以取得更好的療效。其具體手法：以手指按揉風府穴和天柱穴，操作約3分鐘。

072 心律不整

臨床上按心律不整發作時心率的快慢分為快速性心律不整、緩慢性心律不整兩大類。前者見於過早搏動、心動過速、心房顫動和心室顫動等；後者以竇性緩慢性心律不整和各種傳導阻滯為常見。

● 致病原因

1. 器質性心臟病：缺血性心臟病、心臟瓣膜病、先天性心臟病、心肌炎等，會引起心肌細胞的電生理異常，進而產生心律不整。
2. 非心源性疾病：慢性阻塞性肺疾病、急性胰腺炎、急性腦血管病、妊娠高血壓症候群等，均會引發心律不整。
3. 代謝性疾病及電解質紊亂：如甲狀腺功能亢進症，以及各種原因引起的低鉀血症或高鉀血症等，也會引起心律不整。
4. 物理和化學因素的作用：中暑、電擊傷等物理因素、某些工業性毒物、農藥、動物毒素和有毒植物等，也會引發心律不整。

● 檢查筋結

患者採坐姿，操作者以空拳輕輕叩擊頸椎和胸部，並左右對比，以判斷有無筋結。檢查時，要重點探查手少陰經筋行經胸部的區域，心律不整的固定筋結常在此區域。

● 治療手法

檢查到筋結之後，要先對其進行揉捏，以舒解筋結，之後再分別採用按法、揉法和叩擊法進行治療。

1. 按法：患者採坐姿或者仰臥姿勢，操作者以手掌掌根按壓筋結，力道要輕緩，持續 2 ～ 3 分鐘。
2. 揉法：操作者手掌置於患者胸部筋結處，以腕部帶動手掌輕揉 2 ～ 3 分鐘。
3. 叩擊法：操作者屈曲手指成空拳，輕輕叩擊患者胸部筋結及其周圍 1 ～ 3 分鐘。

● 預防措施

1. 保持穩定的情緒。
2. 適量運動，控制體重，自身體重以不超過標準體重的 5% 為宜。
3. 避免突然的冷熱刺激，洗澡時水溫不宜過高。
4. 不可飲酒過量或常飲高濃度燒酒，少抽菸。

心律不整的經筋療法

檢查筋結

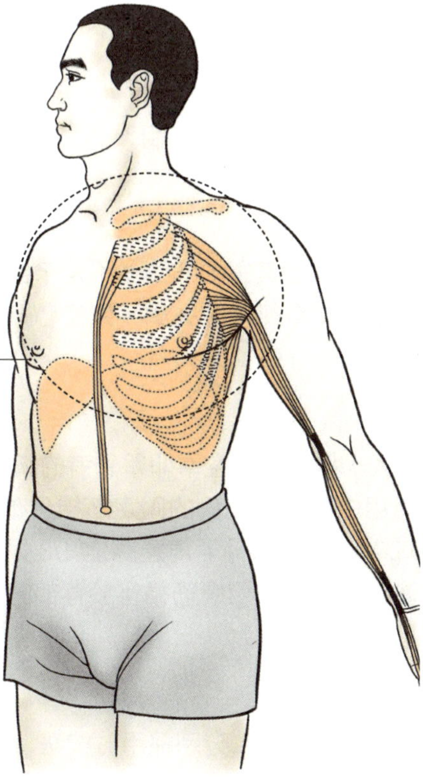

檢查筋結心律不整患者的固定筋結常位於手少陰經筋行經胸部的區域

穴位按摩輔助治療

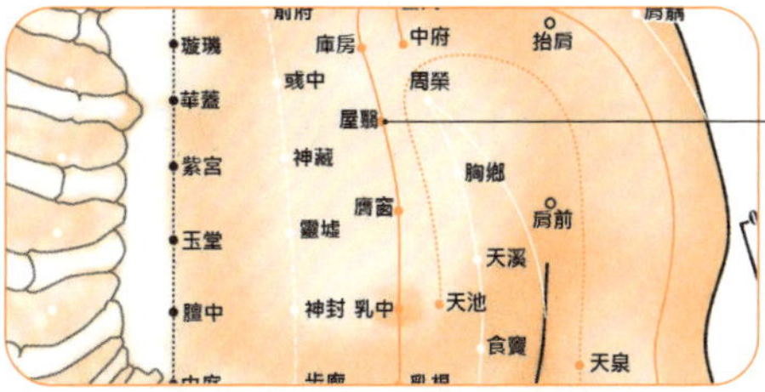

屋翳穴
位於人體胸部，當第 2 肋間隙，前正中線旁開 4 寸

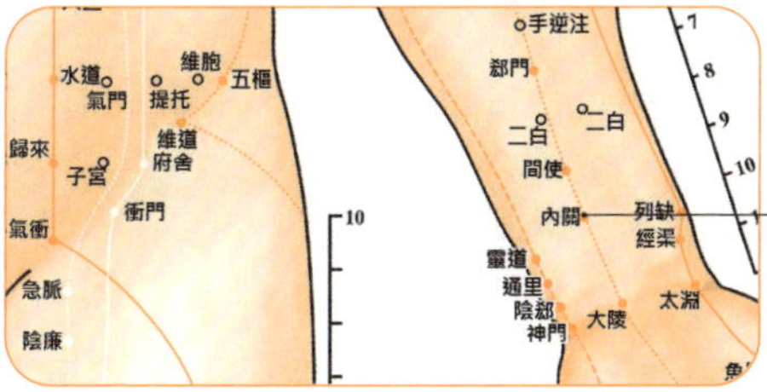

內關穴
位於前臂掌側，腕橫紋上 2 寸，掌長肌腱與橈側腕屈肌腱之間

採用穴位按摩的方法配合經筋療法治療心律不整，會有更好的療效。其具體方法：以手指按揉屋翳穴和內關穴，直至局部酸脹為止。

073 非典型胸痛

臨床上，有部分病患雖然出現與冠心病類似的症狀，但其病因並非來自冠狀動脈粥樣硬化，也無明顯阻塞性病變。其臨床症狀與冠心病的症狀類似，主要表現是陣發性的胸悶和胸前區疼痛，常伴有胸悶、氣促、頸部酸脹不適，也會伴隨頭暈腦脹、失眠、多汗、情緒易激動等症狀。

致病原因

此病的症狀酷似冠心病，但其主要病因並不是來自冠狀動脈病變，而是經筋病變。現代醫學認為，這是由於自律神經失調，致使心臟功能失調而發病，但病理解剖學上卻無器質性病變。

檢查筋結

檢查時，患者採坐姿，操作者以空拳叩擊患者的胸椎和頸椎，以探查筋結。

經筋療法在臨床應用中發現，此病的固定筋結分布於背部，由第 3 胸椎、第 5 胸椎和天宗穴（肩胛棘中點與肩胛骨下角連線上 1/3 與下 2/3 交點凹陷處）三點連線構成的三角區，此筋結區為手陽明經筋循行於背部的區域。檢查筋結時要重點對這一筋結區進行探查。

治療手法

探查到筋結之後，患者採坐姿，分別採用肘按法、推法和揉法進行治療。

1. 肘按法：操作者以肘關節作用於患者的固定筋結點，按壓 2 ～ 3 分鐘，至患者出現酸脹舒緩感，且傳導至前胸為止。
2. 推法：操作者以食指、中指、無名指和小指的近節指間關節為施力點，按壓於筋結區，緩慢向前推移，操作 1 ～ 3 分鐘。
3. 揉法：操作者以手掌大魚際在患者的胸鎖乳突肌上揉按 1 ～ 2 分鐘，以患者胸部出現灼熱感為宜。

預防措施

1. 維持良好生活作息，不要熬夜，以免干擾神經調節功能；工作與休息取得平衡禦寒，保持充足的睡眠時間。
2. 注意防寒保暖：久受寒冷溼氣侵襲會刺激筋肉，導致筋肉收縮異常。因此，在日常生活中要注意禦寒。
3. 維持運動習慣，有助於提升體能與免疫力。
4. 維持營養均衡，多吃水果和蔬菜，補充維生素。

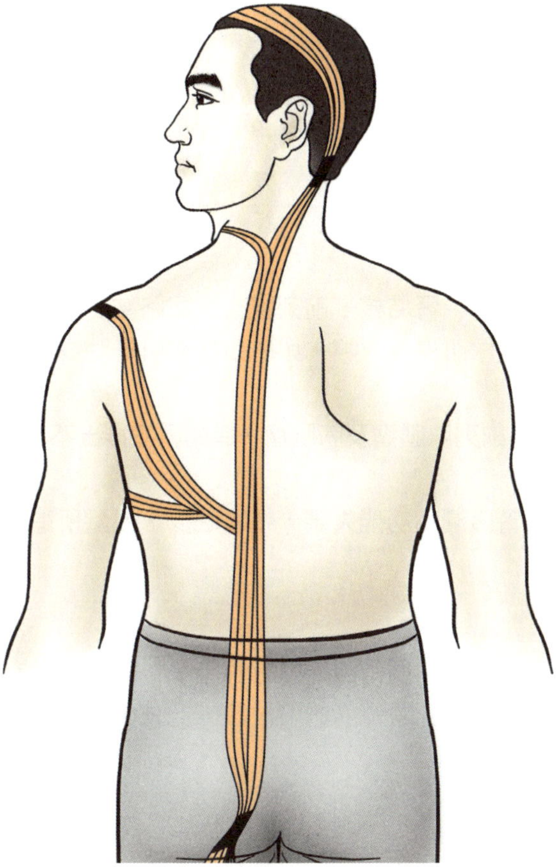

第六章

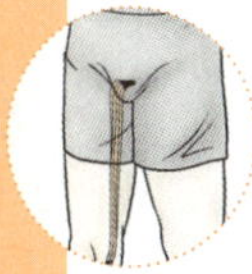

婦科、男科疾病經筋療法

女性生殖系統的疾病即為婦科疾病，常見的有痛經、月經不調、更年期症候群等。男性生殖泌尿系統的疾病即為男科疾病，主要有勃起功能障礙、前列腺炎、排尿異常等。婦科和男科疾病都會給正常的生活、工作帶來極大不便。這些難言之隱可以使用經筋療法治療。

074 排尿異常

排尿異常指由於尿路感染、尿道阻塞、排尿功能障礙所致的排尿次數增多、排尿方式改變、排尿感覺異常等。臨床主要表現為尿頻、尿急、尿痛、尿滯留、尿失禁及夜間遺尿等。

致病原因

1. 尿急、尿頻、尿痛多是由尿路感染所引起，腎結核、前列腺炎、尿路結石等也會引發上述症狀。尿失禁的情況多是由排尿肌過度收縮，尿道口括約肌鬆弛或麻痺所致。
2. 尿滯留多是由前列腺肥大、前列腺炎、前列腺腫瘤及膀胱瘤，造成尿液排出不暢，使大量尿液滯留於膀胱和腎盂。
3. 尿多、尿少常見於中老年人，往往是腎臟濃縮功能失調，或睡眠少、易醒所造成的。

檢查筋結

患者採俯臥姿勢，操作者沿患者足少陰經筋循行路線進行探查，以了解是否有筋結。一般情況下，排尿異常的筋結通常在足少陰經筋的下肢段，此外，還要特別注意對患者腹股溝區的檢查。

治療手法

確定筋結位置之後，先對筋結進行揉按直至酸脹，用以舒解筋結。然後分別採用推法、按法、點法和揉法進行治療。

1. 推法：操作者以掌根或者大魚際沿著脊柱兩側足太陽經筋循行路線，從胸椎向下推按，至腰骶椎棘突為止，每側操作 10 餘遍，間接刺激足少陰經筋。
2. 按法：操作者採用掌按法在患者腰骶部位上下按揉。如果是年老體衰的患者，可以點揉尾骨尖。
3. 點法：患者改為仰臥姿勢，兩膝彎曲，操作者採用點法點按患者腹股溝區，以局部酸麻為度。
4. 揉法：用揉法對患者的小腹和大腿內側反覆按揉 10 餘遍。

預防措施

1. 注意營養，加強保健，增強身體的免疫力，注意補充維生素和微量元素。
2. 保持生活規律：對於泌尿生殖系統疾病，最有效的防治措施就是保持生活規律，不熬夜，注意休息及局部清潔衛生。

排尿異常的經筋療法

檢查筋結

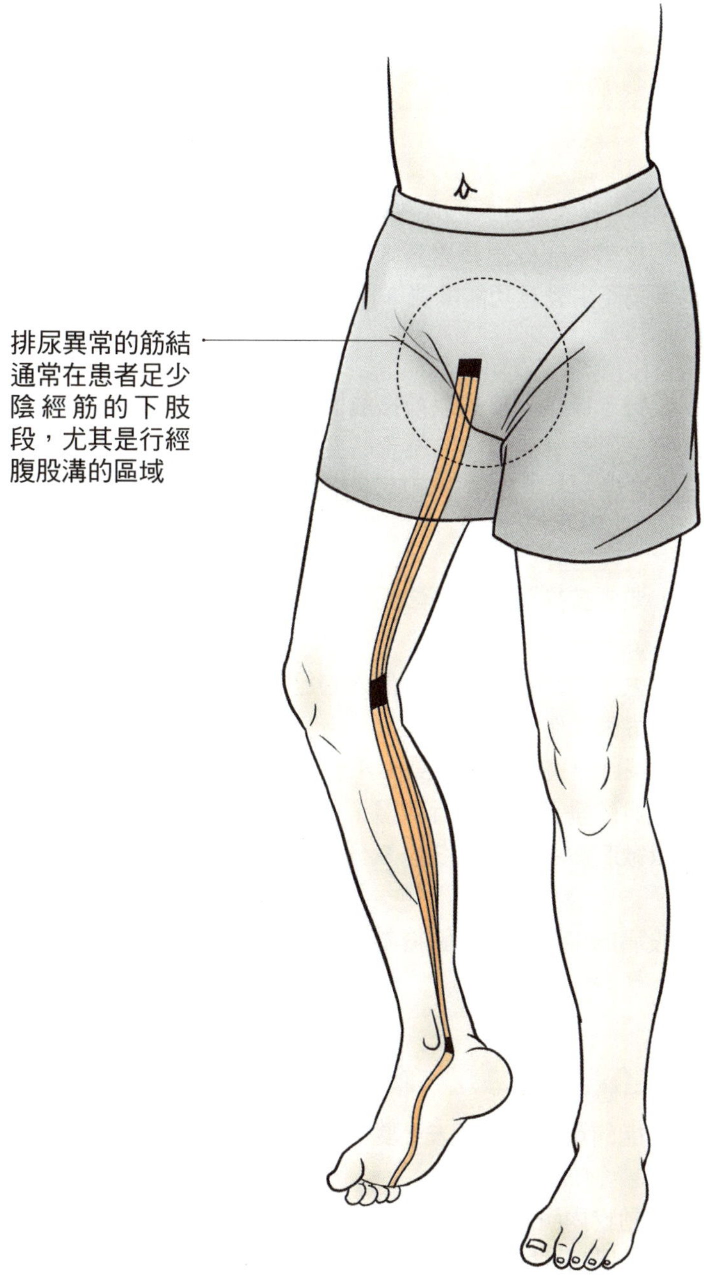
排尿異常的筋結通常在患者足少陰經筋的下肢段，尤其是行經腹股溝的區域

075 勃起功能障礙

勃起功能障礙是常見的一種男性性功能障礙，指陰莖持續不能達到或維持足夠的勃起以完成滿意性生活，病程三個月以上。有長期抽菸、喝酒等不良習慣的人，患此病的可能性更大。此病也和心血管疾病、糖尿病、前列腺炎、慢性肝功能異常、慢性腎功能異常等疾病有關。

致病原因

1. 精神原因：夫妻間感情冷漠，或因某些原因產生緊張心情，會導致勃起功能障礙。
2. 生理原因：陰莖勃起中樞異常。一些重要器官如肝、腎、心、肺患嚴重疾病時，尤其是長期患病者，也可能產生勃起功能障礙。

檢查筋結

患者採坐姿或者俯臥姿勢，操作者首先以拇指觸診和空拳輕叩的方法來檢查胸椎關節、腰椎關節和梨狀肌，了解有無筋結。檢查時要對比兩側髂後上棘，以發現是否有骶髂關節錯位，一般來說，要重點檢查足厥陰經筋行經生殖器的部位。

治療手法

檢查到具體筋結之後，要先按揉筋結直至酸脹為止，以初步舒解筋結。然後分別採用推法、按法、撥法和點法進行治療。

1. 推法：操作者以掌根或者大魚際沿著脊柱兩側足太陽經筋的順序，從胸椎向下推按，至腰骶椎棘突為止，每側操作 10 餘遍。
2. 按法：採用按法對患者的梨狀肌進行按壓，操作 4 ～ 5 分鐘。
3. 撥法：採用撥法沿著梨狀肌的垂直走向進行彈撥，再順著肌肉纖維的方向進行疏理，無疼痛症狀的患者以微刺激手法治療 3 ～ 5 分鐘，有疼痛症狀的患者以強刺激手法治療 4 ～ 6 分鐘。
4. 點法：用點法對患者腹股溝的中點，有動脈搏動的部位進行點按，直至患者的下肢出現溫熱感為止。

預防措施

1. 多休息，防止過勞，調整中樞神經系統。
2. 充分了解精神因素對性功能的影響，增強夫妻雙方的感情交流，女方應關懷、鼓勵丈夫，不要給丈夫壓力。
3. 注意飲食調養，適當食用動物內臟，因為動物內臟含有大量的性激素和腎上腺皮質激素，能增強精子活力，提高性慾。

勃起功能障礙的經筋療法

檢查筋結

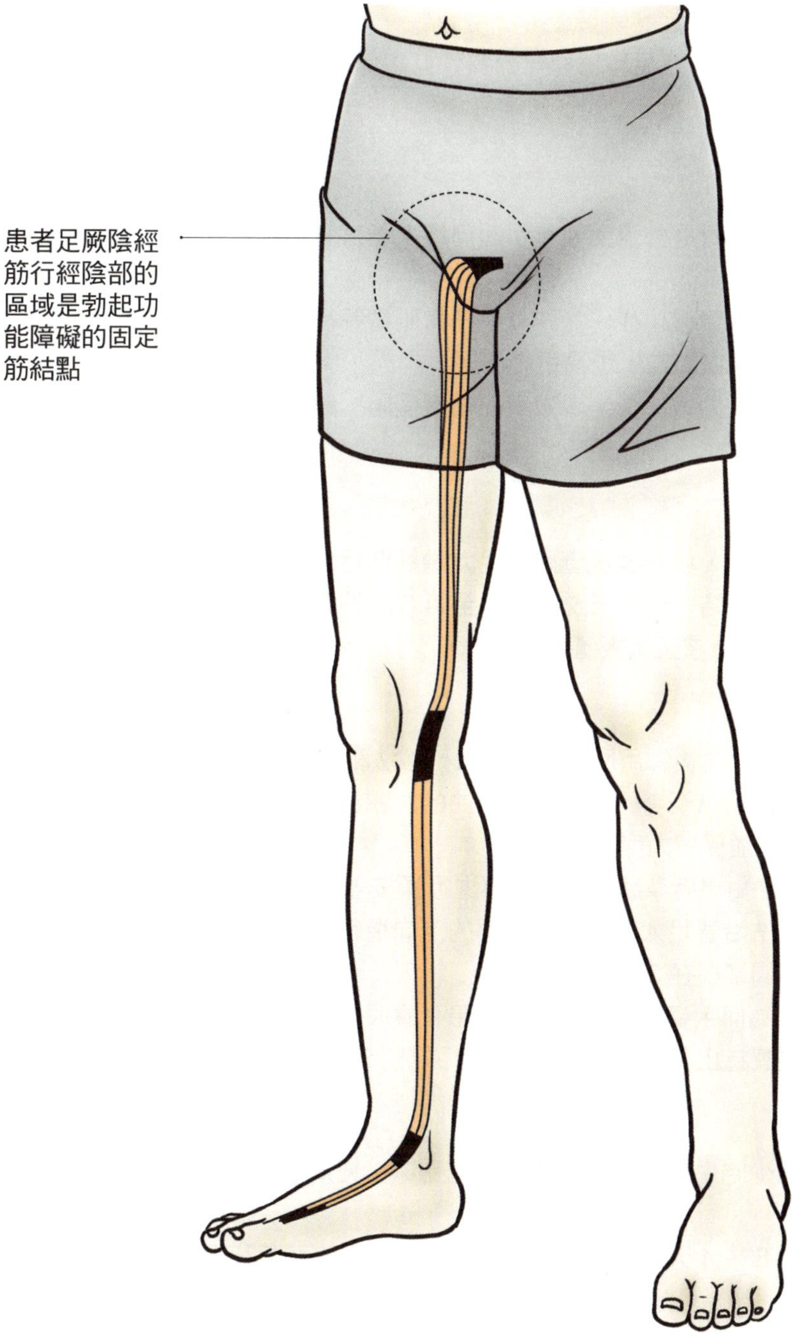
患者足厥陰經筋行經陰部的區域是勃起功能障礙的固定筋結點

076 痛經

痛經為常見的婦科疾病之一，指行經前後或月經期出現下腹部疼痛、墜脹，伴隨腰酸或其他不適，症狀嚴重會影響生活品質。痛經分為原發性痛經和次發性痛經兩種，原發性痛經指生殖器官無器質性病變的痛經；次發性痛經指由盆腔器質性疾病，如子宮內膜異位症、子宮腺肌症等引起的痛經。

致病原因

1. 子宮頸狹窄會導致月經外流受阻，引起痛經；子宮發育不良、子宮位置後屈或前屈也都會造成痛經。
2. 婦科病，如子宮內膜異位症、盆腔炎、子宮肌瘤等都是痛經的誘因；經期劇烈運動、受寒等導致氣血凝滯，也易引發痛經。
3. 少女初潮，心理壓力大、久坐導致氣血循環受阻、經血運行不順、愛吃生冷食物易造成痛經。

檢查筋結

患者採俯臥姿勢，操作者檢查患者足太陽經筋行經腰部、骶髂關節和梨狀肌的部位，了解是否有筋結。一般來説，第 5 至第 6 胸椎之間和第 7 至第 8 胸椎之間是痛經的固定筋結區域，要重點檢查。

治療手法

探明筋結之後，先後採用肘按法、揉法、撥法和點法進行治療。

1. 肘按法：患者採俯臥姿勢，操作者以屈曲的肘關節為施力點，重力按壓患者的第 5 至第 8 胸椎，並保留力度片刻。
2. 揉法：採用揉法對患者梨狀肌的中後部進行揉按，持續 4 ～ 5 分鐘。
3. 撥法：採用撥法沿著足太陽經筋在背部的走向進行彈撥，再順著肌肉纖維的方向進行疏理，時間掌握在 3 ～ 6 分鐘。
4. 點法：患者改為仰臥姿勢，操作者點按患者腹股溝中點動脈搏動處，點按至患者下肢出現溫熱感為止。

預防措施

1. 經期前及經期少吃生冷辛辣的食物，避免受涼；經期不可以劇烈運動或從事繁重的體力工作。
2. 月經來之前的 3 ～ 4 天應該吃容易消化的食物，多吃蔬菜和水果。

痛經的經筋療法

檢查筋結

患者足太陽經筋行經第5至第6胸椎之間和第7至第8胸椎之間的區域是痛經的固定筋結區

足太陽經筋行經腰部、骶髂關節和梨狀肌的部位是痛經的另一固定筋結產生區域

婦科、男科疾病經筋療法

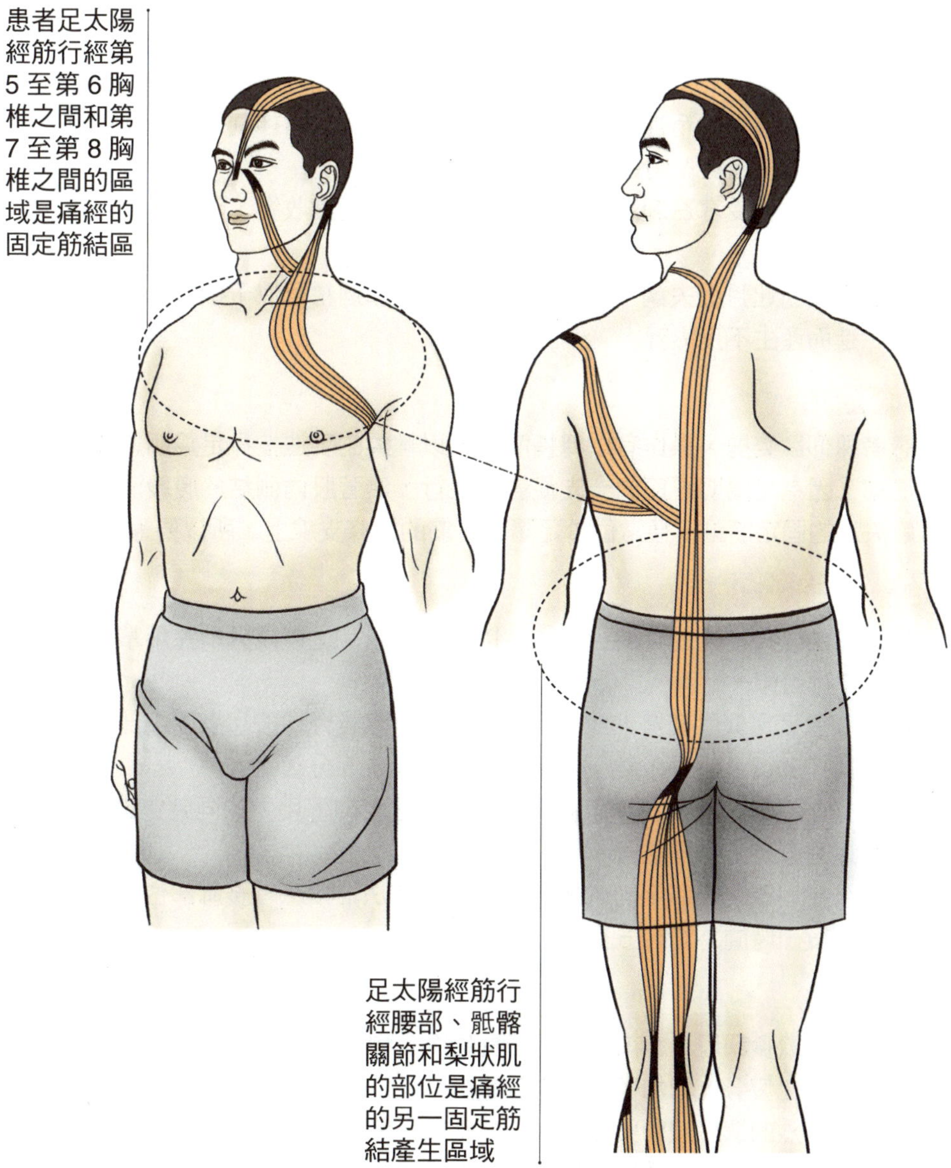

077 月經失調

月經失調也稱「月經不調」，是婦科常見疾病，表現為月經週期或出血量的異常，會伴隨月經前、經期時的腹痛及全身症狀。病因可能是器質性病變或者是功能異常。

致病原因

1. 情緒異常，如長期的精神壓抑、精神緊繃或遭受重大精神刺激和心理創傷，都會導致月經失調或痛經、閉經。
2. 處於經期的女性受寒冷刺激，會使盆腔內的血管過度收縮，因而引起月經過少甚至閉經。
3. 嗜菸酒容易引起月經失調。香菸中的某些成分和酒精可以干擾與月經有關的生理過程，進而產生不良影響。

檢查筋結

患者採仰臥姿勢，操作者以拇指觸診，以輕柔的手法按揉足陽明經筋，以探查有無筋結。因為足陽明經筋的一支從髀部上行，沿著股內側結於腹股溝的恥骨，所以月經失調的固定筋結，通常位於足陽明經筋的這條支線上，所以要重點檢查。

治療手法

檢查筋結之後，先對其進行按揉，以舒解筋結，之後再分別採用掌揉法、擦法和肘按法進行治療。

1. 掌揉法：患者採仰臥姿勢，操作者以手掌大魚際輕輕揉按患者下腹部，揉按時先順時針揉按 3 ～ 5 分鐘，然後再逆時針揉按 3 ～ 5 分鐘。
2. 擦法：操作者以手掌覆於患者肚臍之上，在輕輕向下用力的同時快速擦動 3 ～ 4 分鐘，以患者皮膚發熱為宜。
3. 肘按法：患者改為俯臥姿勢，操作者採用肘按法推按患者腰骶部位，以患者出現酸脹感為度，時間為 3 ～ 5 分鐘。

預防措施

1. 經期要注意飲食調理，經前和經期忌食生冷食物，避免受涼。
2. 多休息、避免疲勞，增加營養、改善體質。
3. 儘量避免劇烈的情緒波動與強烈的精神刺激，保持愉快的心情。
4. 平時要防止房事過度，經期絕對禁止性生活。

月經失調的經筋療法

檢查筋結

月經失調的固定筋結通常位於足陽明經筋行經陰器周圍的區域

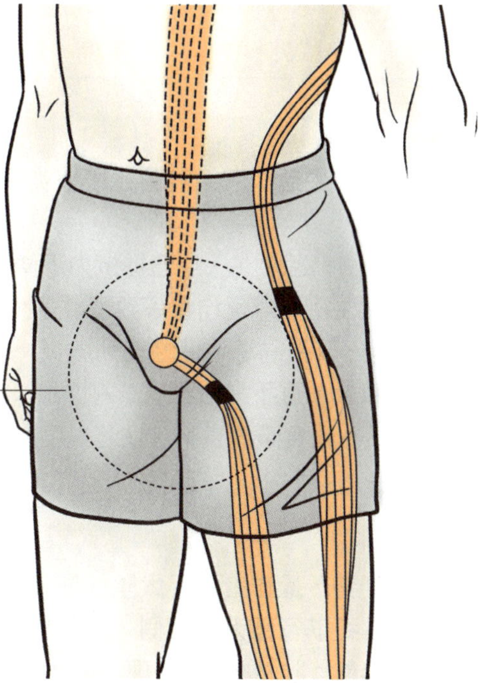

穴位按摩輔助治療

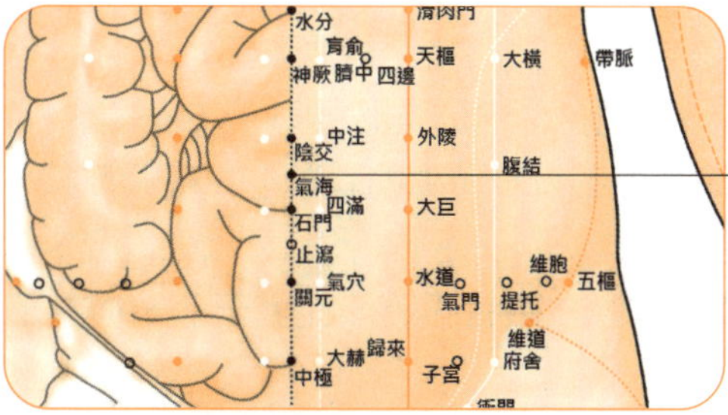

氣海穴
位於前正中線，臍下 1.5 寸

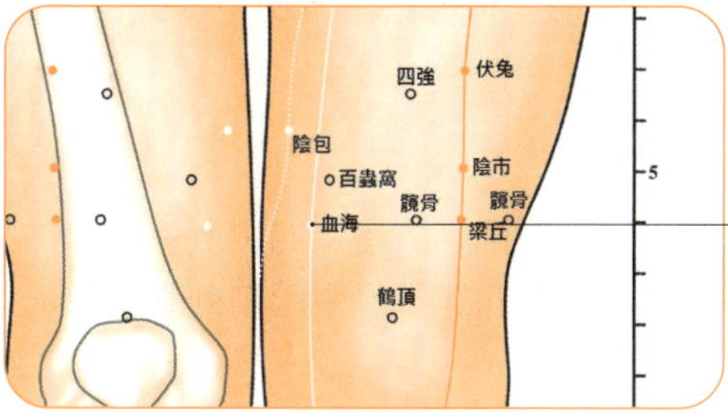

血海穴
屈膝，在大腿內側，髕底內側端上 2 寸，股四頭肌內側頭的隆起處

採用穴位按摩法進行輔助治療，對治療月經失調有事半功倍的效果。其具體方法：用手指按揉患者的氣海穴和血海穴，持續約 3 分鐘。

078 前列腺炎

前列腺炎是指由多種原因引起的，臨床表現以尿道刺激症狀和慢性盆腔疼痛為主。前列腺炎是泌尿外科的常見的疾病，其中以 50 歲左右的男性患者占首位。

致病原因

1. 細菌感染、不潔性生活，感染淋菌性尿道炎後，由於治療不徹底會合併或轉為細菌性前列腺炎。
2. 尿路不暢，下尿路細菌滋生，身體抵抗力下降時，導致射精管逆行引起前列腺炎，會陰損傷、慢性便祕、痔瘡均會導致慢性前列腺炎的發生。
3. 過度勞累、焦慮、緊張易導致慢性前列腺炎。計程車司機等長時間坐著工作的人，易患慢性前列腺炎，且不易治癒。
4. 過度飲酒、抽菸、嗜食辛辣食物、性慾過度，會引起前列腺充血，導致細菌繁殖，誘發前列腺炎。

檢查筋結

患者採仰臥姿勢，操作者循足太陰經筋，用手指輕輕揉按下腹部和大腿內側以探查筋結。足太陰經筋行經大腿內側，上行結聚於陰器和肚臍之間，因此前列腺炎的固定筋結常位於患者肚臍周圍和腹股溝，這兩個區域是檢查重點。

治療手法

檢查到筋結之後，先後採用掌揉法、點法和擦法進行治療。

1. 掌揉法：患者採坐姿或者仰臥姿勢，操作者手掌放於患者肚臍周圍，以手腕帶動手掌進行按揉，順時針方向按揉 3 ～ 5 分鐘，再逆時針方向按揉 3 ～ 5 分鐘。
2. 點法：患者屈曲雙腿，操作者以食指指關節在患者腹股溝處向斜前上方輕柔點按，操作約 5 分鐘，以患者小腹有溫熱感為度。
3. 擦法：患者改為俯臥姿勢，操作者以手掌大魚際在患者腰骶部從上至下、從左至右進行擦揉，操作約 5 分鐘。

此療法 3 ～ 5 次為一個療程，進行 4 ～ 5 個療程。但此療法不適用於急性前列腺炎患者。

預防措施

1. 多飲水，增加排尿量，稀釋尿液的濃度，減少尿液對前列腺產生的刺激。
2. 節制性生活，頻繁的性生活會使前列腺長期處於充血狀態，易引起前列腺增生。

前列腺炎的經筋療法

檢查筋結

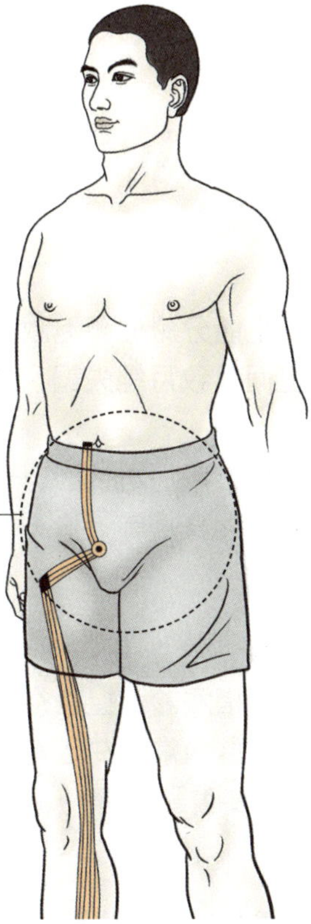

足太陰經筋行經大腿內側和肚臍周圍的區域是前列腺炎的固定筋結區

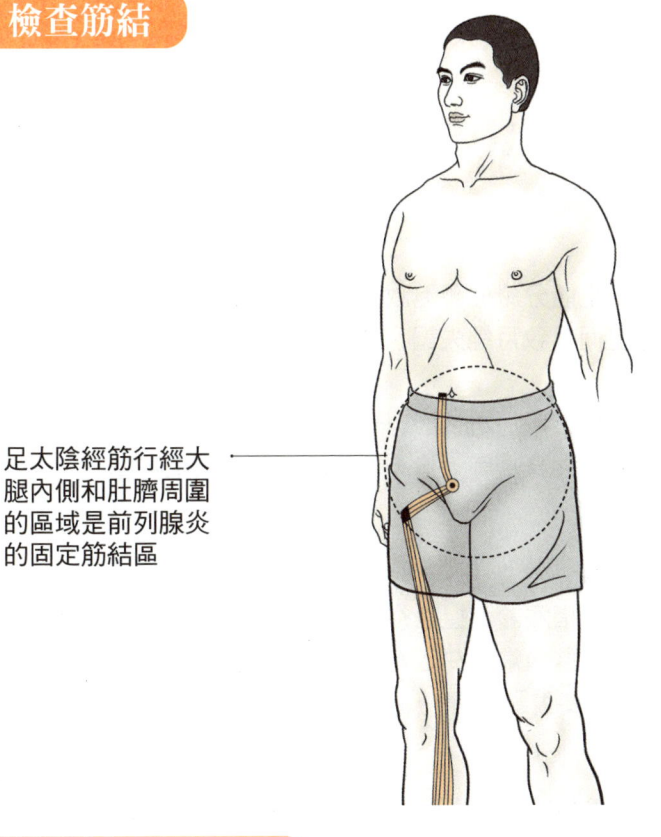

穴位按摩輔助治療

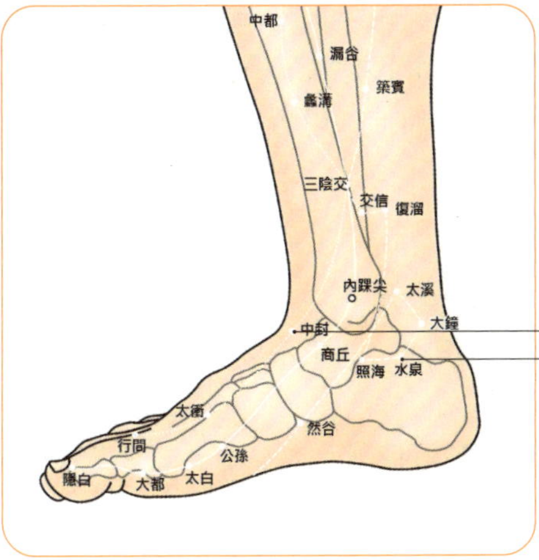

中封穴

位於人體的足背側，當足內踝前，商丘穴與解溪穴連線之間，脛骨前肌腱的內側凹陷處

水泉穴

內踝後下方，當太溪穴直下1寸，跟骨結節內側凹陷處

採用穴位按摩的方法進行輔助治療，對於治療前列腺炎有更好的療效。其具體方法：以手指按揉患者的中封穴和水泉穴，持續約3分鐘。

079 更年期症候群

更年期症候群是由雌激素降低而引起的一系列症狀。更年期女性，由於卵巢功能減退，垂體功能亢進，會分泌過多的促性腺激素，引起自律神經功能紊亂，進而出現一系列不同程度的症狀，如月經變化、面色潮紅、心悸、失眠、乏力、抑鬱、多慮、情緒不穩定等，稱為「更年期症候群」。

致病原因

1. 生理因素：卵巢功能衰退，垂體分泌促卵泡激素過多會引起陰道、子宮、乳房、尿道的結構和功能改變，進而導致月經失調、多汗、心悸、頻尿、睡眠差、骨質疏鬆症等一系列生理現象。
2. 心理因素：在社會關係方面，更年期女性面臨一些社會問題，如職場問題、離婚、父母疾病或死亡、孩子長大離開身邊等，這一切都給她們帶來精神壓力，導致病症的發生。

檢查筋結

患者採坐姿，操作者先以拇指觸診，握空拳由上至下輕輕叩擊患者的足太陽經筋，了解有無筋結。更年期症候群通常會在足太陽經筋行經頭頂、頸項、胸椎和腰骶等部位有固定筋結，這些部位要重點檢查。

治療手法

檢查到筋結之後，分別採用點法、拿法和肘按法對患者進行治療。

1. 點法：患者採仰臥姿勢，操作者以拇指或者其餘手指關節從百會穴周圍點按至後腦勺，並在此區往返點按 2～3 分鐘。
2. 拿法：患者改為坐姿，操作者一手扶住患者頭部，另一手拇指與其餘四指指腹相對用力，提拿頸項部足太陽經筋區域的肌肉，自上而下提拿，操作約 2 分鐘。
3. 肘按法：患者改為俯臥姿勢，操作者自上而下以肘部推揉患者脊柱兩旁的足太陽經筋，操作 3～5 遍，力量要輕柔。

預防措施

1. 更年期女性要提高自我保健知識的觀念及自我保健能力。
2. 注意控制情緒，保持健康的心理狀態；生活要有規律，遇事不要著急、緊張，積極參加藝文娛樂活動和運動，以增強體能。
3. 適當補充激素和鈣質，以防治神經失調、骨質疏鬆等症狀。

更年期症候群的經筋療法

檢查筋結

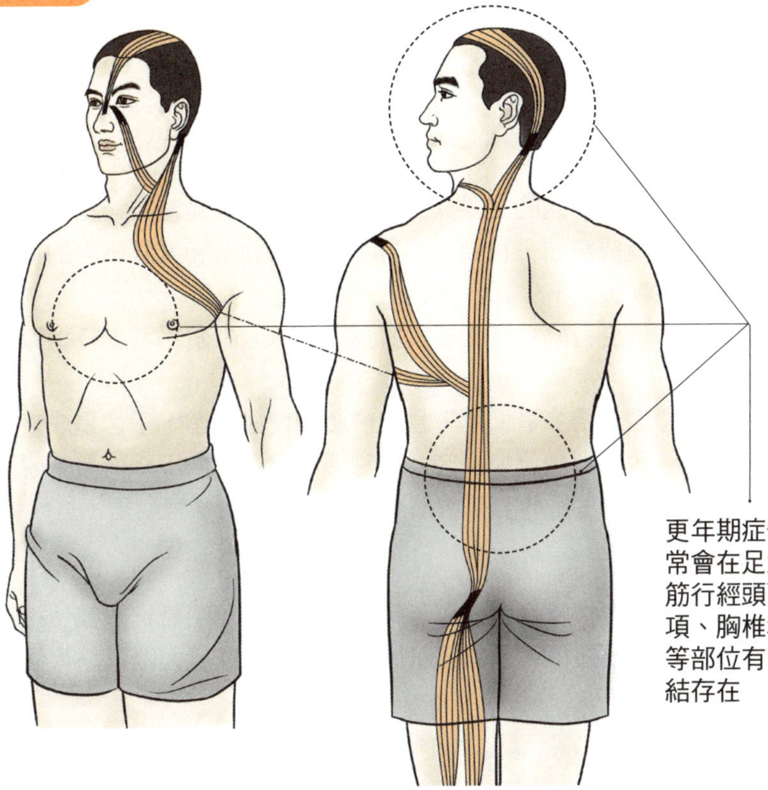

更年期症候群通常會在足太陽經筋行經頭頂、頸項、胸椎和腰骶等部位有固定筋結存在

穴位按摩輔助治療

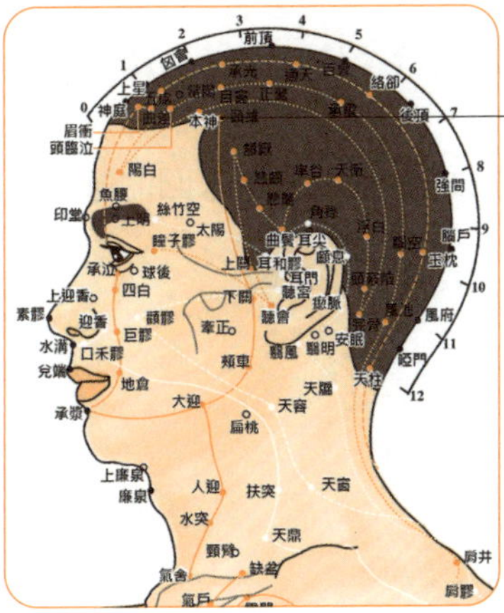

頭維穴

在頭部，額角髮際上 0.5 寸，前正中線旁開 4.5 寸

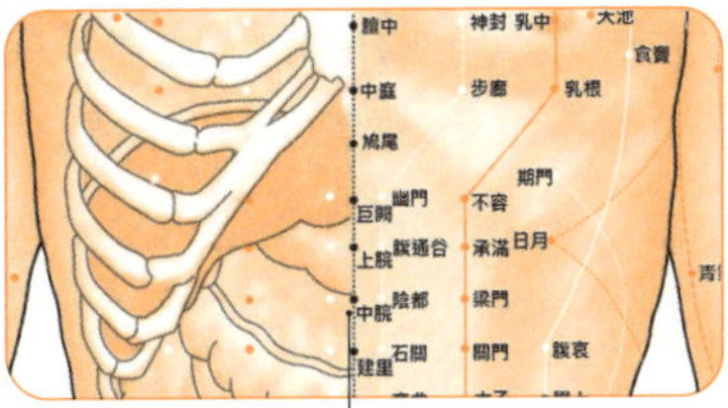

中脘穴

在上腹部，前正中線上，當臍上 4 寸

採用穴位按摩的方法進行輔助治療，對於治療更年期症候群有更好的療效。其具體方法：以手指按揉患者的頭維穴和中脘穴，持續約 3 分鐘。

080 子宮脫垂

子宮脫垂是指子宮從正常位置沿陰道下降，宮頸外口到達坐骨棘水平線以下，甚至子宮全部脫出於陰道口以外，常合併有陰道前壁或後壁膨出。此病多見於多產、營養不良和從事粗重工作的婦女。

致病原因

1. 分娩損傷：子宮脫垂發病的主要原因。分娩，尤其是難產、第二產程延長或經陰道手術助產，易造成宮頸、宮頸主韌帶、子宮骶韌帶和盆底肌肉的損傷，若分娩後支持組織未能恢復正常，就容易發生子宮脫垂。
2. 先天發育異常：未生育婦女發生子宮脫垂者，係因生殖器官支持組織發育不良所致。
3. 腹壓增加：產褥期產婦多喜仰臥，且易併發慢性尿滯留，子宮易成後位，子宮軸與陰道軸方向一致，遇腹壓增加時，子宮即沿陰道方向下降而發生脫垂。慢性便祕及咳嗽，腹水或腹型肥胖，都會使腹壓增加，導致子宮脫垂。

檢查筋結

操作者以手指輕輕按揉患者的腰骶椎關節，以查看腰骶椎關節。檢查時要循著患者的足太陽經筋輕輕按揉。通常子宮脫垂患者，會在足太陽經筋行經腰骶的部位有固定筋結或條狀物。

治療步驟

探查到患者的筋結之後，要採用點法、揉法和擦法進行治療。

1. 點法：患者採俯臥姿勢，操作者握拳，屈拇指或食指，以指端點按患者的筋結區域，以激發經脈之氣。
2. 揉法：操作者以掌根施力於筋結點，用手腕帶動前臂進行揉按，以達到疏筋、理筋的目的。
3. 擦法：操作者以手掌大魚際或小魚際緊貼患者筋結區的皮膚，直線來回的摩擦，以患者筋結區產生溫熱感為度，操作 3 ～ 5 分鐘。

預防措施

1. 分娩後應充分休息。
2. 注意營養的攝取，並調理身體。
3. 積極運動以增強骨盆底部肌肉及腹壁肌肉的力量。
4. 患有慢性咳嗽及習慣性便祕的女性，應積極治療原發疾病。

子宮脫垂的經筋療法

檢查筋結

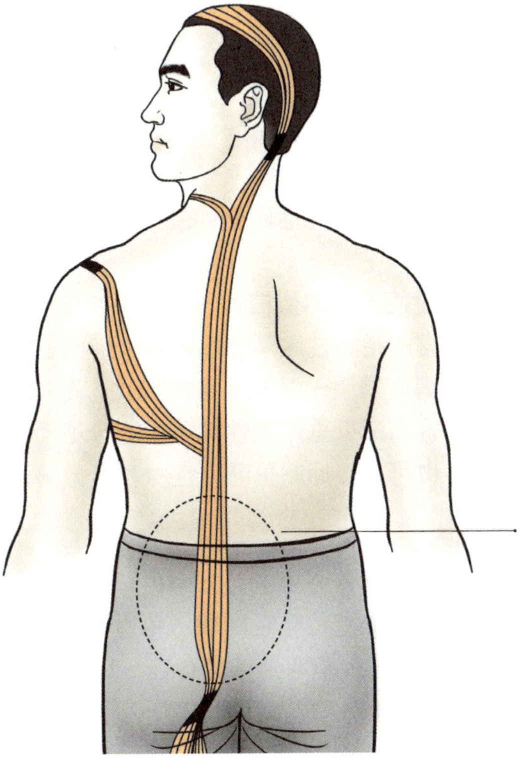

子宮脫垂的患者會在足太陽經筋行經腰骶的部位有固定筋結

穴位按摩輔助治療

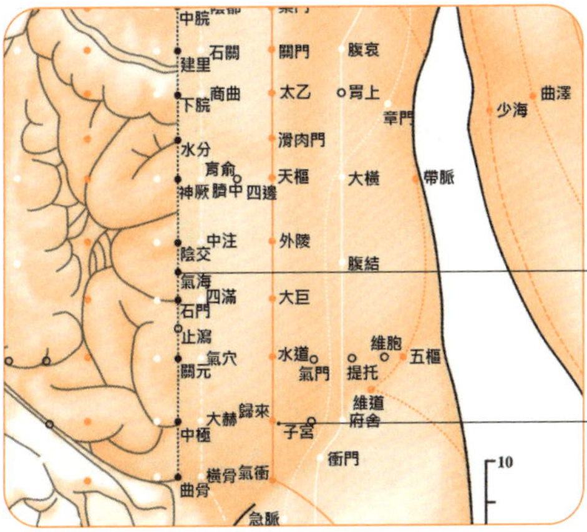

氣海穴

位於下腹部，前正中線上，當臍下 1.5 寸

歸來穴

位於下腹部，當臍下 4 寸，距前正中線 2 寸

採用穴位按摩的方法進行輔助治療，對於治療子宮脫垂有更好的療效。其具體方法：以手指按揉患者的氣海穴和歸來穴，持續約 3 分鐘。

081 閉經

閉經指女性從未來過月經或原本有規律月經但後來又停止的情況。閉經可分為原發性閉經和繼發性閉經。凡年滿十八歲，月經尚未來潮者，稱為原發性閉經。月經週期原有規律，但卻連續三個月以上無月經者，稱為繼發性閉經。

致病原因

原發性閉經多由先天性異常，包括卵巢或生殖器發育異常引起；繼發性閉經多與以下因素有關。

1. 營養缺乏：偏食、挑食會使人體對蛋白質、脂肪、維生素等攝入不足，導致內分泌功能減退，減弱了子宮內膜對性激素的敏感性，進而引起閉經。
2. 外界刺激：精神刺激、過度緊張、勞累、環境變化、寒冷等外界因素的變化可抑制中樞神經系統功能，進而減少垂體促性腺激素的分泌而引起閉經。
3. 避孕藥：服避孕藥後，也可直接抑制垂體促性腺激素分泌而引起閉經。

檢查筋結

患者採仰臥姿勢，操作者循著患者的足太陰經筋、足厥陰經筋、足少陰經筋和足陽明經筋，以手握空拳的方法進行輕輕叩擊，探查筋結。檢查過程中，要注意在患者足厥陰經筋行經足弓的部位探查有無筋結存在。此外，患者的行間穴（足背側，當第 1、2 趾間，趾蹼緣後方赤白肉際處）和太衝穴（足背側，當第 1 蹠骨間隙的後方凹陷處）周圍也會有固定筋結。

治療步驟

探查到患者的筋結之後，可分別採用點法、擦法和拿法進行治療。

1. 點法：患者採坐姿，操作者以拇指指端或者食指指關節點按患者的筋結區域，以激發經脈之氣。
2. 擦法：操作者平伸手指，用小魚際緊貼患者筋結點皮膚，直線來回的摩擦，操作 3 ～ 5 分鐘。
3. 拿法：操作者以拇指和其餘四指將患者筋結區的皮膚稍微用力拿起來，再快速放下，如此反覆進行拿捏，操作 10 ～ 20 次。

預防措施

1. 維持運動習慣，常做健康操或打太極拳等，以提升體力與免疫力。
2. 經期要注意保暖，雙足不受寒，不涉冷水，禁食生冷瓜果。經期應避免過度勞累或從事粗重工作，並注意休息與作息平衡。

閉經的經筋療法

檢查筋結

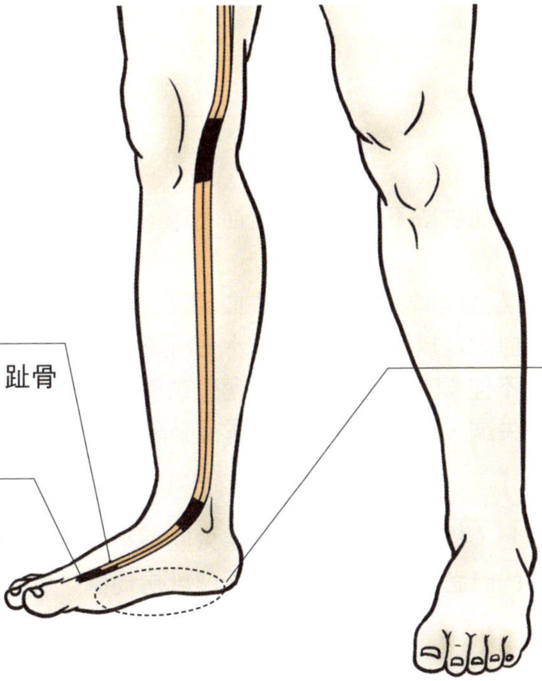

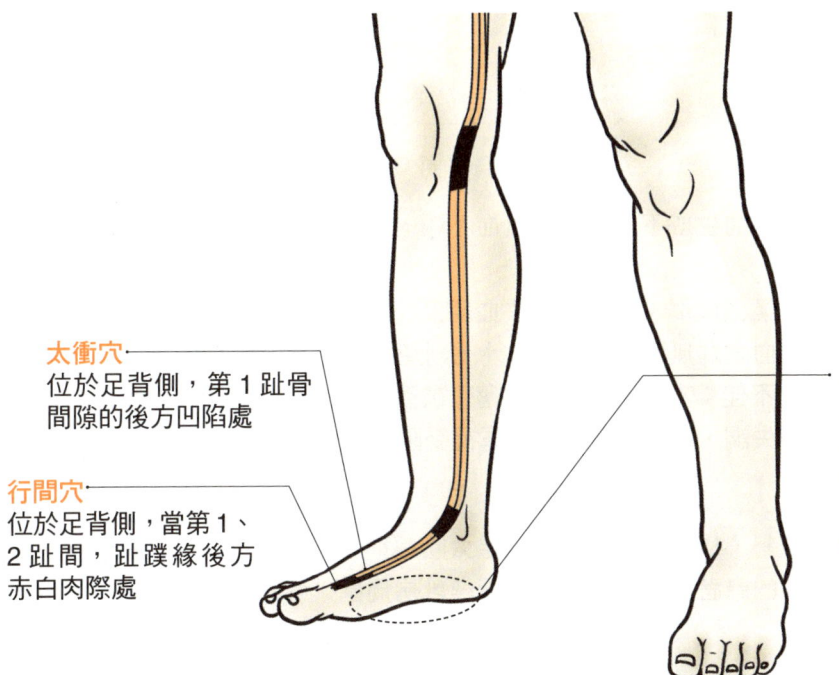

太衝穴
位於足背側，第 1 趾骨間隙的後方凹陷處

行間穴
位於足背側，當第 1、2 趾間，趾蹼緣後方赤白肉際處

患者足厥陰經筋行經足弓的部位有筋結存在。此外，患者的行間穴和太衝穴周圍也會有固定筋結

穴位按摩輔助治療

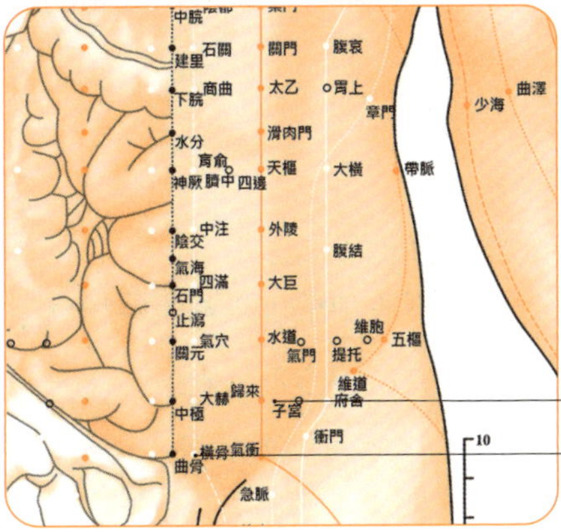

歸來穴
位於下腹部，當臍下 4 寸，前正中線旁開 2 寸

橫骨穴
下腹部，當臍下 5 寸，前正中線旁開 0.5 寸

採用穴位按摩的方法進行輔助治療，對於治療閉經有更好的療效。其具體方法：以手指按揉患者的歸來穴和橫骨穴，持續約 3 分鐘。

082 乳少

乳少是指產婦生產後乳汁分泌不足，不能滿足嬰兒生長發育的需要。產婦除乳少或缺乳之外，常有一系列全身不適的表現，如乳房脹滿、精神抑鬱、胸悶、食慾不振等，也有部分患者伴有面色蒼白、氣短乏力、食少、易腹瀉、排便較稀等症狀。

致病原因

發病原理一為氣血生成不足，二為氣血不順。常見體型有氣血虛弱、肝氣鬱滯等。

1. 氣血虛弱：本身氣血虛弱，又因產時失血耗氣、氣血虧虛，或脾胃虛弱、氣血生成不足，以致氣血虛弱無法充分製造乳汁，則產後乳汁甚少或全無。
2. 抑鬱或產後情緒不佳：本身容易情緒低落，或產後因情緒波動影響肝功能，導致氣機不暢，氣血失調，經絡阻塞，乳汁運行受阻，因而有缺乳情況。

檢查筋結

患者採仰臥姿勢，操作者循著患者的足太陰經筋、足厥陰經筋和足陽明經筋進行探查。通常乳少的患者會在足陽明經筋行經乳房周圍，特別是乳根部位有固定筋結。

治療步驟

探查到患者的筋結之後，可先後採用點法和揉法進行治療。

1. 點法：患者採俯臥姿勢，操作者握拳，屈拇指或食指，以指端點按患者背部的筋結區域，操作 3 ～ 5 分鐘，以激發經脈之氣。
2. 揉法：患者採仰臥姿勢，操作者以手掌按揉患者足陽明經筋，行經乳房周圍的部位，直到局部產生酸脹感為止。

預防措施

1. 保持心情舒暢，避免惱怒、憂鬱、悲傷等情緒波動。
2. 保持營養均衡：充足的營養保證是預防產婦產後乳少的最好方法。
3. 不要濫用避孕藥：準備懷孕的女性要提前半年停止服用避孕藥，以避免藥物對內分泌的刺激。

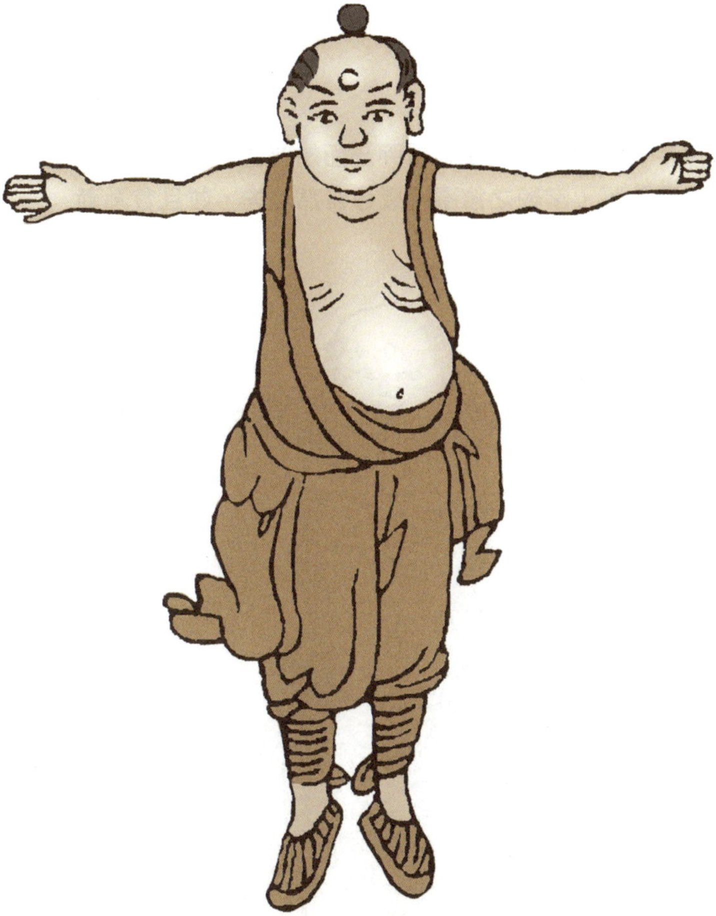

附錄

易筋經十二式

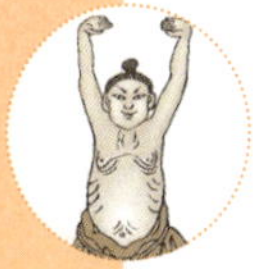

易筋經源於中國古代中醫導引術，具有強健體魄、預防疾病的效果。這裡主要介紹了易筋經的十二個基本動作，透過疏導人體經筋，舒展肢體筋骨，調和臟腑氣血，降低身體重心，使人精力充沛，提高免疫力。其練習的重點在於體勢、呼吸、意念三方面的配合。

第一式　韋陀獻杵式　易手陽明經筋功法

手陽明經筋分布於食指、手臂外側前緣、肩前肩胛及面頰部位。初練此式，首先會感到肩前和上臂前緣酸麻熱脹，常練之後不適感會自然消失，並且會漸漸感到手陽明經筋循行部位有通暢之感。

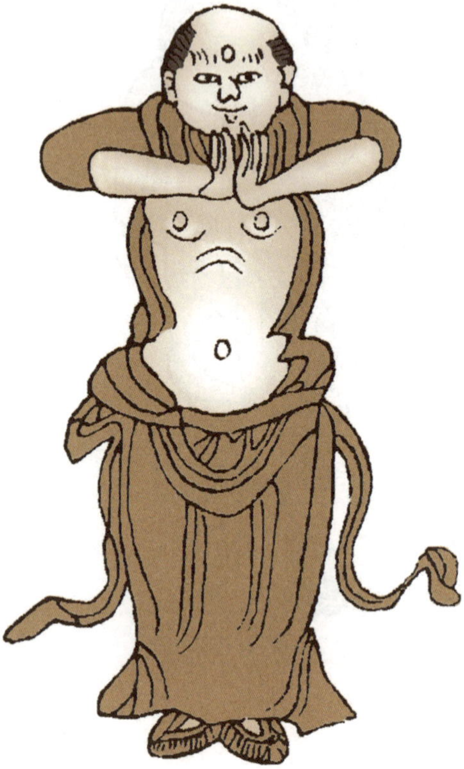

功法口訣

立身期正直，
環拱手當胸，
氣定神皆斂，
心澄貌亦恭。

動作要領

第1步　兩腳平行站立，與肩等寬，兩膝微屈，兩臂自然下垂於身體兩側，五指自然併攏微屈，兩眼平視前方，繼而放鬆，輕輕閉合，眼若垂簾。全身自上而下，頭、頸、肩、臂、胸、腹、臀、大腿、小腿、腳依次放鬆，軀體各關節及內臟放鬆。

第2步　兩臂徐徐向前舉，掌心相對與肩等寬，兩臂平直，再屈肘，肘節自然向下提墜，兩手慢慢內收，距胸約一拳後，兩手指尖相疊，拇指輕觸，掌心向內。此時要求沉肩墜肘，含胸拔背，氣沉丹田，舌抵上齶。

第二式　橫擔降魔杵式　易手太陽經筋功法

手太陽經筋分布於手小指、臂的外側後緣、耳周圍及面頰。初練此式，肩後側、上臂後側會出現酸麻熱脹等感覺，但練久之後就會出現通暢輕快之感。

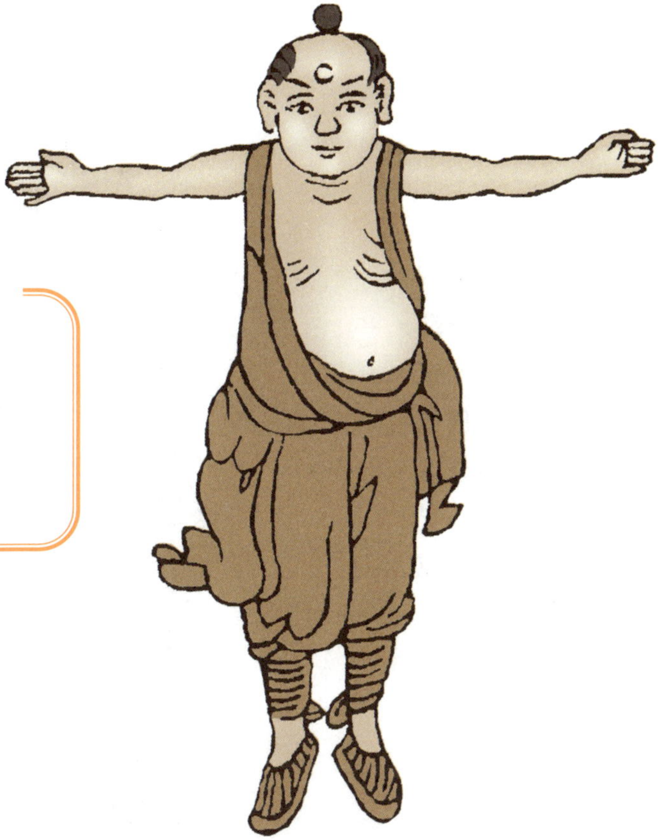

功法口訣

足趾掛地，
兩手平開，
心平氣靜，
目瞪口呆。

動作要領

第1步　接韋陀獻杵式，翻轉掌心向下，指尖相對，在體前緩緩下按至小腹前，同時引氣下導。

第2步　兩掌左右分開，翻轉掌心朝上，緩慢上抬呈側平舉，意念在無限遠處。兩手微高於肩，兩眼平視前方，極目遠眺，舌尖放下平鋪，鬆腰鬆胯，兩足趾抓地，似要生根之狀，全身放鬆，心平氣和，排除雜念。

第三式　掌托天門式　易手厥陰經筋功法

手厥陰經筋介於手太陰經筋與手少陰經筋之間，分布於中指、臂內側中間、腋下及胸肋間。初練此式，掌根手腕內側會有酸脹感，久練之後則手厥陰經筋循行部位有通暢之感，掌上生出向上之力。

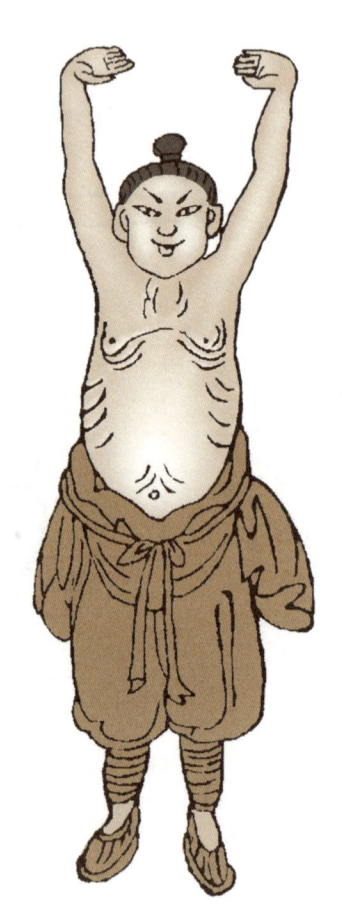

功法口訣

掌托天門目上觀，
足尖著地立身端。
力周腿脅渾如植，
咬緊牙關不放寬。
舌可生津將齶抵，
鼻能調息覺心安。
兩拳緩緩收回處，
用力還將挾重看。

動作要領

第1步　接橫擔降魔杵式，兩臂上舉，掌心相對，翻轉掌心向上，十指相對，舌抵上齶，仰面觀天，眼看九天之外，腳跟提起，足尖著地。

第2步　兩掌心翻轉朝下，肘微屈，頭正，眼平視前方，舌尖放下，兩手在身前緩緩下按至小腹前，神意自九天之外收回，足跟隨之著地。吸氣時，兩手用力向上托，兩腿同時用力下蹬；呼氣時，全身放鬆，兩掌向前下翻。

第四式　摘星換斗式　易手少陰經筋功法

手少陰經筋分布於小指、臂的內側後緣及胸肋部位。初練此式，小魚際會有酸脹之感，久之手少陰經筋循行部位會有通暢感，掌上生出向內相合之力。

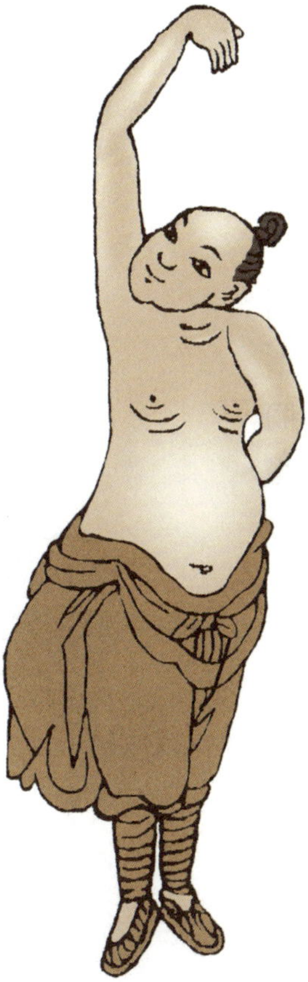

功法口訣

雙手擎天掌覆頭，
再從掌內注雙眸，
鼻端吸氣頻調息，
用力收回左右眸。

動作要領

第1步　右手經身體右側緩緩向上舉起，掌心朝天，五指朝左弓，鬆肩直臂。左手臂勞宮穴緊貼命門穴。舌抵上齶，仰面上觀手背，透過手背看九天之上，身體自命門起上下雙向伸展。

第2步　右掌翻轉向下，屈肘，擺正頭部，舌尖自上齶自然放下，眼平視前方或輕閉，同時「神返身中」。左手動作與右手動作相同，唯左右相反。

第五式　倒拽九牛尾式　易足太陰經筋功法

足太陰經脈分布在足大趾、下肢內側前緣及胸腹部。常練此式，足太陰經筋所循行部位會有通暢感，並且足下生出向後之力。

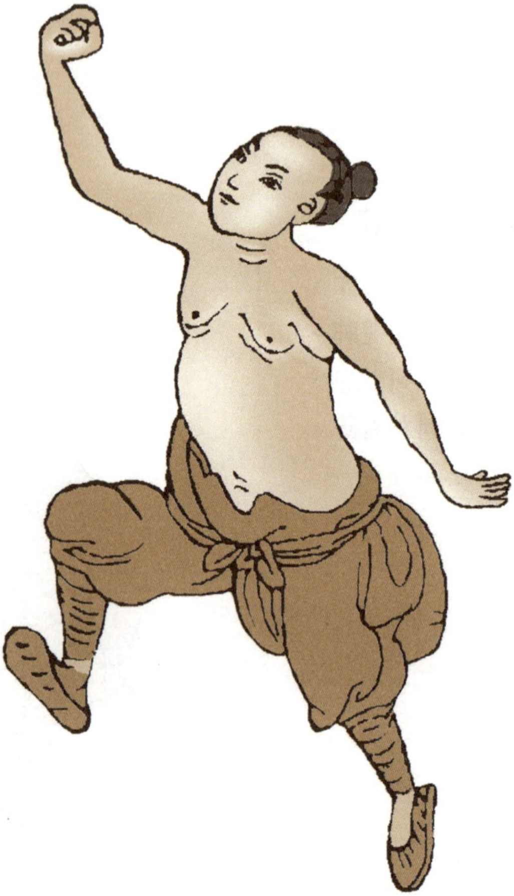

功法口訣

兩腿後伸前屈，
小腹運氣放鬆，
用力在於兩膀，
觀拳須注雙瞳。

動作要領

第1步　右腳前跨一步，屈膝成右弓步。右手握拳，舉至前上方，兩目觀拳。左手握拳，左臂屈肘，斜垂於背後。前臂與上臂所成角度略大於直角，肘不過膝，膝不過足。

第2步　吸氣時，兩拳緊握內收，右拳收至右肩，左拳垂至背後；呼氣時，兩拳兩臂放鬆還原。然後身體後轉，成左弓步，左右手交替進行。

第六式　出爪亮翅式　易手少陽經筋功法

手少陽經筋介於手陽明經筋和手太陽經筋之間，分布於無名指、手臂外側中間、面頰兩側及肩上頸側。初練此式，肩膀上部會出現酸脹感，久練之後則手少陽經筋循行部位有通暢感，掌上生出向下之力。

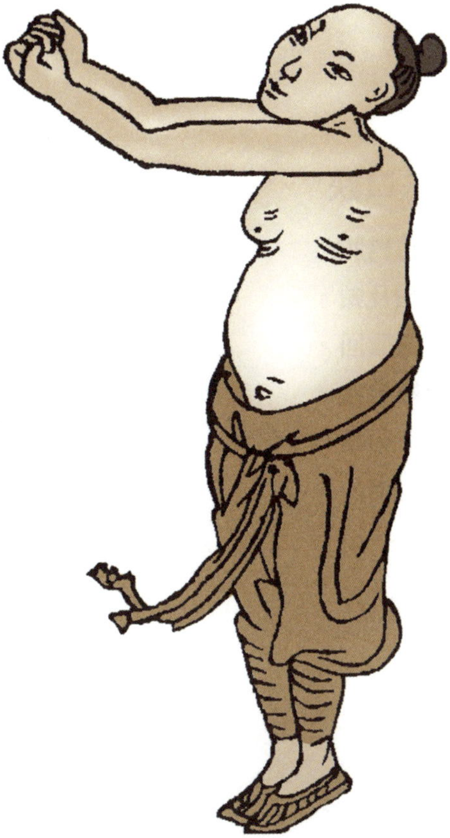

功法口訣

挺身兼怒目，
推手向當前；
用力收回處，
功須七次全。

動作要領

第1步　兩腳開立，兩臂前平舉，立掌，掌心向前，十指用力緊扣，虎口相對，兩眼怒目平視前方，隨式腳跟提起，以兩腳尖支持體重。同時配合順氣，身直胸展，舌尖輕抵上齶。

第2步　兩掌緩緩分開，上肢呈一字樣平舉，立掌，掌心向外，隨式腳跟著地。吸氣時，兩眼輕閉，舌尖輕抵上齶。兩掌用力伸探，手指向後蹺；呼氣時，臂掌放鬆。連續做 8 ～ 10 次。

第七式　九鬼拔馬刀式　易手太陰經筋功法

手太陰經筋分布於大拇指、上肢內側前緣及肋間。初練此式，臂前肩下發酸發脹，久之自然消失。常練此式，手太陰經筋循行部位會有麻熱的感覺，進而暢通輕快。

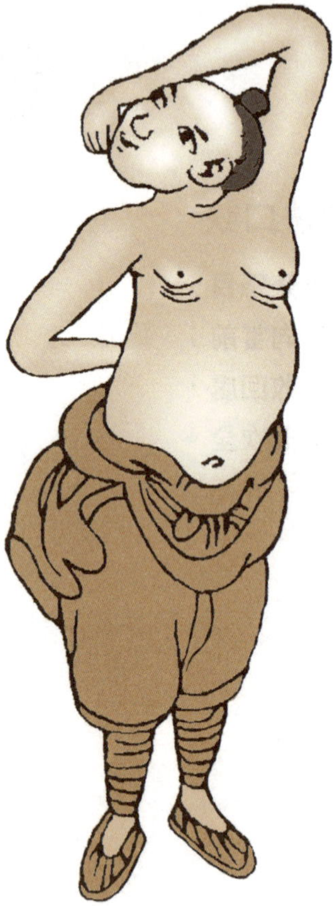

功法口訣

側首彎肱，
抱頂及頸。
自頭收回，
弗嫌力猛。
左右相輪，
身直氣靜。

動作要領

第1步　右手後背，掌心朝外置於腰部。左手上舉過頭，屈肘貼於枕部抱頭，手指壓拉右耳，左腋張開。同時頭頸腰背扭轉向左後方，眼看右足跟。舌尖輕抵上齶，稍停片刻。

第2步　扭身復正，側頭上觀，兩眼向遠望。舌尖輕抵上齶，身直氣靜。兩手沿體前緩慢下落，恢復準備樁功。

第八式　韋三盤落地式　易足少陰經筋功法

足少陰經筋循行於足小趾、足心、下肢內側後緣及脊柱前側。常練此式，可以使脊柱部位足少陰經筋的循行部位有通暢感，足下生出向下之力。

功法口訣

上齶堅撐舌，
張眸意注牙。
足開蹲似踞，
手按猛如拿。
兩掌各翻起，
千斛重有加。
瞪睛兼閉口，
起立足無斜。

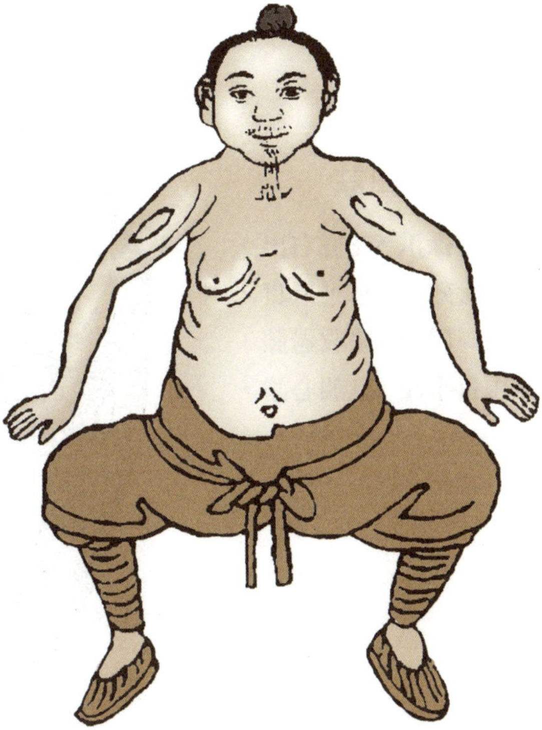

動作要領

第1步　左腳向左橫跨一步，屈膝下蹲成馬步。上體挺直，兩手叉腰，再屈肘翻掌向上，小臂平舉如托重物狀，稍停片刻。

第2步　兩手翻掌向下，小臂伸直放鬆，如放下重物。動作隨呼吸進行，吸氣時，如托物；呼氣時，如放下重物。反覆做 5 ～ 10 次。收功時，兩腳徐徐伸直，左腳收回，兩足併攏，呈直立狀。

第九式　青龍探爪式　易足少陽經筋功法

足少陽經筋分布於足第四趾、足背、下肢外側中間、身體的左右兩側及頭的側部。常練此式，足少陽經筋循行部位會有酸麻脹熱及通暢感，足下生出外開之力。

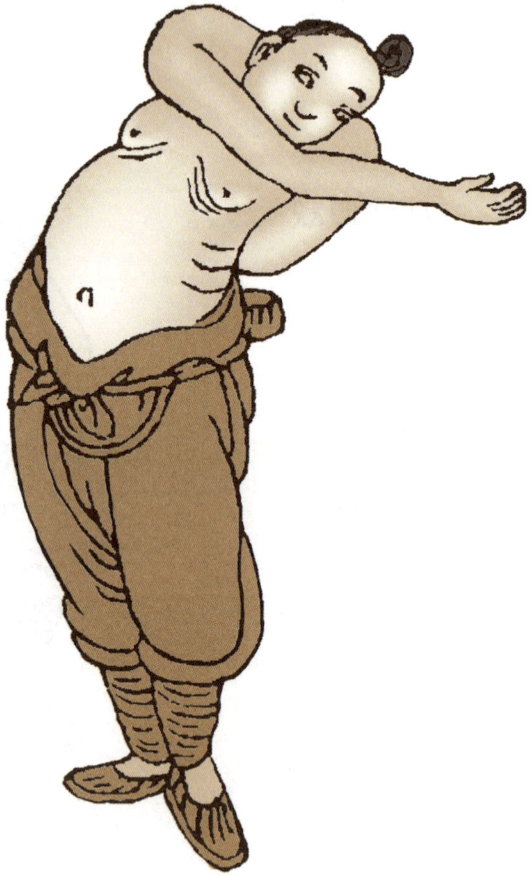

功法口訣

青龍探爪，左從右出，
修士效之，掌平氣實。
力周肩背，圍收過膝，
兩目平注，息調心謐。

動作要領

第1步　兩腳開立，兩手成仰拳護腰。右手向左前方伸探，五指捏成勾手，上體左轉。腰部自左至右轉動，右手亦隨之從左至右水平劃圈。

第2步　手劃至前上方時，上體前傾，同時呼氣；劃至身體左側時，上體伸直，同時吸氣。左右交換，動作相反。連續做 5 ～ 10 次。

第十式　餓虎撲食式　易足陽明經筋功法

足陽明經筋分布於足二趾、足三趾、足四趾、下肢外側前緣、胸腹、面頰等部位。常練此式，足陽明經筋循行部位會有通暢感，足下生出向前之力。

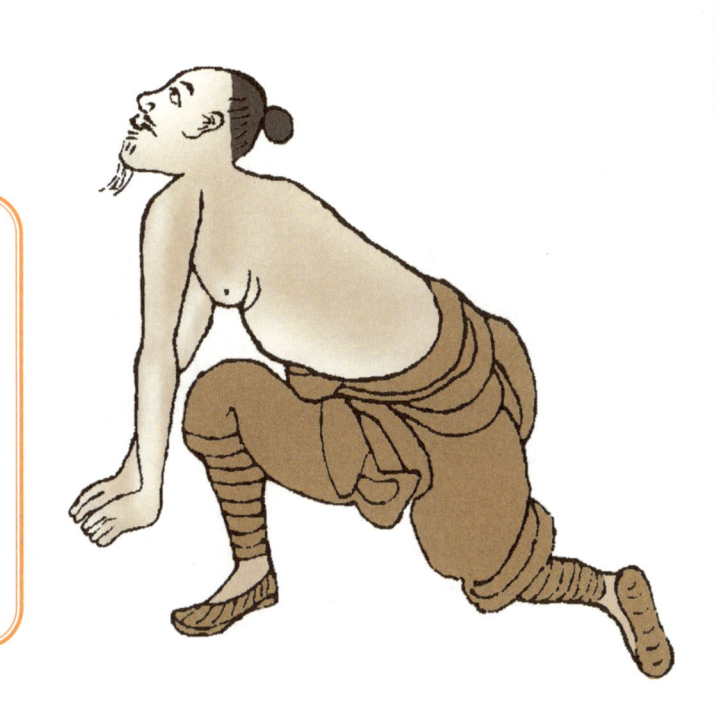

功法口訣

兩足分蹲身似傾，
屈伸左右腿相更。
昂頭胸作探前勢，
偃背腰還似砥平。
鼻息調元均出入，
指尖著地賴支撐。
降龍伏虎神仙事，
學得真形也衛生。

動作要領

第1步　右腳向右跨一大步，屈右膝下蹲，成右弓左僕腿式。上體前傾，兩手撐地，頭微抬起，目視前下方。

第2步　吸氣時兩臂伸直，上體抬高並儘量前探，重心前移；呼氣時屈肘，胸部下落，上體後收，重心後移，蓄勢待發。如此反覆，隨呼吸而兩臂屈伸，上體起伏，前探後收，如猛虎撲食。

第十一式　打躬式　易足太陽經筋功法

足太陽經筋分布於足小趾、下肢外側後緣、腰背及頭頂等處。此式練久之後，足太陽經筋循行部位會有通暢之感，足下生出向上之力。

功法口訣

兩手齊持腦，
垂腰至膝間，
頭惟探胯下，
口更齧牙關。
掩耳聽教塞，
調元氣自閒，
舌尖還抵齶，
力在肘雙彎。

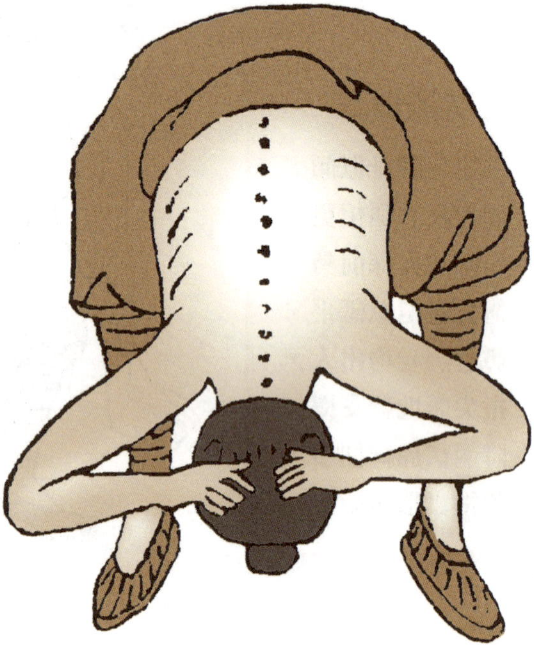

動作要領

第1步　兩腳開立，腳尖向外。兩手仰掌緩緩向左右而上，用力合抱頭後部，手指彈敲腦後片刻，配合呼吸做屈體動作。

第2步　吸氣時，身體挺直，目向前視，頭如頂物；呼氣時，直膝俯身彎腰，兩手用力使頭探於膝間作打躬狀，勿使腳跟離地。根據個人體力情況反覆做 8 ～ 20 次。

第十二式　吊尾式　易足厥陰經筋功法

足厥陰經筋循行於足大趾、下肢內側中間，介於足太陰經筋與足少陰經筋之間。常練此式，可使足厥陰經筋所過之處有通暢之感，足下生出向內相合之力。

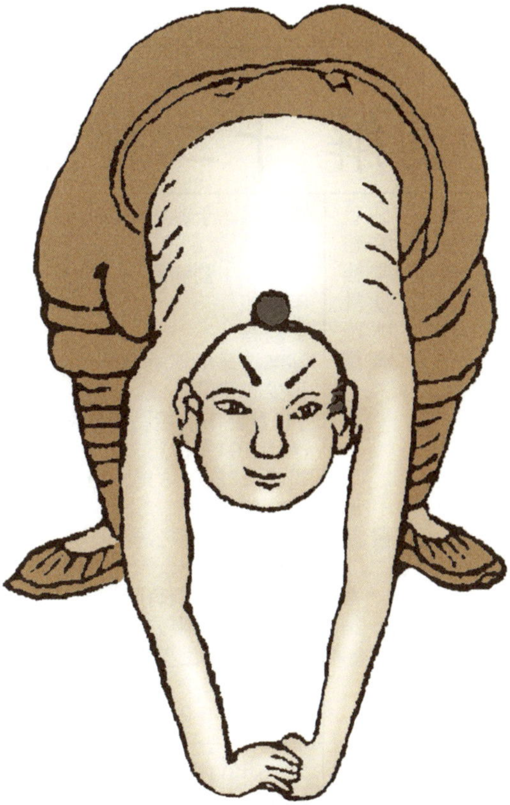

功法口訣

膝直膀伸，推手至地。
瞪目昂頭，凝神一志。
起而頓足，二十一次。
左右伸肱，以七為志。
更作坐功，盤膝垂背。
口注於心，息調於鼻。
定靜乃起，厥功維備。

動作要領

第1步 兩腿開立，兩手仰掌由胸前徐徐上舉至頭頂，目視掌而移，身立正直，勿挺胸凸腹。十指交叉，旋腕反掌上托，掌心向上，仰身，腰向後彎，目上視。

第2步 上體前屈，兩臂下垂，推掌至地，昂首瞪目。呼氣時，屈體下彎，腳跟稍微離地；吸氣時，上身立起，腳跟著地。如此反覆 21 次，然後將兩臂左右側舉，屈伸 7 次。

國家圖書館出版品預行編目(CIP)資料

圖解十二經絡調筋術 / 陳飛松, 于雅婷
著. -- 初版. -- 新北市：華威國際事業有
限公司, 2025.09
面； 公分
ISBN 978-957-9075-72-5(平裝)
1.CST: 穴位療法 2.CST: 十二經脈
413.915 114009928

圖解 十二經絡調筋術

原著	陳飛松、于雅婷
副總編輯	徐梓軒
責任編輯	吳詩婷、劉沛萱
封面設計	申晏如
內文排版	黃莉庭
法律顧問	建業法律事務所 張少騰律師 110台北市信義區信義路五段7號62樓 (台北101大樓) 電話：886-2-8101-1973
律師	徐立信 律師
法律顧問	華威國際有限公司
出版者	華威國際事業有限公司
總經銷	創智文化有限公司 236新北市土城區忠承路89號6樓 電話：886-2-2268-3489 傳真：886-2-2269-6560
初版一刷	2025年09月
定價	380元
香港總經銷	和平圖書有限公司
地址	香港柴灣嘉業街12號百樂門大廈17樓
電話	852-2804-6687
傳真	852-2804-6409

原著作名：《圖解十二經絡調筋術》

華威官網